Meta-Analysis Without Statistics Formulas

의학 연구자를 위한 통계 없는 메타분석

논문 작성부터 비판적 읽기까지

지은이 **이창현**

현재 서울대학교 의과대학·서울대학교병원 신경외과 교수로 재직 중입니다. 2014년 첫 메타분석 논문을 발표한 이후 현재까지 25편이 넘는 메타분석 논문을 집필해 왔습니다. 메타분석과 유전체 연구 등 빅데이터 기반 연구를 지속적으로 수행하고 있으며, 여러 학회와 전문 학술지에서 메타분석 이사, 통계 에디터, 통계 자문의로 활동하고 있습니다.

의학 연구자를 위한 통계 없는 메타분석

초판발행 2026년 1월 19일

지은이 이창현 / **펴낸이** 전태호
펴낸곳 한빛아카데미㈜ / **주소** 서울시 서대문구 연희로2길 62 한빛아카데미㈜ 2층
전화 02-336-7112 / **팩스** 02-336-7199
등록 2013년 1월 14일 제2017-000063호 / **ISBN** 979-11-7340-056-8 93510

총괄·책임편집 김은정 / **기획·편집** 조우리
디자인 박정화, 이아란 / **전산편집** 이소연 / **제작** 박성우, 김정우
영업 김성삼, 이정훈, 임현기, 이성훈, 김주성, 심지연

이 책에 대한 의견이나 오탈자 및 잘못된 내용은 출판사 홈페이지나 아래 이메일로 알려주십시오.
파본은 구매처에서 교환하실 수 있습니다. 책값은 뒤표지에 표시되어 있습니다.

홈페이지 www.hanbit.co.kr / **이메일** question@hanbit.co.kr

Meta-Analysis Without Statistics Formulas

의학 연구자를 위한 통계 없는 메타분석

논문 작성부터 비판적 읽기까지

이창현 지음

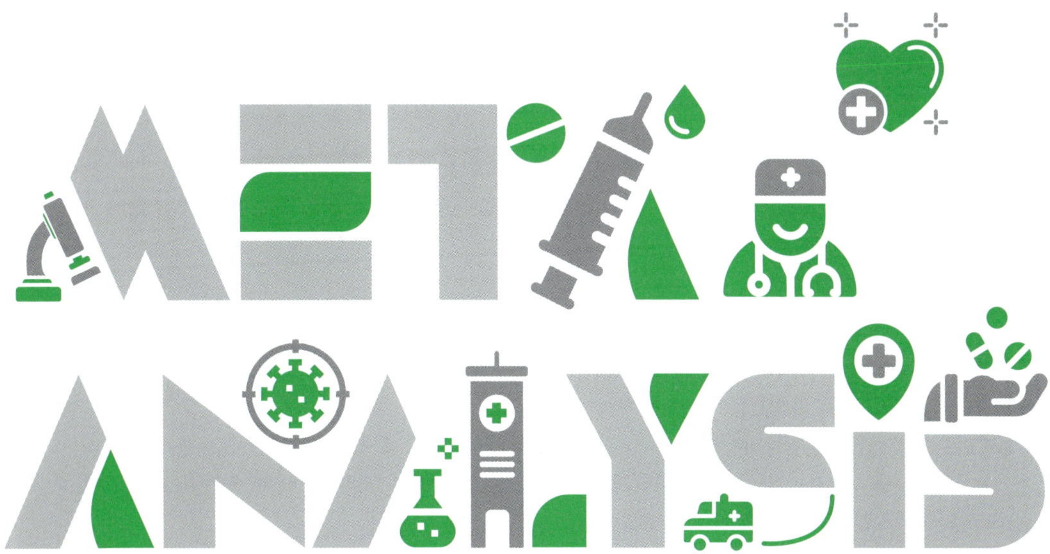

한빛아카데미
Hanbit Academy, Inc.

메타분석 : 통계의 두려움을 넘어, 통찰의 즐거움으로

'메타분석'은 이제 근거중심의학의 핵심 방법론으로 자리 잡았습니다. 많은 연구자가 그 필요성을 절감하지만, 막상 시작을 주저하게 만드는 가장 큰 이유는 '통계'에 대한 막연한 두려움일 것입니다. 시중에는 통계학자가 집필한 훌륭한 메타분석 책이 이미 많지만, 대부분 방법론 자체에 초점을 두고 있어 통계를 전공하지 않은 연구자에게는 다소 낯설게 느껴집니다. 의료인이 집필한 책들 또한 기존 통계학 책의 목차와 구성을 답습하는 경우가 많아, 책을 다 읽은 후에도 "그래서 내 데이터는 어떻게 다뤄야 하지?"라는 막막함에 다시 부딪히곤 합니다.

이 책은 바로 그 지점에서 출발했습니다. 저는 이 책을 나열식의 '내과 교과서'가 아니라, 실전적인 '진단학 교과서'처럼 집필하고자 했습니다. 내과 교과서가 질병을 중심으로 증상과 치료법을 나열한다면, 진단학 교과서는 '요통', '두통'과 같은 증상에서 시작해 최종 진단에 이르는 과정을 다룹니다. 환자를 마주한 의사에게 당장 필요한 것이 진단학적 접근이듯이, 연구자의 입장도 이와 같습니다. 우리는 복잡한 통계 방법(**질병명**)을 먼저 공부한 뒤에 바로 그에 맞는 주제를 연구하지 않습니다. "이런 주제를 연구해볼까?(**증상**)"라는 호기심에서 출발해, 내 자료의 형태를 파악하고 그에 맞는 통계 방법을 찾아갑니다. 따라서 이 책은 철저히 통계학자가 아닌 연구자의 시선과 호흡을 따릅니다. 주제 선정부터 자료 형태 파악, 분석 방법 결정, 그리고 논문 작성에 이르기까지 연구의 흐름을 그대로 따라가며, 복잡한 이론의 숲에서 길을 잃지 않게 돕는 실전 지침서가 되고자 합니다.

이 책은 특히 다음 3가지 원칙에 집중했습니다.

❶ 연구자의 실제 작업 순서를 따르는 '진단학적 구성'

통계 이론을 먼저 나열하는 방식에서 벗어났습니다. '[1] 주제 정하기 → [2] 자료 형태 파악하기 → [3] 통계 분석하기 → [4] 집필하기'로 이어지는 연구의 실제 흐름을 목차에 그대로 반영했습니다. 이에 따라 독자 여러분은 자신의 연구 단계에 맞춰 책장을 넘기며 자연스럽게 분석을 수행할 수 있습니다.

❷ 메타분석의 취지와 의미에 대한 메타인지를 가질 수 있도록 내용 구성

메타분석은 주제를 생각하고 도출된 결과를 잘 해석하는 것이 앞의 절반 과정이고, 여러 종류의 메타분석 방법 중 적절한 통계 방법을 선택해 올바르게 분석하는 것이 뒤의 절반 과정입니다. 통계 프로그램이 점점 발전하면서 후자의 비중은 점점 줄어들고 있습니다. 메타분석의 핵심은 통계가 아니라, 현존하는 모든 근거 문헌을 찾아서 객관적으로 통합하여 결론을 내리는 것입니다. 이 책은 복잡한 수식을 최소화하고 각 분석 과정이 무엇을 의미하며 왜 필요한지 등을 이해하도록 돕는 데 초점을 맞추어, 연구자들이 메타분석 전 과정에 대한 메타인지를 가질 수 있도록 구성했습니다.

❸ 논문 작성뿐만 아니라, 비판적 읽기 능력 critical reading **까지 함양**

좋은 논문을 쓰기 위해서는 먼저 남의 논문을 제대로 읽을 수 있어야 합니다. 이 책은 출판된 메타분석 논문에서 흔히 나타나는 오류(서로 다른 성질의 연구를 통합하는 오류, 편향된 해석 등)를 짚어냅니다. 이를 통해 쏟아지는 정보 속에서 옥석을 가리고, 자신의 연구를 객관적으로 검증하는 안목을 기를 수 있을 것입니다.

감사의 말

오늘의 제가 있기까지, 그리고 이 책이 완성되기까지 도움을 주신 분들께 이 책의 첫 페이지를 바치고 싶습니다. 무엇보다 제 삶의 비타민인 지윤이, 그리고 내조의 여왕 미진이에게 감사 인사를 전합니다. 아울러 늘 든든한 후원자가 되어주신 부모님께 깊이 감사드립니다. 그리고 제게 연구자의 기본을 가르쳐주신 주영수 교수님께 감사드립니다. 눈보라 치던 비금도에서 밤새워 자료를 분석하며 의료 정책의 변화를 이끌어내시던 교수님의 열정은 제 연구의 소중한 자산이자 기준이 되었습니다. 또한 제가 신경외과를 선택하는 데 롤모델이 되어 주신 김정은 교수님께도 깊이 감사드립니다. '사자의 심장'을 가진 의사이자 리더로서 두려움 앞에서도 책임을 먼저 생각하시는 교수님의 모습은 의사로서, 그리고 한 인간으로서 제 삶의 지침이 되고 있습니다.

마치며

메타분석은 양날의 검과 같아서 통계 비전공자가 다루기에는 위험하다는 우려 섞인 시각도 존재합니다. 그러나 '도구의 인간'이라는 뜻의 '호모 파베르Homo Faber'라는 말처럼, 인류는 도구가 위험하다고 해서 피하지 않았고, 오히려 이를 슬기롭게 사용하며 진화해 왔습니다. 메타분석의 본질 역시 통계 기술 그 자체가 아닙니다. 흩어진 데이터 조각을 모아, 미처 알지 못했던 진실을 다시 발견re-search해내는 '통찰'에 있습니다. 부디 이 책이 메타분석이라는 긴 여정을 시작하기로 결심한 여러분에게 든든하고 친절한 '진단학 교과서'가 되기를 소망합니다.

햇살 가득한 샌디에이고에서, 지은이 이창현

추천사

오늘날 의학·보건학 연구 현장에서는 하루에도 수많은 논문과 데이터가 넘쳐나고 있습니다. 그러나 방대한 정보 속에서 진정으로 의미 있는 결론을 도출하는 일은 결코 쉽지 않습니다. 연구자와 임상의가 직면하는 가장 큰 과제 중 하나는 개별 연구의 결과를 넘어, 여러 연구를 종합해 객관적이고 신뢰할 수 있는 근거를 마련하는 것입니다. 이러한 과정에서 메타분석은 필수적인 도구이자, 근거중심의학의 핵심을 이루는 연구방법론입니다.

하지만 현실은 녹록지 않습니다. 많은 연구자들이 통계적 지식의 한계로 인해 메타분석을 시도하지도 못하거나, 분석 결과만을 피상적으로 수용하는 데 그치는 경우가 많습니다. 기존의 통계 중심 책들은 주로 복잡한 통계 기법과 수학적 구조에 초점을 맞추는 경향이 있어, 통계 비전문가가 접근하기에는 높은 장벽이 있었습니다. 그 결과 실제 연구자가 논문을 읽고 작성하며 분석하는 과정에서 겪는 실질적 난관은 충분히 다뤄지지 못했습니다.

바로 이 지점에서 『의학 연구자를 위한 통계 없는 메타분석』은 특별한 의미를 가집니다. 이 책은 '분석 과정에 따른 친절한 가이드'라는 새로운 접근을 통해, 통계 비전문가도 메타분석의 원리와 과정, 그리고 논문을 읽고 작성하는 전반적인 실제 흐름을 자연스럽게 따라갈 수 있게 구성되었습니다. 복잡한 공식을 최소화하는 대신, 연구 설계의 엄밀성, 편향 가능성, 결과 해석에서의 함정 등 연구 현장에서 반드시 고민해야 할 문제들을 명확히 짚어줍니다.

저자는 풍부한 연구 경험을 바탕으로 현장에서 마주하는 구체적인 상황과 그 극복 방법을 쉽고도 명료한 언어로 풀어냈습니다. 이를 통해 독자는 단순히 분석 기법을 배우는 데 그치지 않고, 스스로 비판적으로 사고하며 메타분석을 수행할 수 있는 힘을 기르게 됩니다. 특히 '비판적 독해'의 중요성을 강조하는 부분은 오늘날 근거중심의학을 실천하고자 하는 모든 연구자에게 반드시 필요한 통찰을 제공합니다.

저는 이 책이 많은 연구자와 대학원생에게 메타분석을 시작할 용기와 자신감을 줄 것이라 확신합니다. 학문은 복잡한 공식의 장벽에 갇히는 것이 아니라, 질문을 던지고 답을 찾아가는 과정입니다. 이 책은 그 여정에서 든든한 길잡이가 되어줄 것입니다.

서울대학교 의과대학 학장 김정은

이 책은 제목의 '통계 없는'이라는 표현이 시사하듯이, 통계 전문가가 아닌 의료현장에서 연구를 수행해 온 임상의학 전문가가 오랜 임상연구 과정에서 직면해 온 문제들을 해결하기 위해 그 과학적 근거를 치열하게 탐구하고 정리해낸 학문적 성과물입니다. 메타분석을 누구나 쉽게 접근할 수 있는 연구방법론으로 제시한 점에서 매우 탁월한 전문서라 할 수 있습니다.

저자가 본문에서 명확하게 언급했듯이, 사실 메타분석은 단순한 통계 작업이 아닙니다. 어떤 논문을 포함할지, 어떤 결과를 통합할지, 그리고 이를 어떻게 해석할지에 이르기까지의 전 과정에 걸쳐 명확한 원칙을 세워 진행해야 합니다. 잘못 수행된 메타분석은 오히려 잘못된 결론을 강화하며 혼란을 줄 수 있기 때문에 메타분석은 과학적 통찰과 윤리적 책임이 동시에 요구됩니다. 또한 메타분석은 재연성이 있으므로 잘못된 메타분석 논문을 출판하면 언젠가 낱낱이 밝혀지게 되는 분석방법론입니다. 이러한 점을 깊이 인식한 저자의 수준 높은 식견을 바탕으로 집필된 만큼, 독자들은 이 책이 제시하는 지식과 경험을 신뢰하고 따라가며 연구를 수행해도 될 것입니다. 나아가 그 과정에서 도출한 결과물을 통해 숨겨진 과학적 진실에 한 걸음 더 다가가는 데 큰 도움을 받을 수 있지 않을까 생각합니다.

이 책은 기존의 메타분석 책들과 달리 풍부한 임상연구 사례를 바탕으로 다양한 고려 사항을 구체적으로 설명하며 독자의 이해를 돕습니다. 뿐만 아니라 누적 메타분석이나 네트워크 메타분석과 같은 진보된 방법론까지 소개하며, 그동안 많은 연구자들이 실제 연구 과정에서 겪어온 어려움과 답답함을 친절하게 해소해줍니다. 논문 작성 과정에 대한 구체적인 설명은 연구자들이 연구 결과를 효과적으로 제시하는 데 큰 힘이 될 것입니다.

무엇보다도 주목할 점은, 이처럼 전문적인 연구방법론 책을 통계학자나 예방의학자가 아닌 임상 현장의 신경외과 의사가 집필했다는 사실입니다. 오랜 시간 저자의 학구적인 태도와 열정을 지켜본 사람으로서, 이 책은 결코 우연의 산물이 아니라고 생각합니다. 이 책을 시작으로 저자가 앞으로도 동료 연구자와 후학들의 연구 역량을 높이는 데 지속적으로 기여해 나가기를 기대합니다.

강원대학교병원 예방의학과 임상교수 주영수(前국립중앙의료원장)

미리보기

도입글

해당 장에서 학습할 내용을 간략히 소개합니다.

3장에서 소개한 메타분석 절차에 따라 연구 주제에 대한 숲 그림을 직접 그려봤나요? 숲 그림에는 각 연구의 효과추정치와 통합추정치가 시각적으로 제시되기 때문에 분석의 큰 그림을 한눈에 확인할 수 있습니다. 하지만 처음에는 "내가 제대로 숲 그림을 그린 게 맞나?"와 같은 의문이 생길 수 있습니다. 버튼을 하나씩 바꿔서 클릭해보면 숲 그림이 조금씩 달라지기 때문에, 이들 중 어떤 결과를 논문에 적용해야 하는지도 판단하기 쉽지 않을 수 있습니다.

이 장에서는 숲 그림을 읽고 해석하는 전반적인 방법에 대해 알아봅니다. 특히 숲 그림 해석의 과정에서 연구 간 이질성 평가, 모형 선택, 민감도 분석에 대해 자세히 살펴봅니다. 그다음 출판 편향을 평가하기 위한 깔때기 그림과 Egger 검정의 결과를 이해하는 방법을 설명하고, 숲 그림을 통해 얻은 결과를 얼마나 신뢰할 수 있는지를 판단하는 근거 확신도 평가를 함께 다룹니다. 마지막으로 자료 유형별로 숲 그림의 결과를 해석하는 방법을 소개합니다. 여기까지 수행한다면 메타분석의 핵심 결과를 대부분 확보한 셈이며, 이 단계에서 얻은 통계치와 그래프들은 다음 단계인 결과 해석과 논문 작성에 필요한 주요 자료가 될 것입니다.

메타분석의 결과를 시각적으로 보여주는 가장 대표적인 자료가 바로 **숲 그림**forest plot입니다. 각 연구에 대한 효과추정치들을 마치 숲에 있는 나무들처럼 나열한다고 해서 붙은 이름이죠. 지금까지 모은 자료들을 기반으로 생성한 [그림 4-1]의 숲 그림을 보면서 숲 그림의 각 요소가 무엇을 의미하는지 자세히 알아봅시다.

주요 용어

본문에서 핵심이 되는 용어나 내용을 한눈에 볼 수 있도록 강조합니다.

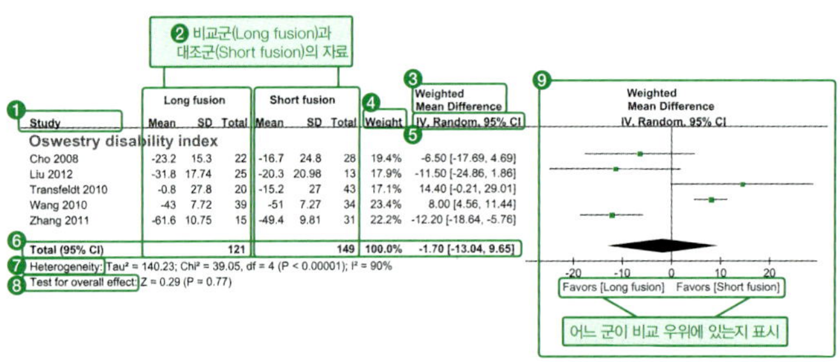

그림 4-1 숲 그림의 예[1]

그림

개념을 직관적으로 이해할 수 있도록 풍부한 시각 자료를 제공합니다.

사례 2-5 전기자극을 이용해 척추경 나사의 오삽입을 진단하는 검사의 성능 결과

[그림 2-6]은 척추경 나사를 삽입할 때 전기자극을 이용한 유발근전도 검사trigger EMG를 실시하여, 근전도의 변화를 통해 나사가 잘못 삽입되었는지를 진단하는 검사의 진단평가 결과를 보여줍니다. 이와 같이 진양성(TP), 진음성(TN), 위양성(FP), 위음성(FN)의 4가지 자료가 주어지는 경우에는 이 자료를 메타분석 프로그램에 넣어 분석할 수 있습니다.

Threshold Cutoff	True Positive	True Negative	False Positive	False Negative
10.0 mA	168	238	99	75
5.0 mA	100	242	1	132

그림 2-6 진단검사 정확도 메타분석 결과에 대한 2×2 혼동행렬의 예

사례

메타분석 논문 작성에 도움이 되는 다양한 의학 논문 사례를 소개합니다.

여기서 잠깐 ▶ 두 수술법의 비교로 알 수 있는 여러 가지 결과

[사례 2-2]와 같은 연구를 통해 두 수술법의 수술 전후에 대한 NDI, VAS[4] 등의 점수 변화량을 비교할 수 있을 뿐 아니라, 수술 이후 최종 단계에서 평가항목(NDI, VAS 등)이 얼마나 정상 범주 안에 들어와 있는지를 평가할 수도 있습니다.

척추가 옆으로 10도 이상 기울어진 경우에 척추측만증이라고 진단합니다. 45도(수술 전(50도) → 수술 후(5도))만큼 교정한 A 수술법과 50도(수술 전(70도) → 수술 후(20도))만큼 교정한 B 수술법을 비교해봅시다. 교정한 각도는 B 수술법이 5도만큼 더 크지만, 환자를 10도 이내의 정상 범주로 더 잘 맞춘 것은 A 수술법입니다. 다시 말해 B 수술법은 더 많이 교정했지만, 수술 후에도 10도 이상의 척추측만증이 남은 경우가 많습니다. 반면에 A 수술법의 경우 평균 교정 각도는 더 작지만, 수술 후 척추측만증의 완치율이 더 우수합니다. 또한 수술 전 상태를 살펴보면 B 수술법에 해당하는 환자군의 측만각이 더 심하므로, A 수술법이 상대적으로 덜 심각한 환자군에게 적용한 방법이라고 해석할 수도 있습니다.

각 수술법에 대해 수술 전, 수술 후 그리고 수술 전후 차이의 최종 평균, 표준편차, 환자 수를 메타분석 프로그램에 넣으면 변수의 요약추정치summary estimate와 95% 신뢰구간을 구할 수 있습니다. 이때 각 항목에 대한 결과를 올바르게 해석해야 합니다.

3 NDI의 전체 점수 범위는 0~50점입니다.

4 VAS는 시각 통증 척도(Visual Analog Scale)로, 통증 정도를 단계별로 나타낸 이미지에 환자가 느끼는 주관적인 통증 정도를 표기하는 평가 도구입니다.

여기서 잠깐

본문을 보충하는 설명이나 주의할 점을 소개합니다.

각주

개념을 간단하게 소개하거나 알아두면 좋을 자료를 부연 설명합니다.

목차

CHAPTER 03 체계적 문헌고찰과 메타분석의 진행 절차

CHAPTER 04 숲 그림과 분석 결과를 올바르게 해석해볼까요

CHAPTER 05 논문 원고를 작성해볼까요

목차

CHAPTER 06 메타분석 논문을 비판적으로 읽어 봐요

부록

CHAPTER 01

메타분석을 왜, 그리고 어떤 주제로 해야 할까요

CONTENTS

과거에는 전문가 의견expert opinion이 절대적인 진리처럼 여겨지던 시기가 있었습니다. 그러나 현대 학문, 특히 의학은 근거중심의학(EBM)Evidence-Based Medicine을 강조합니다. 다시 말해, 전문가 개인의 경험이나 권위보다는 객관적인 근거에 기반하여 치료 결정을 내려야 하는 시대입니다. 그 이유는 하루가 다르게 수많은 의학 연구가 쏟아지고 매일같이 새로운 임상시험이 발표되며, 각종 저널마다 최신 치료법과 진단법이 소개되는 상황에서 누구도 오랜 경험만으로는 대응하기 어렵기 때문입니다. 과장된 결과로 반짝 인기가 있다가 사라지는 연구부터 여러 상반된 결론을 내리는 수많은 연구들이 존재하는 상황에서, 과연 어떤 치료가 더 효과적이고 어떤 방법이 더 안전한지를 자신 있게 단언할 수 있을까요?

바로 이러한 질문에 답하기 위해 **메타분석**meta-analysis이 필요합니다. 메타분석은 특정 주제에 대한 현존하는 모든 연구 자료를 수집하고, 각 연구의 특성과 질을 고려하여 통합함으로써 몇몇 개별 연구들이 주장하는 결론을 검증하고 통합된 결론을 내릴 수 있습니다. 다시 말해 메타분석은 '숲을 보기 위한 도구'라 할 수 있습니다. 각각의 연구가 나무라면, 메타분석은 그 나무들을 모아 전체 숲의 모습을 그려내는 작업입니다. 이처럼 메타분석은 단순한 연구 검토를 넘어 투명한 절차에 따라 포괄적으로 근거를 검토하고 객관적인 결론을 내려, 임상진료지침clinical practice guideline을 만들고 보험 급여를 결정하고 신약을 허가하는 데까지 매우 중요한 역할을 하고 있습니다.

SECTION

1.1 메타분석이란

메타분석meta-analysis이란 동일한 주제나 연구 질문에 대해 수행된 여러 개의 독립된 개별 일차연구들로부터 정량적 자료를 추출하고, 이를 통계적으로 통합하여 하나의 요약된 결론을 도출하는 방법론을 말합니다. 메타분석이라는 용어는 미국의 통계학자 Gene Glass 교수가 1976년에 처음 명명했습니다.

자료를 분석하는 방법으로는 메타분석뿐 아니라 일차연구과 이차연구가 있습니다. **일차연구**primary analysis는 연구자가 직접 원자료를 분석analysis of raw data하는 것이고, **이차연구**secondary analysis는 일차연구를 통해 제기된 질문에 대해 고급통계better statistical methods를 이용하여 답을 찾는 것이며, 메타분석은 각 연구들이 합성한 분석들을 분석하는 것analysis of analyses입니다. 의학 분야에서는 1904년 영국의 생물통계학자 Karl Pearson 박사가 '장티푸스 예방 접종에 따른 발병 빈도 차이'에 관한 여러 연구 자료를 통합하여 영국 의학 저널[1]에 기고한 논문을 최초의 메타분석으로 인정하고 있습니다. 이 논문에서 메타분석이라는 용어를 직접적으로 사용하지는 않았지만, 임상연구에 대해 메타분석적 접근을 한 최초의 분석으로 평가받고 있습니다. 의학 분야에서 메타분석을 본격적으로 이용하게 된 시점은 1980년대 후반으로, 메타분석의 역사가 그리 오래되지는 않았습니다.

체계적 문헌고찰과 메타분석

연구 결과를 통합적으로 분석한다는 점에서 메타분석과 유사한 연구방법론으로 체계적 문헌고찰이 있습니다. **체계적 문헌고찰**systematic review이란 특정한 임상 질문이나 연구 주제에 대해 기존에 수행된 연구들을 체계적이고 재연 가능하며 편향을 최소화하는 방법으로 찾아내고, 평가하고, 종합하는

1 출처 : Karl Pearson, Report on Certain Enteric Fever Inoculation Statistics, British Medical Journal, 1904; 3:1243-1246

연구 방법입니다. 명확한 프로토콜과 기준에 따라 관련 자료를 하나도 빠짐없이 찾아야 한다는 점에서는 역학조사나 범죄수사와 비슷한 점이 있습니다.

서술적 문헌고찰narrative review 혹은 **종설**은 해당 주제에 대한 최신 지견을 정리한 것으로, 근거를 바탕으로 여러 논문을 인용하여 주장합니다. 다만 저자의 주장을 뒷받침할 논문만 선택하여 인용하고 정반대의 의견을 가진 논문들에 대해서는 언급하지 않을 가능성도 있어 비체계적 문헌고찰이라고도 하며, 결론이 객관적이라 판단하기 어렵습니다. 이에 비해 체계적 문헌고찰은 공식화된 방식으로 저자가 논문을 선별하지 않고 모든 논문을 찾아 기술하므로, 저자의 주관적 의견을 최소화할 수 있다는 장점이 있습니다.

체계적 문헌고찰에 이용된 자료는 모두 공개된 논문자료이므로 누구든 볼 수 있고, 논문에 설명된 연구 방법으로 동일하게 검색하고 분석하면 동일한 결과(재연성)를 얻을 수 있습니다. 즉 결과가 미심쩍은 체계적 문헌고찰(혹은 메타분석)이 있다면, 언제든지 여러분이 다시 분석하여 결과를 확인해볼 수도 있고, 다른 결과가 나오면 그 결과를 논문으로 게재할 수도 있습니다. 체계적 문헌고찰은 단순히 문헌을 모으는 수준을 넘어, 편향 위험risk of bias과 연구들 간의 이질성heterogeneity을 평가하며, 결과의 객관성과 정밀도precision를 향상시키는 데 중점을 둡니다.

이제 체계적 문헌고찰과 메타분석의 차이에 대해 알아봅시다. 체계적 문헌고찰은 논문을 검색하고 선정하여 결과에 대해 **정성적 분석**qualitative analysis을 하는 것이고, 메타분석은 체계적 문헌고찰 결과에 대해 **정량적 분석**quantitative analysis을 하는 것입니다. 두 방법 모두 체계적 문헌고찰로 자료를 수집한다는 공통점이 있습니다. 결과변수 중에는 수치로 표현되는 부분도 있고 그렇지 않은 부분도 있습니다. 또한 평가 방법이 서로 달라서 변수의 합성이 불가능한 경우도 있습니다. 메타분석은 이러한 변수들 중 합성이 가능한 수치화된 변수를 골라서 정량적으로 합성한 것입니다. 이에 따라 '체계적 문헌고찰과 메타분석'이라는 이름을 많이 사용합니다만, 최근에는 메타분석이 체계적 문헌고찰 과정을 포함한다고 하여 메타분석이라고만 표기하기도 합니다. 체계적 문헌고찰 논문은 수치화되지 않거나 정량적 합성이 어려운 연구들도 긍정 혹은 부정적으로 평가할 수 있습니다. 따라서 정량적 분석이 불가능해서 메타분석에서 제외된 연구들을 더 많이 포함해 연구할 수 있다는 장점이 있습니다. 예를 들어 체계적 문헌고찰을 기반으로 임상진료지침을 개발할 때는 정량적 분석과 정성적 분석 결과를 함께 고려하여 권고안을 개발하고 평가할 수 있습니다.

메타분석의 필요성

히포크라테스Hippocrates가 아포리즘Aphorism에 남긴 '인생은 짧고, 의술(예술)은 길다Vita brevis, Ars longa'라는 문장은 이미 널리 알려져 있습니다. 이 문장에 이어서 '실험은 편향 위험이 있어, 판단이 어렵다experīmentum perīculōsum, judicium difficile'는 문장이 등장하는데, 앞서 살펴본 일차연구가 이 경우에 해당합니다. 일차연구는 여러 요인에 의해 오류가 생기거나 왜곡될 수 있습니다. 그리고 연구 결과를 납득하기 어려워도 재연하기 힘들어 다시 분석하기 어렵습니다. 게다가 동일한 방법으로 연구했는데 상반된 결과가 나왔다고 하더라도 이전의 연구가 틀렸다고 할 수도 없습니다. 이러한 문제로 인해 연구자와 환자가 모두 어떤 치료를 했는지 모르게 하는 **무작위 이중맹검 대조 임상시험**double-blind randomized controlled clinical trial을 수행하기도 합니다. 이 임상시험은 일차연구 중 발생할 수 있는 오류를 모두 통제한다는 의미에서 가장 높은 근거수준level of evidence을 갖습니다. 그러나 현실적으로는 무작위 이중맹검 대조 임상시험이 불가능한 경우도 있습니다. 예를 들어 두 수술법을 비교하는 연구의 경우, 수술을 하는 연구자가 어떤 치료를 했는지 모르게 할 수는 없습니다.

이와 같은 일차연구의 문제에 대응하기 위해 메타분석이 필요합니다. 앞서 설명했듯이, 메타분석은 개별 연구들을 통합함으로써 각 연구가 주장하는 결론을 검증하여 통합적인 결론을 내리는 연구 방법입니다. 특히 개별 연구의 결과가 방향성은 일치하지만 표본 규모가 작아 통계적으로 유의미하지 않을 때, 이러한 연구들을 통합적으로 분석하면 통계적 검정력statistical power과 정확성이 높아지므로 보다 신뢰할 만한 결론을 얻을 수 있습니다. 다시 말해 여러 연구가 더해지면서 개별 연구의 오류는 희석되고, 의미 있는 결과는 더욱 선명해집니다. 뿐만 아니라 메타분석은 연구 방법에 기술된 대로 해당 메타분석 연구를 재연할 수 있다는 장점이 있습니다.

일차연구와 메타분석의 특징은 [표 1-1]에 자세히 정리했습니다.

표 1-1 일차연구와 메타분석의 특징

	일차연구	메타분석
주관성 개입 여부	연구자의 주관성	객관성(명확한 기준, 원칙)
표본 추출 방법	편의 표본 추출 가능성	체계적 표본 추출
투명성	연구 절차와 과정이 투명하지 않음	연구 절차와 과정이 투명함
재연 가능 여부	기술된 연구 방법에 따른 연구 재연 불가능	연구 방법에 기술된 대로 연구 재연 가능
왜곡과 오류	왜곡과 오류에 취약 예 출간오류, 선별적 보고오류, 확증오류 등	왜곡과 오류를 최소화 예 모수를 보다 정확하게 추정, 조절효과분석 등

의학에서의 메타분석 이용 사례

메타분석은 단순히 숫자를 모으는 작업이 아닙니다. 실제로 환자를 치료하는 방식에 중요한 변화를 주는 역할을 할 수도 있습니다. 대표적인 예가 아스피린aspirin입니다. 아스피린이 심혈관 질환 예방에 도움이 되는지에 대한 많은 연구가 있었지만, 각 연구의 결과는 달랐습니다. 어떤 연구에서는 아스피린이 효과가 있다고 했지만, 어떤 연구에서는 효과가 없다고 했습니다. 이에 따라 메타분석을 통해 전체 연구 결과를 통합하여 분석해보았더니, 특정 위험군에게는 아스피린이 예방 효과가 있었지만, 모든 사람에게 예방 효과가 있는 것은 아니라는 결론이 나왔습니다. 이 결과를 바탕으로 미국심장협회(AHA)와 미국예방서비스특별위원회(USPSTF)는 특정 위험군에게만 아스피린 복용을 권하고, 그 외의 사람들에게는 복용을 권하지 않도록 아스피린 복용 권고 지침을 바꿨습니다.

이 장에서는 메타분석 논문을 처음 작성하고자 하는 분들을 위해 연구 주제 선정부터 자료 수집, 분석, 결과 해석, 논문 작성까지 차례대로 안내하려고 합니다. 덧붙여 새로운 연구 사례와 실용적인 팁도 함께 소개하겠습니다.

SECTION

1.2 메타분석의 목적

메타분석은 어떤 경우에 수행해야 할까요? 메타분석의 대표적인 목적은 첫째, 여러 연구를 통해 얻은 증거를 통합하여 최종적인 결론을 도출하는 것이고, 둘째, 근거수준이 낮은 연구들을 통합하여 가설을 수립하고 향후 연구 방향에 대한 영감을 제시하는 것입니다. 이제 메타분석의 목적을 크게 4가지로 나누어 자세히 살펴봅시다.

최고 근거수준에 따른 결론 도출

중요한 의학적 질문은 여러 연구를 통해 반복 검증되는 경우가 많고, 각 연구의 결과가 서로 일치하지 않거나 상충되기도 합니다. 메타분석은 이러한 다양한 결과를 하나로 묶어 통합함으로써 현존하는 근거를 통합하고, 개별 연구보다 높은 근거수준의 결과를 제시할 수 있습니다. 예를 들어 수십 개의 **무작위 대조 임상시험**(RCT)Randomized Controlled Trial을 통합한 메타분석 연구를 통해 단일 연구만으로는 파악하기 어려운 결과를 확인할 수도 있습니다.

[그림 1-1]은 임상적 의사결정에서 얼마나 신뢰할 수 있는 연구 결과인지에 대한 근거의 강도를 단계적으로 배열한 **근거수준 피라미드**pyramid of evidence입니다. 피라미드의 위쪽으로 올라갈수록 연구의 신뢰도가 높다고 평가됩니다. 근거수준 피라미드는 근거중심의학(EBM)이 발전하면서 어떤 종류의 근거가 더 우수한지를 체계적으로 분류할 필요성이 야기되면서 처음 개발되었으며, 이후 Cochrane Collaboration, OCEBM, USPSTF 등에서 각각 근거수준 분류 체계를 제시했습니다.

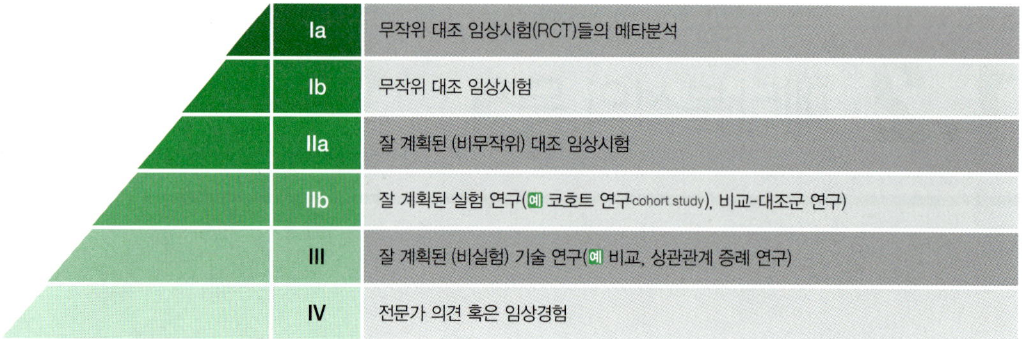

그림 1-1 임상적 의사결정에 대한 근거수준 피라미드[2]

근거수준 피라미드에서 RCT의 메타분석 결과는 최고 근거수준 등급인 Ia 등급에 해당합니다. 그러나 아쉽게도 RCT가 여러 편 발표된 주제의 경우에는 메타분석 논문이 이미 출판되었을 가능성이 매우 높습니다. 혹시 여러 RCT가 있음에도 메타분석 연구가 없는 주제를 발견한다면 서둘러 연구를 시작하세요. 전 세계의 모든 연구자가 경쟁자입니다. RCT가 아닌 연구들의 메타분석은 보통 Ib~IIa 등급으로 평가됩니다. 또한 메타분석을 한 후 **델파이**Delphi라는 전문가 협의 과정을 통해 권고안과 권고 강도를 정하는 것이 표준임상진료지침의 개발 과정입니다.

환자 수가 부족하여 통계적 차이가 보이지 않는 문제 해결

연구를 하거나 논문을 읽다 보면 표본 수가 충분하지 않아 연구 결과가 통계적으로 유의하다는 결론을 얻지 못하는 경우가 있습니다. 여기서 통계적으로 유의하다는 것은 보통 p-값p-value이 0.05 미만인 경우로, 시험군의 평균이 대조군의 평균과 표준편차의 2배(95% 신뢰구간) 이상 크게 차이가 나는 경우를 의미합니다. 표본 수가 적으면 표준편차와 신뢰구간은 넓어지는 경향을 보입니다. 표본 수가 적은 논문들을 모아서 메타분석을 진행하면, 사실상 표본 수가 늘어나는 효과가 있어 통계적 검정력이 증가하고 효과 추정의 정밀도가 높아집니다. 즉 소규모 연구에서는 표본 수가 적어 유의미한 통계적 차이를 보이지 않았더라도, 메타분석을 통해 여러 연구가 통합되면 표본 수가 늘어나 유의미한 통계적 차이를 보일 수 있습니다.

2 출처 : Levels of evidence by the US Agency for Healthcare Research and Quality

일례로 과거에는 심부전 환자에게 베타차단제beta blocker를 사용하는 것이 금기시되었으나, 이후 여러 소규모 연구를 통해 베타차단제가 심부전 환자의 생존율을 개선할 수 있다는 논문이 출판되었습니다. 그러나 개별 연구들은 표본 수가 적고 연구 설계가 다양하여, 통계적으로 유의한 결론을 도출하기 어려웠습니다. 이에 따라 소규모 연구들을 통합한 메타분석을 진행했고, 이를 통해 베타차단제가 심부전 환자의 사망률을 유의미하게 감소시킨다는 결과가 도출되었습니다.[3] 이와 같은 메타분석의 결과는 베타차단제가 심부전 치료의 표준 요법으로 자리매김하는 데 큰 기여를 했습니다.

상반된 결과들의 합의 도출

동일한 주제에 대한 개별 연구들이 서로 다른 결론을 내는 경우가 있습니다. 예를 들면 어떤 방법이 치료에 도움이 된다는 논문과 도움이 되지 않는다는 논문이 모두 있는 경우입니다. 메타분석은 이러한 상반된 결과를 통합하여 집단적 합의consensus를 이끌어냄으로써 '상반된 연구 결과를 조정하는reconciling 도구'로 사용될 수 있습니다.[4]

새로운 가설 생성

메타분석 과정에서 각 연구 간의 이질성을 분석하다 보면, 종종 연구 결과가 서로 왜 달랐는지를 설명할 단서를 찾기도 합니다. 예를 들어 연구마다 대상 환자의 특성이나 중재 방법에 차이가 있다면, 이러한 차이가 연구 결과에 영향을 주었을 가능성에 대한 새로운 가설을 제기할 수도 있습니다. 이와 같은 과정은 다음 연구에서 검증해야 할 아이디어로 발전하기도 합니다.

지금까지 살펴본 것처럼 메타분석은 근거중심의학(EBM)에서 아주 중요한 역할을 하며, 단일 연구의 한계점을 극복하는 하나의 방법이 될 수 있다는 점에서 의미 있는 연구 방법이라 할 수 있습니다.

3 출처 : Paul A. Heidenreich, et al. Effect of Beta-Blockade on Mortality in Patients with Heart Failure: A Meta-Analysis of Randomized Clinical Trials. J Am Coll Cardiol. 1997; 30(1):27-34.

4 출처 : Z. B. Gerbarg, et al. Resolving Conflicting Clinical Trials: Guidelines for Meta-Analysis. J CIin Epidemiol. 1988; 41(5):503-509.

SECTION

1.3 통계 전문가도 아닌 내가 꼭 직접 해야 하나요

메타분석을 수행하기 위해 수많은 논문을 검색하고 선정하는 과정을 거칩니다. 이 과정에서 연구하고자 하는 주제에 대한 논문의 초록은 최소 300편, 원문은 최소 100편 정도 읽게 됩니다. 논문 검색과 선정 절차를 마치고 나면, 여러분은 이미 그 주제에 대한 역사적 배경부터 치료의 변화 과정, 그리고 최신 연구까지 알고 있는 이 분야의 전문가가 되어 있을 것입니다. 뿐만 아니라 기술하고자 하는 논문의 논리가 자연스럽게 머릿속에 정리됩니다. 이 과정에서 작성하고자 하는 논문 주제의 수십 년에 걸친 역사를 알 수 있기 때문에 주제에 대한 깊은 통찰을 얻을 수 있습니다. 또한 선별 과정에서 읽은 각 논문의 주옥같은 문장들은 미리 발췌했다가 논문을 작성할 때 인용하면 더 수준 높은 논문을 완성할 수 있습니다.

메타분석은 연구자가 직접 수행할 필요 없이 통계 전문가가 하면 된다고 여겨지기도 합니다. 그러면 메타분석은 누가 해야 할까요? 이에 대한 답을 찾기 위해 메타분석의 과정을 자세히 살펴봅시다. 메타분석의 과정은 크게 문헌 검색, 논문 선별, 통계분석으로 나누어 볼 수 있습니다.

문헌 검색을 할 때, 연구하고자 하는 주제에 대한 검색어는 전문용어이므로 통계 전문가가 정확히 알 수 없습니다. 다시 말해 통계 전문가가 검색식을 만든다고 하면, 검색어를 선정할 때 주제에 대해 잘 알고 있는 연구자에게 일일이 도움을 받아야 합니다. 논문 선별은 문헌을 읽고 연구의 목적과 결과가 메타분석의 목적과 일치함에 따라 분석에 포함시킬지를 결정하는 과정으로, 당연히 연구자가 직접 해야 합니다. 앞의 두 단계는 매우 노동집약적이고 가장 오랜 시간이 소요되며 주요 연구가 누락되면 메타분석 자체가 무의미해져 연구자가 꼼꼼히 검토해야만 합니다. 마지막 단계인 통계분석은 통계 프로그램에 결괏값을 넣고 적절한 모형을 이용해 통합추정치를 도출하는 과정으로서, 이 부분은 통계 전문가에게 일임할 수 있습니다. 그러나 통계 전문가의 도움을 받더라도 결과 해석의 상당 부분은 연구자가 직접 수행해야 합니다. 즉 통계 전문가의 자문을 받는다고 하더라도, 정확한 분석을 위해서는 해당 주제에 대해 가장 잘 아는 연구자가 핵심 역할을 맡아야 합니다. 분명한 사실은, 통계 전문가는 연구 주제의 특성에 대해 여러분처럼 알지 못한다는 것입니다.

통계 전문가가 주도하는 검색과 선별 과정의 어려운 점을 아주 쉬운 예로 설명해보겠습니다. 모유와 우유의 효과를 비교한다고 할 때, 우리는 보통 '우유'라고 하면 흰 우유를 떠올립니다. 이때 '흰 우유'로 검색을 제한하면 정확하지만 누락되는 정보가 많고, '우유'로 검색하면 우유의 파생상품인 '딸기우유', '초코우유', '커피우유'뿐 아니라 '우유니 사막' 등까지 검색되어 선별 과정이 필요합니다. 이처럼 특정 분야의 전문용어의 경우, 해당 분야의 전문가가 아닌 통계 전문가가 주제에 정확히 맞는 검색어를 선정하기는 쉽지 않습니다. 척추학 분야의 경우, 이처럼 구분이 쉽지 않은 전문용어로 lamina, laminotomy, laminectomy, laminoplasty, hemilaminectomy, partial hemilaminectomy, laminoplastic laminotomy 등이 있습니다. 모두 척추의 후궁lamina과 관련한 용어와 후궁에 관한 여러 수술 방식인데, 연구자가 아니고서는 주제에 맞는 정확한 검색어를 선정하기 어렵습니다. 또한 논문의 선별 과정에서도 위의 용어들이 각각 의미하는 바가 조금씩 달라 연구에 따라 합쳐야 하는 경우도 있고 따로 구별해야 하는 경우도 있습니다. 그러나 모두 비슷한 용어여서 척추 전문가가 아니고서는 구별하기 어렵습니다. 그래서 통계 전문가가 주도하여 작성한 메타분석 논문 중에는 주제와 관련 없는 논문을 합성하거나 잘못된 수치를 더하는 큰 실수를 범한 경우가 간혹 있습니다.

메타분석은 단순한 통계 작업이 아닙니다. 어떤 논문을 포함할지, 어떤 결과를 통합할지, 어떻게 해석할지를 정하는 모든 과정에서 원칙을 세워 진행해야 하며, 이 원칙은 주제에 대한 전문가인 여러분이 세워야 합니다. 잘못된 메타분석은 잘못된 결론을 강화하고, 오히려 혼란을 줄 수 있습니다. 그래서 메타분석은 과학적 통찰과 윤리적 책임을 동시에 요구합니다. 또한 메타분석은 재연성을 가지므로, 잘못 분석한 논문을 출판하면 언젠가 낱낱이 밝혀집니다. 연구자는 주제에 대한 전문가이고, 통계 전문가는 방법론에 대한 전문가입니다. 목적지가 불분명하면 최고의 운전사와 함께해도 엉뚱한 곳으로 갈 수 있음을 생각하며, 연구자가 주도적인 역할을 해야 합니다.

SECTION

1.4 메타분석 연구 주제를 선정하는 방법

관심 있는 주제에 대해 연구를 하고 싶어도, 해당 주제와 관련한 환자의 자료가 없거나 충분하지 않으면 연구 수행이 어려워 논문 작성으로까지 이어지기 힘듭니다. 그래서 그 주제에 대한 자료를 수집하기 위해 전향적 연구prospective study를 계획하고 연구비를 신청하려고 하면, 선행연구가 부족하다는 이유로 심사에서 탈락하는 난감한 상황이 발생하기도 합니다. 이런 경우에 메타분석을 수행하면 그 주제에 대한 식견을 얻을 수 있고, 메타분석 논문을 선행연구로 이용할 수 있어 앞서 언급한 문제들을 상당 부분 해결할 수 있습니다.

메타분석 논문을 작성하고자 할 때 큰 어려움 중 하나는 적절한 연구 주제를 선정하는 일입니다. 연구가 충분히 축적된 주제를 선택하면 이미 해당 주제의 메타분석 논문이 발표된 경우가 많습니다. 반대로 지나치게 새롭거나 드문 주제는 관련 연구가 부족하여 메타분석을 수행하기 어렵습니다. 또한 모든 주제가 메타분석의 대상이 될 수 있는 것은 아니며, 연구 설계와 자료의 형태가 메타분석에 적합해야 합니다. 메타분석의 가장 기본적인 형태는 **중재 비교 연구**intervention comparison study로, 특정 환자 집단을 대상으로 두 가지 치료 방법을 동일한 방식으로 평가하고 그 결과를 수치화하여 보고하는 주제가 이에 해당합니다. 처음에는 이렇게 설계된 연구를 살펴보는 것이 좋습니다. 이와 더불어 진단검사의 정확도가 수치화된 주제 또한 메타분석의 대상이 될 수 있습니다. 이 절에서는 어떤 주제가 메타분석에 적합한지 살펴보고, 주제 선정에 도움이 되는 몇 가지 실질적인 팁도 함께 알려드리겠습니다.

직접 비교 연구로 시작

직접 비교 연구direct comparative study란 두 종류의 치료, 약제, 검사를 비교군과 대조군으로 나누어 비교하는 연구입니다. 직접 비교 연구를 통해 메타분석을 시작하는 예를 살펴봅시다. 의학·생명과학 분야의 논문 검색 데이터베이스인 PubMed[5]에서 'direct', 'comparative', 'versus'와 여러분의 전공 주제어(예 요추협착증, 척수종양)를 함께 입력하여 검색해보세요. 그러면 해당 주제에 대해 직접 비교하는 형식의 논문들이 검색될 것입니다. 그중 하나를 골라서 이와 동일한 주제의 논문이 더 있는지 찾아봅시다. PubMed의 검색 결과에서 찾은 논문을 Google Scholar[6]에서 다시 검색하면 논문에 대한 설명 아래쪽에 해당 논문이 인용된 횟수가 '__회 인용cited by__' 형태로 나옵니다. 인용 횟수를 클릭하면 이 논문을 인용한 논문들의 목록이 나옵니다. 그중 동일한 주제와 동일한 형식으로 분석한 일차연구를 찾습니다. 이렇게 찾은 직접 비교 연구가 최소 4편 이상이고, 이 주제에 대해 출판된 메타분석이 없다면 본격적으로 체계적 문헌고찰을 시작해볼 수 있습니다. 또한 이미 발표된 메타분석 논문이 있더라도 해당 논문이 출판된 이후에 새로 추가된 개별 연구가 많거나, 기존 메타분석에 문제점이 있다면 메타분석을 진행해볼 수 있습니다.

메타분석을 위한 직접 비교 연구의 개수 기준을 최소 4편으로 정한 이유는, 예비 검색에서 대략 4편 정도의 연구가 확인되어야지만, 체계적 문헌 검색 시 보통 7편 이상의 연구가 포함되어 유의미한 메타분석이 가능하기 때문입니다. 그러나 이 기준은 제가 정한 기준으로서 절대적인 수치는 아니므로 여러분의 생각에 따라 체계적 문헌고찰을 진행하면 됩니다.

학회의 논쟁 세션 및 질의응답 시간 활용

학회의 논쟁 세션debate session에서 선정된 토론 주제는 해당 분야에서 굉장히 중요하면서도 결정 내리기 쉽지 않은 주제가 많습니다. 여기서 논문으로 작성하기 괜찮은 주제를 발굴할 수 있기도 합니다. 논쟁이 뜨거운 주제는 근거가 아직 불충분하거나 연구 결과가 엇갈리는 분야의 주제인 경우가 많습니다. 예를 들어 어떤 치료 효과를 두고 '효과가 있다'와 '효과가 없다'로 의견이 나뉘는 경우, 각 주장에 대한 근거들을 한데 모아 메타분석을 진행하면 논쟁 해결에 기여할 수 있을 것입니다.

학회에서 각 주제에 대한 발표가 끝나고 질의응답을 할 때, 발표자의 응답 내용은 중요하면서도 아직 논증이 잘 정립되지 않은 경우가 있습니다. 학회 발표나 최신 리뷰 논문review paper에서 '추가 연구가 필요하다' 혹은 '근거가 불충분하다'고 언급되는 논문을 발견한다면 주목하세요. 이러한 주제들로 메타분석을 진행한다면 학술적 쟁점을 해결하는 기회가 될 수 있습니다.

---

5 https://pubmed.ncbi.nlm.nih.gov

6 https://scholar.google.com

상반된 결과의 연구 및 통계적 차이가 없는 연구

어떤 연구에 대해 상반된 결과가 나오는 경우에도 메타분석을 진행할 수 있습니다. 예를 들어 A 치료법과 B 치료법에 따른 치료 결과를 조사했더니 'A 치료법이 더 효과적이다.'라는 연구와 'B 치료법이 더 효과적이다.'라는 연구가 모두 존재한다면, 메타분석을 통해 둘 중 어느 치료법이 더 효과적인지 확인할 수 있습니다. 서로 다른 주장을 하는 연구를 발견한다면 메타분석을 시작해보세요.

연구에서 실험변수의 변화에 따른 결과, 영향을 나타내는 변수를 결과변수outcome variable라 합니다. 결과변수는 통계분석의 대상이 됩니다. 논문에서 발표한 결과변수 중에는 통계적 차이가 있는 변수와 없는 변수가 있습니다. 아무래도 통계적 차이가 없는 결과변수는 해당 논문에서 적게 언급하고 끝납니다. 통계적 차이가 없는 결과변수들 중 중요하다고 생각되는 변수가 있다면, 유사 연구들에서 그 변수에 대한 결과를 모아 메타분석을 수행해보세요. 통계적으로 유의미한 결과를 도출할 수도 있습니다.

흥미로운 주제의 일차연구 발견

흥미로운 주제의 논문을 발견한 경우, 먼저 PubMed 혹은 Google Scholar에서 동일한 주제의 논문이 있는지 찾아봅니다. 연구 설계와 주제가 모두 동일한 일차연구가 3~4편 이상이고, 이미 출판된 메타분석 논문이 없다면 체계적 문헌고찰을 시작합니다. 이미 발표된 메타분석이 있는 경우에는 앞서 이야기한 것처럼 새로 추가된 연구가 있다면 메타분석을 진행해볼 수 있습니다. 최근 몇 년 사이에 등장한 '새로운 치료법 vs 기존 치료법'을 다룬 논문들이 조금씩 누적되고 있다면, 이는 메타분석하기 좋은 주제가 될 수 있습니다. 예를 들어 새로운 로봇 복강경 수술과 기존 복강경 수술을 비교한 연구들이 여러 편 나오기 시작했다면, 이 논문들을 종합하여 메타분석을 진행해볼 수 있습니다. 최신 기술이라서 관련 논문이 없다면, 일단 연구를 보류하고 관련 논문이 출판되는 상황을 지켜보면서 메타분석의 시기를 정하는 것도 좋습니다.

진양성, 진음성, 위양성, 위음성 자료에 대한 연구

직접 비교 연구를 이용한 메타분석은 두 치료법에 대한 효과의 차이를 비교하는 중재 비교 연구입니다. 이 경우 자료는 각 효과에 대한 크기로 주어집니다. 그러나 검사법을 이용해 특정 검사가 질병을 얼마나 정확히 진단하는지를 평가하는 진단 기술에 대한 연구에서는 [표 1-2]와 같이 자료가 질병

상태(있음, 없음)에 따른 검사 결과(양성, 음성)로 주어지는 **혼동행렬**confusion matrix의 형태입니다. 이와 관련한 내용은 2.6절에서 자세히 설명합니다.

표 1-2 혼동행렬에서의 진양성, 진음성, 위양성, 위음성의 의미

	질병 있음	질병 없음
검사 결과 양성	진양성(TP)True Positive	위양성(FP)False Positive
검사 결과 음성	위음성(FN)False Negative	진음성(TN)True Negative

자신의 연구 분야에서 출판된 메타분석 논문 모니터링

자신의 연구 분야에서 메타분석 논문이 출판될 때마다 알림을 받는다면 해당 분야에 대한 최신 동향도 알 수 있고, 새로운 주제의 아이디어도 얻을 수 있습니다. 이러한 기능을 PubMed에서 제공합니다. 다음 순서로 진행해봅시다.

우선 PubMed에서 무료로 계정을 생성합니다. [그림 1-2]와 같이 주제어를 입력하고 [Search]를 클릭합니다. 저는 전공이 척추학이어서 'meta-analysis AND spin*'를 입력했습니다.

그림 1-2 PubMed 검색창

그다음 [그림 1-3]의 ❶과 같이 검색창 아래의 [Create alert]를 클릭하면, 원하는 주기를 ❷와 같이 설정하여 새로 출판되는 관련 논문 목록을 이메일로 받을 수 있습니다.

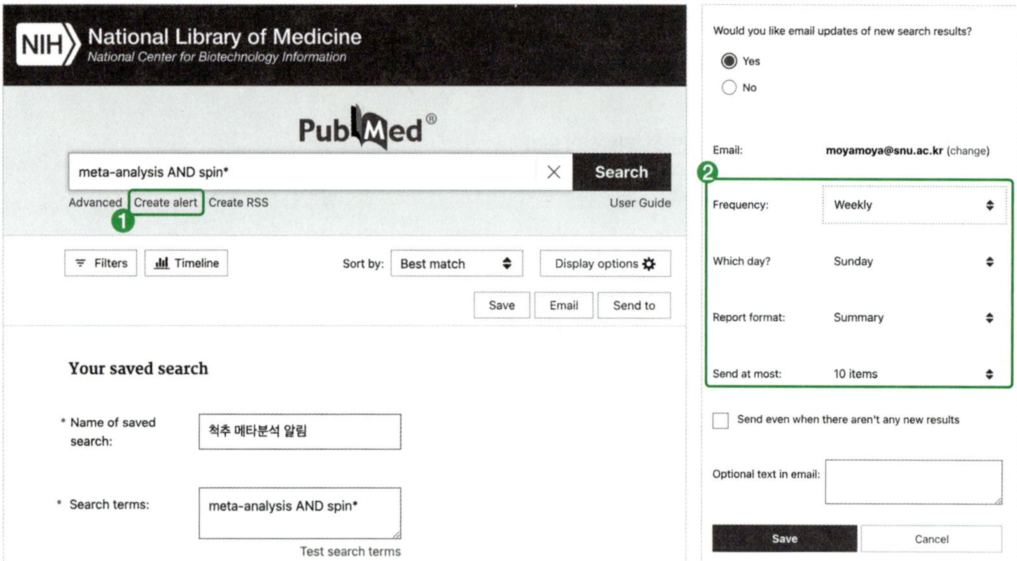

그림 1-3 PubMed에서 최신 논문 알림을 설정하는 방법

실제 이메일로 받은 논문 목록의 예는 [그림 1-4]와 같습니다.

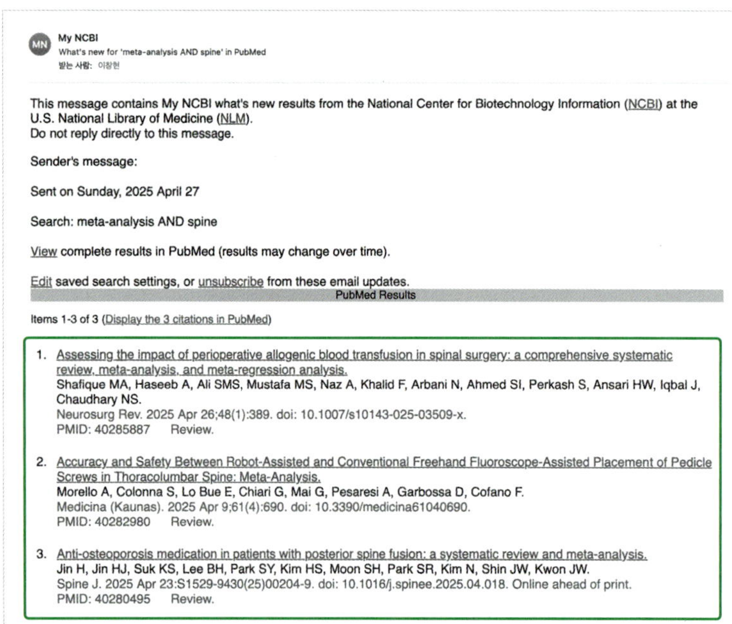

My NCBI
What's new for 'meta-analysis AND spine' in PubMed

This message contains My NCBI what's new results from the National Center for Biotechnology Information (NCBI) at the U.S. National Library of Medicine (NLM).
Do not reply directly to this message.

Sender's message:

Sent on Sunday, 2025 April 27

Search: meta-analysis AND spine

View complete results in PubMed (results may change over time).

Edit saved search settings, or unsubscribe from these email updates.

PubMed Results

Items 1-3 of 3 (Display the 3 citations in PubMed)

1. Assessing the impact of perioperative allogenic blood transfusion in spinal surgery: a comprehensive systematic review, meta-analysis, and meta-regression analysis.
Shafique MA, Haseeb A, Ali SMS, Mustafa MS, Naz A, Khalid F, Arbani N, Ahmed SI, Perkash S, Ansari HW, Iqbal J, Chaudhary NS.
Neurosurg Rev. 2025 Apr 26;48(1):389. doi: 10.1007/s10143-025-03509-x.
PMID: 40285887 Review.

2. Accuracy and Safety Between Robot-Assisted and Conventional Freehand Fluoroscope-Assisted Placement of Pedicle Screws in Thoracolumbar Spine: Meta-Analysis.
Morello A, Colonna S, Lo Bue E, Chiari G, Mai G, Pesaresi A, Garbossa D, Cofano F.
Medicina (Kaunas). 2025 Apr 9;61(4):690. doi: 10.3390/medicina61040690.
PMID: 40282980 Review.

3. Anti-osteoporosis medication in patients with posterior spine fusion: a systematic review and meta-analysis.
Jin H, Jin HJ, Suk KS, Lee BH, Park SY, Kim HS, Moon SH, Park SR, Kim N, Shin JW, Kwon JW.
Spine J. 2025 Apr 23:S1529-9430(25)00204-9. doi: 10.1016/j.spinee.2025.04.018. Online ahead of print.
PMID: 40280495 Review.

그림 1-4 지정한 검색어를 포함한 논문 목록

연구자로서 소소한 팁을 하나 드리자면, [Create alert]를 클릭한 뒤 [Search terms]에 여러분이 저자로 참여한 논문을 구별할 수 있도록 이름, 소속 등의 조건을 넣으면, 여러분이 저자로 포함된 논문이 PubMed에 등재될 때마다 이메일로 알림을 받을 수 있어서 이력서를 효율적으로 관리할 수 있습니다.

SECTION

1.5 메타분석 진행 여부를 신중히 고려해야 하는 경우

메타분석은 근거수준이 높은 연구 방법으로 평가받지만, 모든 상황에서 수행할 수 있는 것은 아닙니다. 또한 메타분석 기법은 유용하지만, 메타분석 논문이 모두 유용한 것은 아닙니다. 상황에 따라서는 메타분석 논문으로 작성하면 안 되는 경우도 있고, 단순히 업적을 위해 출판되는 메타분석 논문이 존재하는 것도 사실입니다. 연구 주제와 기존 문헌 현황, 새로 추가된 연구의 질과 양, 그리고 기존 메타분석의 한계 등을 종합적으로 고려했을 때, 메타분석을 새로 진행하기보다는 다른 연구 방법을 선택하거나 기존 연구를 보완하는 형태가 더 적절할 수도 있습니다. 이 절에서는 메타분석의 진행 여부를 신중히 판단해야 하는 몇 가지 대표적인 상황을 살펴보겠습니다.

이미 출판된 논문이 있는 경우

연구하고자 하는 주제의 메타분석 논문이 이미 출판된 경우에는 메타분석을 계속 진행해야 할지 신중히 생각해봐야 합니다. 동일한 주제의 메타분석 논문이 있다고 하더라도, 이후에 새로운 연구들이 추가로 많이 출판되었거나 높은 근거수준의 연구(예 무작위 이중맹검 대조 임상시험)가 새로 출판되었다면 메타분석 논문을 다시 출판할 수 있습니다.

혹은 이미 출판된 메타분석 논문의 분석에 문제가 있다면, 문제의 경중에 따라 해당 저널에 편집인 서신letter to editor을 투고하거나 메타분석을 새로 진행할 수 있습니다. 그러나 기존에 출판된 메타분석과 큰 차이가 없는 결론을 얻었다면 출판을 재고해야 합니다. 간혹 분석을 마치고 논문을 작성하는 도중이나, 논문을 투고하고 심사를 받는 도중에 동일한 주제의 논문이 출판되어 이미 작성한 논문을 폐기해야 하는 상황이 발생하기도 합니다. 그러므로 메타분석 논문을 작성할 계획을 세웠다면 빠르게 진행해야 합니다.

연구들의 특성이 너무 다른 경우

체계적 문헌고찰에 포함된 연구들의 대상, 중재 방법, 비교군 등이 서로 너무 다른 경우가 있습니다. 이때 이질적인 연구들을 통합하면 통계적으로는 분석이 가능해 보일 수 있지만, 실제로는 효과에 대한 진실된 결론이 왜곡될 수 있습니다. 이 경우에는 단순히 통계 기법에 의존하지 말고, 임상 및 방법론에 관한 전문가의 판단에 따라 메타분석의 실시 여부를 결정해야 합니다.

예를 들어 고식적으로 피부를 절개하는 개방 수술open surgery과 피부에 작은 구멍만 내는 내시경 수술endoscopic surgery 후의 감염 빈도를 연구한 논문을 수집하는 경우를 생각해봅시다. 몇몇의 연구는 수술 후 감염에 취약한 당뇨, 암 환자들을 대상으로 했고, 나머지 연구는 감염 빈도에 영향을 주는 동반질환이 없는 환자들을 대상으로 했다면 연구들을 통합할 때 신중해야 합니다. 또한 '수술 후 감염'에 대한 정의definition는 연구에 따라 '(1) 수술 부위에 국소감염이 있는 경우, (2) 균혈증 등의 전신감염으로 확산된 경우, (3) 수술 부위 감염으로 인해 재수술을 한 경우'와 같이 서로 다를 수 있습니다. 이와 같은 항목의 정의는 보통 연구 방법을 작성한 문단에 기재되어 있습니다. 즉 각 논문이 기술하고 있는 항목의 정의에 따라 소분류를 하거나, 독자적인 기준으로 평가한 일부 논문의 경우 연구에서 제외해야 합니다. 흔히 범하는 오류는 여러 기준에 대한 결과를 모두 고려하지 않고 합산하여, 대표적인 기준 하나에 대한 결과인 것처럼 기술하는 것입니다. 이를 통해 독자에게 잘못된 정보를 제공할 수 있으니 주의해야 합니다.

개별 연구에 편향 위험이 있는 경우

편향bias이란 연구 과정에서 의도치 않은 오류가 발생해 본래 얻고자 한 참값으로부터 벗어나 왜곡이 발생되는 현상을 의미하며, **편향 위험**risk of bias이란 편향이 발생할 위험 가능성을 말합니다. 연구 설계 혹은 수행에 있어 메타분석에 포함된 개별 연구에 편향 위험이 있는 경우로는 무작위 배정 연구임에도 연구자가 환자의 배정에 관여하는 경우, 추적관찰에서 누락된 환자가 많은 경우, 후향적 연구에서 연구 기간 동안 모든 환자를 포함하지 않고 일부 환자만 선별하여 포함한 경우 등이 있습니다. 이와 같은 경우에는 연구 결과 자체를 신뢰할 수 없고, 메타분석이 오히려 오류를 확대할 위험이 있으므로 분석을 지양해야 합니다.

심각한 출판 편향과 보고 편향이 있는 경우

유의미한 통계적 차이가 있는 논문만 출판되고, 유의미한 통계적 차이가 없거나 부정적인 결과는 출판되지 않아 왜곡이 발생하는 현상을 **출판 편향**publication bias이라 합니다. 신약의 효과에 대한 연구에서 개발 제약사의 지원을 받은 경우, 신약의 부정적인 결과는 출판되지 않을 가능성이 있습니다. 긍정적인 결과나 특정 방향의 결과만 편향적으로 보고되는 현상을 **보고 편향**reporting bias이라 하는데, 이 경우에는 메타분석이 이미 왜곡된 정보만을 바탕으로 하므로 효과에 대해 잘못된 결론(예 연구 결과에 대한 과대평가 혹은 과소평가)을 내릴 수 있습니다.

SECTION

1.6 주제의 적절성 평가 : 핵심 질문 설정

메타분석의 연구 주제를 적절하게 선정하기 위해서는, 우선 해당 주제가 연구에 적합한지를 평가하는 핵심 질문을 제대로 설정해야 합니다. **핵심 질문**key question 이란 연구자가 메타분석을 통해 규명하고자 하는 가설이나 주제를 구체적으로 표현한 문장으로, 연구의 목적과 분석 범위를 정확히 한정합니다. 핵심 질문을 설정하기 위한 대표적인 구조가 바로 **PICO**입니다. PICO란 Patients(대상 환자 또는 연구 대상), Intervention(중재군 또는 시험군), Control(대조군), Outcome(결과)의 앞 글자를 따서 만든 약어로, 이를 통해 핵심 질문의 명확성과 분석 가능성을 높일 수 있습니다. 연구하고자 하는 메타분석 주제의 핵심 일차연구들에 대한 PICO를 정리하면 쉽고 정확하게 핵심 질문을 만들 수 있습니다. 예를 들어 "성인 요추 척추관 협착증 환자(P)에게 최소침습 감압 수술(I)은 개방 감압 수술(C)에 비해 통증 감소와 합병증 발생(O) 측면에서 우수한가요?"와 같은 질문은 PICO 구조를 잘 따른 핵심 질문입니다.

핵심 질문을 아주 쉽게 작성하는 방법 중 하나는 주제 탐색 과정에서 찾은 메타분석에 포함될 핵심 일차연구들의 제목과 목적을 차용하는 것입니다. 연구의 목적은 보통 서론 문단의 마지막 문장에 기술됩니다. 예를 들어 'Preoperative radiotherapy versus surgery alone for retroperitoneal sarcoma'라는 제목의 논문을 보고, 유사 연구들을 모아 메타분석을 계획한다고 생각해봅시다. 이 논문의 서론 문단의 마지막을 살펴보면 'The main purpose of this study was to assess the association between preoperative radiotherapy and overall survival for patients with retroperitoneal sarcoma.'라고 적혀 있습니다. 여기서 환자(P)는 'patients with retroperitoneal sarcoma'이고, 중재(I)는 'preoperative radiotherapy', 대조(C)는 'surgery alone'이며, 결과(O)는 'overall survival'입니다.

여러 강의와 도서에서 체계적 문헌고찰, 메타분석, 임상진료지침 개발의 첫 단계로, 핵심 질문을 설정하라고 안내하는 경우가 있습니다. 그러면 많은 초보 연구자들은 핵심 질문을 너무 포괄적으로 설정하거나 너무 협소하게 설정하여, 대상 연구가 너무 많아지거나 적어질 수 있습니다. 예를 들어 "최소침습 척추 수술의 효과는 어떠한가요?"라는 질문은 너무 광범위하고 포괄적이어서 메타분석을 수행하는 데 많은 어려움을 줄 수 있습니다. 최소침습 척추 수술을 시행하는 대상 질환은 척추질환 전체일 수도 있고, 특정 척추질환일 수도 있습니다. 또한 최소침습 수술은 내시경 수술로 한정할 수도 있고, 절개를 최소화한 모든 수술을 포함할 수도 있습니다. 이런 범위를 어디까지로 정하느냐에 따라 핵심 질문의 통계적·임상적 의미가 존재할 수도 있고 존재하지 않을 수도 있으므로, 사전조사 없이 핵심 질문부터 설정하려고 한다면 난관에 부딪히기 쉽습니다.

메타분석의 결과변수는 연구자가 임의로 정할 수 있는 것이 아니라, 메타분석에 포함된 일차연구에서 결과(O)를 도출한 변수에 따라 결정됩니다. 만약 일차연구에서 결과를 평균 생존기간으로만 평가하여 보고했다면 메타분석으로도 평균 생존기간만 분석할 수 있고, 5년 생존율이나 6개월 사망율 등과 같이 보고되지 않은 결과변수는 분석할 수 없습니다. 따라서 메타분석의 PICO는 분석에 포함된 일차연구의 PICO와 동일합니다. 그러므로 메타분석에 포함될 핵심 논문들을 확보했다면, 그 논문들의 PICO를 이용해 핵심 질문을 완성하기를 권합니다.

SECTION

1.7 메타분석 주제에 대한 자문의 예

어느 연구자가 '70세 이상 환자의 척추 수술에 사용되는 자가골, 동종골, 골대체물이 각각 골유합에 이르는 평균 기간 분석'에 대한 메타분석을 진행하려고 합니다. 이 주제에 대한 메타분석을 수행할 때 고려해야 할 사항을 살펴봅시다.

■ 핵심 질문

이 주제에서 환자군(P)은 70세 이상 척추 수술 환자, 중재군(I)은 동종골과 골대체물의 이식, 대조군(C)은 자가골의 이식, 결과(O)는 골유합에 이르는 평균 기간입니다. 이 주제에 대한 PICO가 명확하므로, 핵심 질문을 "70세 이상 척추 수술 환자에 대해 동종골·골대체물 이식이 자가골 이식에 비해 골유합에 이르는 평균 기간이 우수한가요?"로 정의할 수 있습니다.

■ 비교 대상이 3개

이 주제의 비교 대상은 자가골, 동종골, 골대체물로, 총 3개입니다. 메타분석의 중재 비교 연구는 2개의 대상을 비교하는 것이 기본입니다. 2개 이상의 대상에 대한 비교도 네트워크 메타분석(NMA) Network Meta-Analysis 기법(4.7절 참고)으로 가능하기는 하지만, 메타분석이 처음이라면 2개의 대상에 대한 비교 분석을 우선적으로 하는 것이 좋습니다.

■ 70세 이상

대상을 70세 이상으로 제한하는 것은 일차연구에서는 어려운 일이 아니지만, 메타분석에서는 상당히 어려울 수도 있는 문제입니다. 동일한 연구 주제이지만 성인 혹은 65세 이상의 환자를 대상으로 한 연구들이 있다면, 해당 논문들로부터 70세 이상 환자에 대한 결과만을 추출해야 하는데 그 과정이 쉽지 않기 때문입니다. 이 문제는 해당 논문들의 교신저자에게 요청하여 결과를 받을 수 있으면 비교적 쉽게 해결되지만, 자료 제공을 거부하거나 출판한지 수년이 경과하여 원자료가 없는 경우가 많아 현실적으로는 많이 어렵습니다. 따라서 연구 대상이 환자라면 처음에는 해당 질환을 진단받은 환자로만 크게 분류하고 연령, 성별, 추적관찰 기간, 치료 시기 등은 최종적으로 분석에 포함된 논문들이 정한 기준(예 20세 이상, 최소 2년 이상 추적관찰)을 따라가는 것이 좋습니다. 만약 특별히 분석하고 싶은 대상이 따로 있다면 소그룹 분석을 추천합니다.

■ 결과변수 선정

여기서는 결과변수를 '골유합에 이르는 평균 기간 분석'이라고 정했습니다. 그러나 어떤 논문은 결과변수를 수술 후 1년 차의 골유합의 퍼센트로 기술했을 수도 있고, 어떤 논문은 대상 환자들이 골유합에 이르는 평균 기간으로 기술했을 수도 있습니다. 또 다른 논문은 골유합이 되지 않아 발생하는 불유합 비율로 기술했을 수도 있습니다. 물론 원하는 결과지표에 딱 맞는 논문 몇 편만을 골라 메타분석을 수행할 수도 있습니다. 그러나 메타분석의 목적을 고려하면, 이 주제와 관련한 모든 연구를 포함해야 객관성을 갖는 통합추정치에 도달할 수 있습니다. 이를 위해서는 결과변수를 어느 정도 유연하게 선정하는 것이 좋습니다. 많은 논문들이 도출한 방식의 결과변수를 선택하거나, 결과변수별로 분석한 뒤 이를 포괄하는 결론을 내려도 괜찮습니다.

■ 교란변수의 통제

골유합에 영향을 미치는 대표적 요인은 골밀도, 성별, 연령입니다. 이와 같은 독립변수 이외에도 종속변수에 영향을 미쳐 독립변수와 종속변수 사이의 관계를 왜곡하는 **교란변수**confounding variable가 존재할 수 있습니다. 따라서 정확한 결과를 얻기 위해서는 교란변수를 통제하는 것이 매우 중요하며 이는 반드시 필요한 과정입니다. 잘 수행된 연구의 경우 이미 교란변수를 통제하고, 골유합물질의 차이에 따른 골유합의 차이만을 분석했을 것입니다. 참고로 메타분석에서는 포함된 일차연구들에서 교란변수를 통제했다고 가정하므로 다시 변수를 통제할 필요는 없습니다(사실 원자료가 없어서 할 수도 없습니다).

한두 편의 논문에서 교란변수가 잘 통제되지 않았다면 연구 책임자가 판단하여 편향 정도에 따라 논문에 사유를 기술한 뒤 그 연구를 제외하거나, 혹은 해당 연구를 포함하고 개별 연구의 편향에 대한 한계점을 기술할 수도 있습니다. 예를 들어 한 연구에서 비교군과 대조군의 평균 나이가 유의미한 통계적 차이를 보였다고 할 때, 우리가 선택할 수 있는 결정은 이 연구를 메타분석에 포함하거나, 제외하는 것 둘 중 하나입니다(제3의 방법으로 해당 논문의 저자에게 원자료를 받거나, 이를 보정하여 분석한 결과를 요청하여 받는 방법도 있지만 현실적으로는 쉽지 않습니다). 포함과 제외 중 어느 것을 결정해도 되지만, 그 이유를 독자가 수긍할 수 있는 과학적 근거로 설명해야 합니다.

SECTION

1.8 메타분석 주제의 PROSPERO 등록

PROSPERO(International Prospective Register of Systematic Reviews)는 체계적 문헌고찰 및 메타분석의 연구 프로토콜을 출판 이전의 계획 단계에서 미리 등록할 수 있는 국제적인 공개 데이터베이스입니다. PROSPERO는 영국 요크대학교의 CRD Centre for Reviews and Dissemination에서 운영하며, 보건의료 분야를 중심으로 다양한 주제의 체계적 문헌고찰을 등록받고 있습니다. 이 플랫폼은 연구자들이 본격적인 연구를 시작하기 전에 프로토콜을 등록함으로써 연구의 투명성을 확보하고 중복 연구를 방지하며, 선택적 보고 및 출판 편향을 줄이는 데 목적이 있습니다. 또한 PROSPERO는 체계적 문헌고찰 및 메타분석의 연구 프로토콜 작성을 위한 지침인 **PRISMA** Preferred Reporting Items for Systematic Review and Meta-Analysis 가이드라인과 연계되어, 연구자들이 표준화된 방식으로 프로토콜을 작성하고 등록할 수 있도록 지원합니다.

PROSPERO에 체계적 문헌고찰의 프로토콜을 등록하는 절차에 대해 알아봅시다. 먼저 웹사이트(https://www.crd.york.ac.uk/prospero)에 접속하여 무료로 계정을 생성하고, 유사한 주제의 프로토콜이 이미 등록되어 있는지 검색하여 중복 여부를 확인합니다. 제공된 양식에 따라 연구 제목, 배경, 목적, 포함 및 제외 기준, 데이터베이스 및 검색 전략, 자료 추출 및 분석 방법 등을 상세하게 기입하여 제출하면, PROSPERO 팀에서 검토 후 승인 여부를 통보합니다. 등록된 프로토콜은 전체 공개되어 다른 연구자들이 열람할 수 있으므로, 주제를 선정한 후에 이미 해당 주제에 대한 연구를 진행하고 있는 연구팀이 있는지 확인할 수 있습니다.

■ PROSPERO 이용의 장점

PROSPERO에 체계적 문헌고찰의 프로토콜을 등록하면, 연구를 시작하기 전에 프로토콜을 공개하고 관리함으로써 연구 과정에서 발생할 수 있는 변경 사항을 줄일 수 있다는 장점이 있습니다. 또한 선택적 보고를 방지하여 연구의 투명성을 높일 수 있으며, PROSPERO에 등록하는 과정에서 연구 계획과 방법론이 명확히 정리되어 논문을 투고할 때 편집자에게 긍정적인 인상을 줄 수 있습니다.

메타분석 논문을 작성하면서 흔히 마주할 수 있는 난감한 상황은 논문 작성을 마무리할 즈음에 동일한 주제의 메타분석 논문이 출판되는 것입니다. PROSPERO는 프로토콜의 사전 공개를 통해 다른 연구자들이 이미 유사한 주제로 연구를 진행하고 있는지 확인할 수 있어, 자원의 낭비를 줄이고 연구의 효율성을 높일 수 있습니다.

PROSPERO 이용의 단점

PROSPERO의 장점이 많긴 하지만 아쉽게도 시스템이 아직 미흡한 편입니다. PROSPERO의 목적 중 하나는 중복 연구를 방지하는 것인데, 등록된 프로토콜 사이의 유사성을 자동으로 감지하거나 경고하는 시스템이 없습니다. 이로 인해 동일하거나 유사한 주제의 연구가 등록되는 상황이 발생할 수 있습니다. 그리고 등록을 신청하면 제출된 프로토콜의 내용에 대해 형식적인 검토만을 수행하며, 방법론적 타당성이나 연구 설계의 질에 대한 조언을 하지는 않아 질적으로 낮은 프로토콜도 등록될 수 있습니다. 또한 제출 후 등록까지 상당한 시간이 소요됩니다. 현재는 PROSPERO에 중재 비교 연구만 등록이 가능하고, 진단검사 정확도 메타분석 등과 같은 다른 자료 형태는 등록이 불가능합니다. 따라서 연구하고자 하는 주제를 PROSPERO에 반드시 등록할 필요는 없고 선택적으로 사용하길 권합니다.

CHAPTER 02

메타분석이 가능한 자료 형태는 정해져 있어요

CONTENTS

이제 메타분석을 진행하고 싶은 연구 주제와 핵심 질문이 정리됐나요? 그렇다면 다음으로는 정량적 자료를 합성하기 위해 결과 자료의 형태를 살펴봐야 합니다. 예를 들어 어떤 치료 후의 생존 기간에 관한 결과에 대해 한 논문에서는 '평균 생존 기간 9개월'이라 하고, 다른 논문에서는 '1년 생존율 25%'라고 보고했다면, 현재 상태로는 두 정량적 자료를 합성하기 어렵습니다. 그러나 두 자료를 동일한 형태의 자료로 바꿀 수 있다면 자료를 합성하고 분석할 수 있습니다. 이 장에서는 실제로 메타분석을 수행하기 위해서는 어떤 형태의 자료가 필요한지에 대해 알아보겠습니다.

SECTION

2.1 2군 비교 연구 : 이분형 자료

이분형 자료dichotomous data란 각 환자에게 둘 중 하나의 결과만 일어나는 경우의 자료를 말합니다. 예를 들어 '사망/생존', '질병 발생/미발생', '합병증 있음/없음'과 같은 형태의 자료가 해당됩니다.

이분형 자료의 경우, 각 연구에서 보통 '사건 발생 환자 수/총 환자 수'와 같이 '사건 발생 횟수event frequency/총 표본 크기total sample size'의 형태로 결과를 보고합니다. 따라서 이분형 자료에 대한 메타분석에서는 변수 하나당 총 4개의 자료, 즉 시험군과 대조군 각각의 사건 수와 환자 수가 필요합니다.

사례 2-1 자가골과 동종골을 이식한 환자 집단의 감염 여부 비교

[그림 2-1]은 자가골autograft과 동종골resin allograft을 각각 이식한 환자 집단의 감염 여부를 비교한 논문 자료입니다.

[그림 2-1]의 표에는 다양한 자료가 있지만, 현재 필요한 자료는 '감염자 수/총 환자 수'입니다. 이에 대한 자가골 이식 집단의 결과는 7/118이고, 동종골 이식 집단의 결과는 4/22입니다. 메타분석을 진행하기 위해서는 관련된 각 논문에서 이 4개의 수치를 추출하여 메타분석 프로그램에 넣으면 됩니다.

TABLE 2. Infection Rates According to the Graft and Fixation Materials Used

Graft and Fixation Materials	Clear	Infected	Total	Infection Rate, %
Autograft	111	7	118	5.9
Resin allograft	18	4	22	18.2
PMMA	3	12	15	20.0
PE	1	6	7	14.3
Metal fixation	104	9	113	8.0
Clamp	3	37	40	7.5
Plate and screw	4	61	65	6.2
Wire	2	6	8	25.0
Silk fixation	24	2	26	7.7

그림 2-1 이분형 자료에 대한 논문의 예[1]

여기서 잠깐 ▶ 자료의 단순 합산과 가중치 합산의 차이

[사례 2-1]에서 각 논문의 자료 수치를 메타분석 프로그램에 일일이 입력할 필요 없이, '각 논문의 사건 수(감염자 수)를 모두 더하고 총 환자 수도 모두 더한 뒤, 전체 사건 수를 총 환자 수로 나누면 전체 사건 발생률(감염 발생률)이 나오지 않을까?'라고 생각할 수 있습니다. 예를 들어 총 5명 중 1명이 감염된 연구와 총 5명 중 2명이 감염된 연구에 대해 메타분석을 수행한다고 할 때, 단순 합산하여 10(=5+5)명 중 3(=1+2)명이 감염됐다고 판단하고 감염 발생률을 30%라고 보고하는 것과 같습니다.

이러한 의문이 들었다면 지금까지의 내용을 아주 잘 이해하신 겁니다. 하지만 정답만 말하자면 '그렇지 않습니다.' 왜냐하면 환자 수에 따라서 연구마다 가중치를 별도로 부여한 뒤 합산해야 정확한 분석이 이루어지기 때문입니다. 즉 각 수치를 단순하게 산술 합산하면 안됩니다. 이와 관련한 자세한 설명은 3장의 [그림 3-31]에서 구체적인 예시와 함께 다시 살펴보겠습니다.

1 출처 : Chang-Hyun Lee et al. Analysis of the factors influencing bone graft infection after cranioplasty. J Trauma Acute Care Surg. 2012; 73(1):255-60.

SECTION

2.2 2군 비교 연구 : 연속형 자료

연속형 자료continuous data는 의학, 보건학 분야에서 사용하는 대부분의 자료에 해당하는 형태로, 혈압, 콜레스테롤 수치, 각종 점수 등과 같이 연속적인 측정값으로 결과가 표현되는 자료를 말합니다.

연속형 자료의 경우, 각 연구에서 보통 환자군별로 평균mean과 표준편차(SD)Standard Deviation를 제시합니다. 그러나 몇몇 연구에서는 각 환자군의 평균과 표준편차 대신 두 환자군의 평균차이(MD) Mean Difference와 신뢰구간(CI)Confidence Interval 등으로 계산된 결과를 제공하기도 합니다. 따라서 연구에 포함된 논문들이 제공하는 자료에 따라 다르게 분석해야 합니다.

메타분석에 필요한 연속형 자료의 형태는 크게 3가지가 있습니다. 첫째, 논문에서 각 군의 치료 전과 후에 대한 자료를 제공하는 경우로, 시험군과 대조군의 치료 전후에 대한 평균, 표준편차, 환자 수에 따라 [표 2-1]과 같이 총 10개 항목의 자료가 필요합니다.

표 2-1 시험군과 대조군에 대한 10개 항목의 자료

	치료 전 자료		치료 후 자료		기본 자료
시험군	❶ 평균	❷ 표준편차	❸ 평균	❹ 표준편차	❺ 환자 수
대조군	❻ 평균	❼ 표준편차	❽ 평균	❾ 표준편차	❿ 환자 수

둘째, 논문에서 치료 전후의 변화량(평균차이)만 제공하는 경우로, 시험군과 대조군의 치료 전후에 대한 평균차이, 95% 신뢰구간 혹은 표준편차, 환자 수에 따라 [표 2-2]와 같이 총 6개 항목의 자료가 필요합니다.

표 2-2 시험군과 대조군에 대한 6개 항목의 자료

	치료 전후 자료		
시험군	❶ 평균차이	❷ 95% 신뢰구간 혹은 표준편차	❸ 환자 수
대조군	❹ 평균차이	❺ 95% 신뢰구간 혹은 표준편차	❻ 환자 수

셋째, 논문에서 2군(시험군, 대조군)의 변화량의 차이만 보고한 경우로, 시험군의 변화량(시험군의 치료 전후의 평균차이)과 대조군의 변화량(대조군 치료 전후의 평균차이)에 대한 ❶ 평균차이, ❷ 95% 신뢰구간 혹은 표준편차, ❸ 환자 수(이 경우 시험군과 대조군의 환자 수는 동일해야 함)로 총 3개 항목의 자료가 필요합니다.

사례 2-2 경추 후종인대 골화증(OPLL)에 대한 두 종류 수술 이후의 목 장애 지수(NDI) 변화 비교

경추 후종인대 골화증(OPLL)Ossification of the Posterior Longitudinal Ligament에 대한 두 종류의 수술법인 후궁성형술(LP)Laminoplasty과 후궁절제술(LA)Laminectomy Alone을 비교하는 [그림 2-2]의 논문 자료를 살펴봅시다.

TABLE 1. Patient Demographics

	Laminoplasty	Laminectomy Alone
Number (%)	21 (36.8)	15 (26.3)
Age (SD) (y)	54.2 (10.3)	61.3 (6.6)
Males [n (%)]	15 (71.4)	13 (86.7)
Type of OPLL [n (%)]		
Continuous	14 (66.7)	9 (60.0)
Mixed	7 (36.8)	6 (40.0)

TABLE 2. Clinical and Radiologic Outcome by the Surgical Method

Variables	Laminoplasty	Laminectomy Alone
NDI		
Preoperative	12.3 ± 5.6	18.3 ± 14.7
Last follow-up	8.8 ± 8.4	16.8 ± 3.1
Neck VAS*		
Preoperative	3.4 ± 3.5	2.8 ± 2.8
Last follow-up	2.7 ± 2.8	1.7 ± 1.7
Cervical curvature index		
Preoperative	10.9 ± 6.5	11.7 ± 8.8
Last follow-up	5.7 ± 6.4	7.7 ± 12.0
SVA*		
Preoperative	22.0 ± 12.1	29.1 ± 13.3
Last follow-up	28.2 ± 15.5	35.0 ± 15.9
C2–C7 Cobb angle		
Preoperative	−14.2 ± 5.8	−14.2 ± 9.7
Last follow-up	−8.0 ± 7.9	−8.7 ± 12.2

그림 2-2 연속형 자료에 대한 논문의 예[2]

2 출처 : Chang-Hyun Lee et al. Expansive Laminoplasty Versus Laminectomy Alone Versus Laminectomy and Fusion for Cervical Ossification of the Posterior Longitudinal Ligament: Is There a Difference in the Clinical Outcome and Sagittal Alignment?. Clin Spine Surg. 2016; 29(1):E9-15.

[그림 2-2]의 TABLE 1에서 2군의 환자 수(LP_n, LA_n)를 추출하고, TABLE 2에서 수술 전(_pr)과 수술 후 최종(_po)의 목 장애 지수(NDI)Neck Disability Index[3]에 대한 평균(M)과 표준편차(SD)를 추출하여 분석에 사용할 수 있습니다. 두 수술법 중 어느 쪽이 NDI를 더 크게 호전시켰는지(변화의 크기)를 평가하려면, 각 수술법에 대한 수술 전후의 차이(즉 평균차이)와 환자 수를 [표 2-3], [표 2-4]와 같이 입력하여 메타분석 프로그램에 넣으면 됩니다.

표 2-3 후궁성형술 환자 수(LP_n)에 대한 자료

LP_n	LP_pr M	LP_pr SD	LP_po M	LP_po SD
21	12.3	5.6	8.8	8.4

표 2-4 후궁절제술 환자 수(LA_n)에 대한 자료

LA_n	LA_pr M	LA_pr SD	LA_po M	LA_po SD
15	18.3	14.7	16.8	3.1

여기서 잠깐 ▶ 두 수술법의 비교로 알 수 있는 여러 가지 결과

[사례 2-2]와 같은 연구를 통해 두 수술법의 수술 전후에 대한 NDI, VAS[4] 등의 점수 변화량을 비교할 수 있을 뿐 아니라, 수술 이후 최종 단계에서 평가항목(NDI, VAS 등)이 얼마나 정상 범주 안에 들어와 있는지를 평가할 수도 있습니다.

척추가 옆으로 10도 이상 기울어진 경우에 척추측만증이라고 진단합니다. 45도(수술 전(50도) → 수술 후(5도))만큼 교정한 A 수술법과 50도(수술 전(70도) → 수술 후(20도))만큼 교정한 B 수술법을 비교해봅시다. 교정한 각도는 B 수술법이 5도만큼 더 크지만, 환자를 10도 이내의 정상 범주로 더 잘 맞춘 것은 A 수술법입니다. 다시 말해 B 수술법은 더 많이 교정했지만, 수술 후에도 10도 이상의 척추측만증이 남은 경우가 많습니다. 반면에 A 수술법의 경우 평균 교정 각도는 더 작지만, 수술 후 척추측만증의 완치율이 더 우수합니다. 또한 수술 전 상태를 살펴보면 B 수술법에 해당하는 환자군의 측만각이 더 심하므로, A 수술법이 상대적으로 덜 심각한 환자군에게 적용한 방법이라고 해석할 수도 있습니다.

각 수술법에 대해 수술 전, 수술 후 그리고 수술 전후 차이의 최종 평균, 표준편차, 환자 수를 메타분석 프로그램에 넣으면 변수의 요약추정치summary estimate와 95% 신뢰구간을 구할 수 있습니다. 이때 각 항목에 대한 결과를 올바르게 해석해야 합니다.

3 NDI의 전체 점수 범위는 0~50점입니다.

4 VAS는 시각 통증 척도(Visual Analog Scale)로, 통증 정도를 단계별로 나타낸 이미지에 환자가 느끼는 주관적인 통증 정도를 표기하는 평가 도구입니다.

여기서 실무와 관련한 조언을 하나 드리겠습니다. 메타분석을 진행하다 보면 어떤 논문은 평균과 표준편차 대신 중위수median, 사분위수(IQR)Interquartile Range에 대한 결과만 보고하기도 합니다. 이런 결과는 직접 메타분석 프로그램에 넣기가 어렵습니다. 그러므로 가능하면 해당 논문의 저자에게 연락해 평균, 표준편차에 대한 자료를 얻는 것이 가장 좋습니다. 만약 불가능할 경우 통계 기법을 활용해 평균과 표준편차를 추정하는 방법도 있습니다(3.4절에서 변환을 통해 자료를 추정하는 방법을 다시 다룰 것입니다).

[그림 2-3]은 환자군cases과 대조군controls의 수술 전 여러 항목에 대한 평균mean과 표준편차(SD)를 기재한 표입니다. 표의 항목에 '(SD)'라고 작성되어 있으나, 실제 수치는 작성되어 있지 않습니다. 이대로는 정량적 합성이 불가능합니다. 따라서 해당 논문의 저자에게 연락하여 관련 자료를 받아야만 메타분석이 가능하고, 자료를 받을 수 없는 경우에는 이 논문의 결과를 분석에서 제외해야 합니다.

Characteristics	Index	Cases	Controls
Age	Mean (SD)	63	63
BMI	Mean (SD)	28.8	27.2
ASA	Mean (SD)	2.91	2.81
Number of posterior fusion levels	Mean (SD)	11	10.75
Lumbar lordosis	Mean degrees (SD)	35.9	34.9
Pelvic tilt	Mean degrees (SD)	30.7	28.9
Pelvic incidence–lumbar lordosis	Mean degrees (SD)	21.8	18.7
Sagittal vertical axis	Mean degrees (SD)	83.7	73.4
Thoracic kyphosis	Mean degrees (SD)	46.3	42.6

그림 2-3 평균은 있지만 표준편차는 제시되지 않은 자료의 예(변형)[5]

5 출처 : David Ou-Yang et al. Pre-Operative Planning in Complex Deformities and Use of Patient-Specific UNiD™ Instrumentation. Global Spine J. 2022; 12(2_suppl):40S-44S.

SECTION
2.3 2군 비교 연구 : OR, RR, HR 자료

메타분석에서 치료 효과나 위험요인을 평가할 때 자주 사용하는 지표로 **오즈비**(OR)Odds Ratio, **상대위험도**(RR)Risk Ratio, **위험비**(HR)Hazard Ratio가 있습니다. 이 3가지 지표는 모두 두 집단 간 사건 발생의 차이에 대한 비율입니다. 따라서 메타분석을 수행하기 위해서는 2개 항목의 자료가 필요하며, ❶ OR, RR, HR 값과 ❷ 95% 신뢰구간이 주어진다면 자료의 정량적 합성이 가능합니다.

우선 **오즈**odds 혹은 **승산**이란 어떤 사건이 발생할 확률을 발생하지 않을 확률로 나눈 값을 말합니다. OR은 한 집단의 오즈를 다른 집단의 오즈로 나눈 값입니다. RR은 어떤 요인에 노출된 집단과 노출되지 않은 집단에서의 사건 발생 위험률을 구하고, 노출된 집단의 위험률을 노출되지 않은 집단의 위험률로 나눈 값입니다. HR은 시간 경과에 따라 두 집단에서 특정 사건이 발생할 위험률을 나눈 값입니다. OR, RR, HR의 정의와 특징은 [표 2-5]에 정리했습니다.

표 2-5 OR, RR, HR의 정의와 특징

항목	정의	주요 사용되는 연구	특징
오즈비(OR)	두 집단의 오즈에 대한 비율	• 환자-대조군 연구case-control study • 후향적 연구retrospective study	사건 발생이 매우 드문 경우에 한하여 OR과 RR은 유사함
상대위험도(RR)	두 집단의 사건 발생 위험률에 대한 비율	• 코호트 연구cohort study • 무작위 대조 임상시험(RCT)	실제 사건 발생 위험률의 직접적인 비율
위험비(HR)	두 집단의 시간당 사건 발생 위험비	• 생존분석survival analysis	시간 개념을 포함

OR, RR, HR의 정의와 사용 목적은 서로 다르기 때문에, 서로 다른 항목의 수치를 합산해서는 안 됩니다. OR은 환자-대조군 연구에서 환자의 위험 노출 빈도와 대조군의 위험 노출 빈도를 비교할 때, 질병의 발생률을 알 수 없는 경우에 사용됩니다. RR은 코호트 연구 혹은 무작위 대조 임상시험과 같

이 위험 노출군에게 질병이 얼마나 발생하는지 알 수 있는 경우에 사용됩니다. RR=1이면 특정 요인이 사건 발생에 영향을 미치지 않음을 의미하고, RR<1이면 요인에 의해 사건 발생 위험이 감소함을 의미하며, RR>1이면 요인에 의해 사건 발생 위험이 증가함을 의미합니다. HR은 생존분석에서 주로 사용되며, 시간에 따라 사건이 일어나는 패턴을 반영합니다. HR<1이면 시험군의 사건 발생 위험률이 대조군보다 낮음을 의미하고, HR>1이면 시험군의 사건 발생 위험률이 대조군보다 높음을 의미합니다.

흔히 범하는 오류는 OR 값이 논문에 기록되지 않아서 RR 값을 대신 입력하는 등 서로 다른 항목의 수치를 이용하는 것입니다. 앞서 설명했듯이, 반드시 동일한 지표로 분석해야 하는 것이 원칙입니다. 그러나 예외가 있습니다. 드물게 발생하는 사건의 경우(보통 10% 이하의 사건 발생률)에는 OR과 RR이 비슷하여, 필요시 OR을 RR 대신 사용할 수 있습니다. 그러나 흔한 사건의 경우(보통 10% 이상의 사건 발생률)에는 OR이 RR보다 효과를 더 과장할 수 있으므로, 서로 다른 항목의 결괏값을 입력해서는 안 됩니다.

여기서 잠깐 ▶ 사건이 드물게 발생하면 OR과 RR이 비슷해지는 이유

앞서 OR과 RR은 다르다고 설명했는데, 드물게 발생하는 사건의 경우에는 OR과 RR이 비슷하다고 해서 혼란스러울 수 있을 것입니다. 그 이유를 설명하겠습니다. 우선 시험군과 대조군에 대해 사건이 발생하는 경우와 발생하지 않는 경우의 수치는 다음과 같습니다.

표 2-6 시험군과 대조군의 사건 발생 및 미발생에 대한 수치

	사건 발생	사건 미발생	합계
시험군	a	b	a+b
대조군	c	d	c+d

[표 2-6]에 따라 OR과 RR을 계산하면 다음과 같습니다.

$$OR = \frac{\frac{a}{b}}{\frac{c}{d}} = \frac{a \times d}{b \times c}, \qquad RR = \frac{\frac{a}{a+b}}{\frac{c}{c+d}}$$

여기서 사건 발생 수가 적어지면 a와 c가 작아집니다. 이에 따라 a+b는 b와 비슷해지고, c+d는 d와 비슷해집니다. 그러면 결과적으로 RR이 $\frac{a/b}{c/d}$가 되어 OR과 비슷해집니다. 예를 들어 시험군과 대조군의 사건 발생률을 각각 1%와 2%라고 가정해봅시다. 그러면 $OR = \frac{1 \times 98}{99 \times 2} \approx 0.495$, $RR = \frac{0.01}{0.02} = 0.5$입니다. 그러나 사건 발생률을 각각 80%와 40%라고 가정하면 $OR = \frac{80 \times 60}{20 \times 40} = 6$, $RR = \frac{0.8}{0.4} = 2$입니다.

사례 2-3 후복막육종 환자의 방사선치료 후 수술과 수술 단독 치료에 대한 국소 재발(LR) 위험도

후복막육종retroperitoneal sarcoma 환자에 대한 방사선치료 후 수술surg-RT과 수술 단독 치료surgery alone의 국소 재발(LR)Local Recurrence 위험도를 비교한 논문[6]의 초록을 봅시다. 초록의 결과 부분을 보면, 'The 5-year local control rate was 89% for Surg-RT patients and 46% for surgery alone patients (P =0.03). On multivariate analysis, Surg-RT was the only variable associated with a lower risk of LR(HR 0.19; CI 0.05-0.69, P =0.003).'이라고 기술되어 있습니다. 여기서 위험비(HR)와 신뢰구간 자료를 메타분석 프로그램에 넣고 분석하면 됩니다.

이 연구에서의 HR은 국소 재발이 발생하는 위험비입니다. 수술 후 5년 동안 국소 재발이 발생하지 않을 확률은 방사선치료 후 수술을 받은 환자군의 경우 89%(즉 국소 재발률은 11%)로 나타났고, 수술 단독 치료를 받은 환자군의 경우 46%(즉 국소 재발률은 54%)로 나타났습니다. 5년이 지난 시점에서 국소 재발률에 대해 RR은 $RR = \frac{0.11}{0.54} \approx 0.20$이고, 논문의 초록에서 HR은 0.19로 기술되어 있습니다. RR은 특정 시점에 대한 '누적 발생률'의 비율이고, HR은 추적관찰 기간 전체에 대한 '시간당 사건 발생률(위험도)'임을 고려하면, 두 비율이 매년 일정하게 선형적으로 증가한다고 가정할 경우 HR은 RR과 같습니다. 그러나 HR이 RR보다 작은 것으로 미루어 볼 때, 수술 단독 치료를 받은 환자군은 재발이 빠르게 많이 발생하고, 방사선치료 후 수술을 받은 환자군은 재발이 천천히, 적게 발생했을 가능성이 큽니다.

여기서 잠깐 ▶ 환자 수에 대한 정보가 없어도 메타분석이 가능할까요?

[사례 2-3]에서 환자 수에 대한 정보는 없어도 될까요? 네, 없어도 됩니다. HR은 두 군의 비율 계산에 환자 수가 포함된 수치이므로, 환자 수에 대한 정보는 추가로 입력하지 않아도 됩니다. 다만 결과를 해석할 때, 두 군 간의 HR이 시간의 흐름에 따라 변하지 않고 일정하다는 비례위험 가정proportional hazards assumption을 전제로 한다는 점을 이해해야 합니다. 즉 시간이 경과해도 시험군과 대조군 사이의 사건 발생률(예 생존율)은 일정하게 유지되어야 합니다. 만약 시간이 경과함에 따라 두 집단 간의 HR이 변한다면, 비례위험 가정이 깨지므로 HR 값 하나로 전체 기간에 대해 설명하는 것은 정확하지 않을 수 있습니다. 따라서 서로 다른 기간이 섞여 있다면(예 1년, 3년, 5년 생존율), 각 HR을 합산하여 계산하거나 해석하지 않아야 합니다.

6 출처 : Chee-Chee H Stucky et al. Excellent local control with preoperative radiation therapy, surgical resection, and intra-operative electron radiation therapy for retroperitoneal sarcoma. J Surg Oncol. 2014; 109(8):798-803.

SECTION

2.5 개별 환자의 자료

각 연구의 평균, 표준편차, 신뢰구간 등의 요약통계치summary statistics를 사용하는 전통적인 메타분석과 달리, **개별 환자 자료 메타분석**(IPD-MA) Individual Participant Data Meta-Analysis은 개별 환자의 원자료(IPD) Individual Participant Data를 직접 수집하여 분석하는 방법입니다. 연구자들은 각 메타분석에 포함된 논문들의 교신저자에게 각각 연락해 실제 환자들의 연령, 성별, 치료 반응, 추적관찰 기간 등에 대한 개별 자료를 요청하고, 이를 통합하여 재분석합니다. 개별 환자 자료 메타분석의 가장 큰 장점은 더 정밀하고 유연한 분석이 가능하다는 점입니다. 예를 들어 하위군 분석subgroup analysis, 생존분석survival analysis, 공변량 조정covariate adjustment, 누락값 처리 등의 고급 통계기법을 적용할 수 있습니다. 또한 원자료에 직접 접근하므로, 자료의 정확성을 검증하거나 통일된 기준으로 재정의할 수도 있습니다.

[그림 2-5]는 제가 메타분석 논문을 작성하면서 메타분석에 포함된 논문의 저자에게 필요한 자료를 요청했던 이메일의 내용입니다. 메일을 한 번 보낸다고 해서 회신이 바로 오는 것은 아닙니다. 그래서 메일을 한 번 보내고 1주일 안에 회신이 없으면, 1주일 간격으로 세 번 더 메일이 발송되도록 설정했습니다. 회신은 마지막 발송 이후 4주까지만 기다렸으며, 그 이후에 연락하는 방법에 대한 규칙은 따로 없었습니다. 그러나 연락 방법은 모든 저자에게 동일하게 적용되어야 하므로 이를 프로토콜화했고, 해당 내용을 논문의 부록으로 첨부했습니다.

끝까지 회신이 없다면 해당 교신저자의 논문은 제외하고 개별 환자 자료 메타분석을 진행했습니다. 이메일에는 필요한 자료를 간단하고 명확하게 요구하는 내용을 담아야 하므로 표에 빈칸을 채워달라고 요청하거나, 각 조건을 상세히 적는 것이 아주 중요합니다. 그리고 한번 자료를 요청한 뒤 분석을 진행하면서 추가 자료를 요청하기는 어렵기 때문에 필요한 자료는 가능한 한 한번에 모두 받아야 합니다.

Chang-Hyun LEE
받는사람: gravisg@

Dear Dr. Gravis

Hello. I wish you well.
I am a neurosurgeon in South Korea. Now, I investigated a meta-analysis of diagnostic accuracy of Tomita and Tokuhashi scores in spinal metastasis. I searched your paper and give you a big applaud for sharing great experience.

I hope to enroll your paper in my study. Unfortunately, I can not use your data because of incompatible data form.
I need 2 x 2 table as follows;

Tokuhashi score
9 or above : survive 6 month or above: O person, < 6 months: OO person
< 9 : survive 6 month or above: O person, < 6 months: OO person

Tomita score
7 or below : survive 6 month or above: O person, < 6 months: OO person
> 7 : survive 6 month or above: O person, < 6 months: OO person

I already know you are very busy. If you send me your data, I can analyze the accuracy of two scores precisely.
This study does not support at all. Therefore I hope to invite you as a coauthor.

Thank-you in advance

Best Regards,
Chang-Hyun Lee, M.D.

data for meta analysis

1 개의 메일

Emeline Tabouret
받는사람: Chang-Hyun LEE

Dear Dr Lee,

Please find in attached file the data of patients.
With these data, you will be able to exclude patients with follow-up < 6 months.

Thank you for your collaboration,

Best regards

Emeline Tabouret MD

Data Dr Lee.xls
29K

그림 2-5 개별 환자 자료 요청에 관한 이메일과 회신 결과

SECTION

2.6 진양성, 진음성, 위양성, 위음성 자료

진단검사 정확도 메타분석(DTA-MA)Diagnostic Test Accuracy Meta-Analysis이란 여러 연구에서 보고된 진단검사의 성능을 종합적으로 평가하는 방법으로, 앞서 설명한 2군 비교의 중재 비교 연구intervention comparison study와는 다른 형태의 메타분석입니다. 진단검사 정확도 메타분석에서는 각 연구의 자료를 진양성(TP), 진음성(TN), 위양성(FP), 위음성(FN)의 4가지 범주로 분류하여 [표 2-7]과 같은 2×2 혼동행렬confusion matrix을 구성합니다.

표 2-7 2×2 혼동행렬

	실제 양성(Disease +)	실제 음성(Disease -)
검사 결과 양성 (Test +)	**진양성**(TP)True Positive (실제 질병 있음, 검사도 양성)	**위양성**(FP)False Positive (실제 질병 없음, 검사는 양성)
검사 결과 음성 (Test -)	**위음성**(FN)False Negative (실제 질병 있음, 검사는 음성)	**진음성**(TN)True Negative (실제 질병 없음, 검사도 음성)

논문을 읽다가 이와 같은 2×2 혼동행렬을 발견한다면, 진단검사 정확도 메타분석을 한 번 시도해 봐도 좋습니다. 진단검사 정확도 메타분석은 개별 연구에서 TP, TN, FP, FN 자료를 수집하여 각 연구의 민감도와 특이도를 계산합니다. **민감도**sensitivity는 실제로 질병이 있는(양성) 환자가 검사에서 양성으로 정확히 판정될 확률($\frac{TP}{TP + FN}$)을 의미하고, **특이도**specificity는 실제로 질병이 없는(음성) 환자가 검사에서 음성으로 정확히 판정될 확률($\frac{TN}{TN + FP}$)을 의미합니다. 민감도와 특이도를 쌍으로 나타내는 **결합된 숲 그림**coupled forest plot과 **요약 수신자 조작 특성**(SROC)Summary Receiver Operating Characteristics 곡선을 이용하면 검사의 전반적인 정확도를 정량적으로 평가할 수 있습니다.

사례 2-5 전기자극을 이용해 척추경 나사의 오삽입을 진단하는 검사의 성능 결과

[그림 2-6]은 척추경 나사를 삽입할 때 전기자극을 이용한 유발근전도 검사trigger EMG를 실시하여, 근전도의 변화를 통해 나사가 잘못 삽입되었는지를 진단하는 검사의 진단평가 결과를 보여줍니다. 이와 같이 진양성(TP), 진음성(TN), 위양성(FP), 위음성(FN)의 4가지 자료가 주어지는 경우에는 이 자료를 메타분석 프로그램에 넣어 분석할 수 있습니다.

Threshold Cutoff	True Positive	True Negative	False Positive	False Negative
10.0 mA	168	238	99	75
5.0 mA	100	242	1	132

그림 2-6 진단검사 정확도 메타분석 결과에 대한 2×2 혼동행렬의 예

여기서 잠깐 ▶ 진단검사 정확도 메타분석의 전제조건

각 자료에 대한 수치가 주어진다고 해서 이 수치를 무조건 합산해서는 안 됩니다. 분석을 위한 전제조건으로 검사 방법이 동일해야 하므로, 이 조건을 만족하는 수치만 합산해야 합니다. [그림 2-6]의 표에서도 전기자극의 역치값threshold cutoff이 10.0mA, 5.0mA로 다양합니다. 따라서 검사 방법(자극의 세기, 삽입 방법 등)이 다른 경우에는 검사 결과를 합산해도 되는지에 대해 과학적으로 판단해야 합니다. 만약 서로 다른 세기, 방법임에도 불구하고 검사 결과를 합산했다면, 그 이유를 논리적으로 기술해야 합니다.

SECTION

2.7 출판 연도에 따라 방법 및 결과가 변하는 자료

메타분석은 보통 해당 주제에 관한 모든 연구 결과가 다 나온 시점에서 한번에 분석합니다. 그러나 시간이 흐름에 따라 해당 주제에 관한 새로운 연구가 추가되면 메타분석의 결론이 달라질 수도 있습니다. **누적 메타분석**cumulative meta-analysis은 출간 연도순을 비롯한 특정 순서에 따라 연구를 하나씩 추가해가면서 연구 결과가 어떻게 변하는지를 추적하는 방법입니다. 이러한 변화 추이를 그래프로 나타내면 시간에 따른 **효과 크기**effect size[9] 추정치의 변화 추이를 한눈에 확인할 수 있습니다. 초반에는 효과가 유의했던 결과가 시간이 흐름에 따라 유의하지 않게 변할 수도 있고, 반대로 초반에는 불확실해서 유의하지 않았던 결과가 일정 시점 이후로 안정적으로 유의해지는 패턴이 나타날 수도 있습니다. 누적 메타분석은 시간의 경과에 따른 근거 변화를 보여줌으로써, 언제 충분한 증거가 모였는지 혹은 최신 연구로 인해 결론이 뒤바뀌었는지 등을 파악하는 데 도움을 줍니다.

사례 2-6 슈어만병의 척추 고정 방법과 절골술 시행 여부의 연도별 변화

슈어만병Scheuermann disease은 청소년기에 주로 발생하는 척추후만증(등이 앞으로 굽는 질환)입니다. 슈어만병의 수술 방식은 척추를 고정하여 교정하는 것으로, 척추의 앞쪽에서 후만을 이완하고 뒤쪽에서 고정하는 전방-후방 접근술(AP)Anterior-Posterior과 후방에서 이 과정을 모두 시행하는 후방 접근술(PO)Posterior Only로 나뉩니다.

[그림 2-7]은 누적 메타분석을 통해 연구 기간별로 슈어만병의 척추 고정 방법posterior fixation methods과 절골술osteotomy의 시행 여부를 정리한 표입니다. 표에서 screw는 척추경 나사이고, hook은 척추 후궁 갈고리입니다. 대략 2000년도 이전에는 요추의 경우 척추경 나사로 고정했으나, 흉추의 경우 기술적 어려움으로 인해 갈고리로 고정하여 고정력이 부족했습니다. 그러나 이후에는 흉추를 척추경 나사로 고정하는 기술이 보편화되었으며, 표에서 2006년 이후에 출판된 논문을 보면 흉추와 요추를 모두 척추경

9 연구마다 서로 다른 결과들을 동일한 척도로 변환하여 전체 효과를 추정하고 비교할 수 있게 해주는 핵심 지표를 말합니다.

나사로 강력하게 고정했음을 확인할 수 있습니다. 비슷한 시기에 척추뼈를 잘라 척추후만증을 교정하는 절골술ponte을 시행하기 시작했습니다. 이처럼 시기에 따라 수술 방법이 변하면서 수술 결과도 달라졌습니다. 이 과정을 통해 PO 수술법이 개선되어 AP 수술법과 동등한 결과를 보인다고 평가할 수 있습니다.

Studies	Year	Posterior fixation methods		Osteotomy for P-only
		AP	PO	
Papagelopoulos	2001	Hook/screw	Hook/screw	None
de Jonge	2001	Hook/screw	Hook/screw	None
Hosman	2002	Hook/screw	Hook/screw	None
Lim	2004	Hook/screw	Hook/screw	None
Johnston	2005	Hook/screw	Hook/screw	Ponte
Lonner	2005-7	Hook/screw	Screw/hook	Ponte
Lee	2005-6	Screw	Screw	SPO
Koptan	2009	Screw	Screw	Ponte
Coe	2010	N/D	N/D	N/D
Tsutsui	2011	Hook/screw	Screw	Ponte
Koller	2015	Screw	Screw	SPO
Etemadifar	2016	Hook/screw	Screw	Ponte
Riouallon	2018	Screw	Screw	PSO[†]

그림 2-7 척추 고정 방법과 절골술 시행 여부의 연도별 변화

SECTION

2.8 유전체 연구 자료

유전체 메타분석genomic meta-analysis은 유전체 변이와 질병 간의 연관성을 통합적으로 평가하는 중요한 도구입니다. 유전체 연구에서 흔히 겪는 문제 중 하나는 개별 연구들의 표본 크기가 작아서, 유의한 결과를 얻기 어렵다는 점입니다. 그러나 유전체 메타분석에서는 여러 유전체 연구를 통합함으로써 통계적 검정력을 높일 수 있습니다. 유전체 메타분석은 단순히 결괏값을 통합하는 것이 아니라, 각 연구에서 얻은 단일염기변이(SNV)Single Nucleotide Variant나 유전자 발현 프로파일 등의 효과 크기를 통계적으로 결합하는 것입니다. 최근에는 생물학적 경로pathway나 유전자 집단gene-set 단위로 결과를 통합하는 기법도 활용되고 있습니다.

유전체 연구는 전장 유전체 연관분석(GWAS)Genome-Wide Association Study, 전장 엑솜 염기서열(WES)Whole-Exome Sequencing, 전장 유전체 염기서열(WGS)Whole-Genome Sequencing, 유전자 발현gene expression, 후성유전체epigenomics 등의 오믹스omics[10] 자료를 개별 연구자로부터 원자료 그대로 받아서 분석하는 개별 환자 자료 메타분석을 할 때 그 결과를 가장 신뢰할 수 있습니다. GWAS, WES, WGS 연구에서는 특정 질환에 대해 시험군(환자군)과 대조군 사이에 발생 빈도event rate 차이가 큰 단일염기변이(SNV)와 유전자 변이들의 목록을 확인할 수 있습니다. 유전체 발현 옴니버스(GEO)Gene Expression Omnibus의 웹사이트[11]에는 논문에서 발표한 유전체 발현 자료들이 공개되어 있으므로, 이 자료들을 이용해 메타분석을 진행할 수도 있습니다.

10 분자생물학 분야에서 생물체의 모든 분자 구성 요소를 총체적으로 분석하여 얻는 자료입니다. 오믹스 자료로는 유전체(genomics), 단백질체(proteomics), 대사체(metabolomics) 등이 있습니다.

11 https://www.ncbi.nlm.nih.gov/geo

사례 2-7 두개내 및 척수 상의세포종에서 발견되는 유전자 변이의 빈도 차이

[그림 2-8]로부터 두개내(IC)IntraCranial 상의세포종ependymoma(뇌종양) 환자군과 척수spinal 상의세포종(척수종양) 환자군에서 상의세포종의 RB 종양억제유전자 결손 변이에 대한 '변이 빈도/환자 수'가 10/45, 12/47이라는 자료를 추출할 수 있습니다. 이 경우에는 이분형 자료에 대한 메타분석(2.1절 참고)과 동일하게, 두 집단의 변이 빈도와 환자 수를 이용해 결과를 통합할 수 있습니다.

Table 1 *p16* and *RB* alterations in ependymomas in relation to location and grade of tumor

	IC	*Spinal*
RB *deletion*	10/45 (22%)	12/47 (26%)
P16 deletion	15/45 (33%)	12/47 (26%)
RB or p16 *deletion*	20/50 (40%)	17/49 (35%)
Polysomies	11/50 (22%)	21/49 (42%)

IC, intracranial; MPE, myxopapillary ependymoma; E, conventional ependymoma; AE, anaplastic ependymoma.

그림 2-8 이분형 자료로 표시된 유전 연구의 예[12]

여기서 잠깐 ▶ 유전체 메타분석에서 주의할 점

유전자 검사 결과를 해석하는 방식은 임상연구 결과를 해석하는 방식과 상당한 차이가 있습니다. 임상연구에서는 치료 효과나 임상적 예후와 같은 결과 지표를 직접적으로 비교하는 반면, 유전자 연구에서는 대조군에 비해 환자군에서 높은 빈도를 보이는 유전자 변이들을 특정하여 질환에 기여하는 바를 간접적으로 해석해야 합니다. 특히 후보가 되는 유전자 변이를 전체 유전자에서 찾은 것이 아니라, 연구자가 선택한 몇 개의 유전자에서만 찾은 경우에는 다른 유전적·환경적 요인 등을 반영하지 못하므로 메타분석에서 왜곡된 결론을 초래할 수 있습니다. 따라서 유전체 메타분석에서는 이러한 한계를 충분히 고려하여 자료의 특성과 분석 방법을 신중하게 선택할 필요가 있습니다. 이와 관련한 구체적인 내용은 4.7절에서 다시 살펴보겠습니다.

12 출처 : Veena Rajaram et al. 9p21 and 13q14 dosages in ependymomas. A clinicopathologic study of 101 cases. Mod Pathol. 2004; 17(1):9-14.

SECTION

2.9 비교할 군이 3개 이상인 자료

앞서 살펴본 메타분석들은 주로 2개의 중재를 비교하는 형태였습니다. 그런데 실제 임상연구에서는 선택지가 여러 개인 경우가 아주 많습니다. 예를 들어 고혈압을 치료할 수 있는 대표적인 약물로 A, B, C가 있다고 합시다. 'A vs B vs C'로 3개의 약물을 모두 비교하는 논문도 있지만, 'A vs B', 'A vs C', 'B vs C'로 약물을 2개씩 비교하는 논문들도 있을 것입니다. 어떤 약물이 가장 효과적인지 판단하려면 어떻게 해야 할까요? 다양한 비교 조합의 연구들을 하나의 네트워크로 묶어서 분석하면 됩니다. 이처럼 3개 이상의 중재를 동시에 비교하는 확장된 형태의 메타분석을 **네트워크 메타분석**(NMA)Network Meta-Analysis이라 합니다. 만약 'A vs B' 비교 연구, 'B vs C' 비교 연구, 'A vs C' 비교 연구가 모두 있다면, 각 연구를 종합해 3개의 중재에 대한 상대적인 순위를 한번에 평가할 수 있습니다.

심지어 'A vs C'에 대한 직접 비교 연구가 없어도, 간접 비교를 통해 'A vs B'와 'B vs C'에 대한 결과를 종합하여 'A vs C'에 대한 결과를 추정할 수도 있습니다. 예를 들어 A 진통제와 위약placebo의 진통 효과에 대한 비는 1.5:1이고, B 진통제와 위약의 진통 효과에 대한 비는 2:1인 경우, A 진통제와 B 진통제의 진통 효과에 대한 비는 1.5:2라고 생각할 수 있습니다. 여러 연구들이 통합되므로 통합추정치를 구하는 과정을 거쳐야 하긴 하지만, 이와 같은 방식의 네트워크 메타분석을 통해 수십여 개의 진통제에 대한 진통 강도의 순위를 평가할 수도 있습니다.

SECTION

2.10 메타분석에 필요한 자료와 진행 절차

[그림 2-9]는 지금까지 설명한 내용을 한눈에 확인할 수 있게 정리한 도표입니다. 비교할 군의 개수, 자료의 형태 및 분석의 목적을 알면, 다음과 같이 분석을 위해 수집해야 할 자료의 항목을 알 수 있습니다.

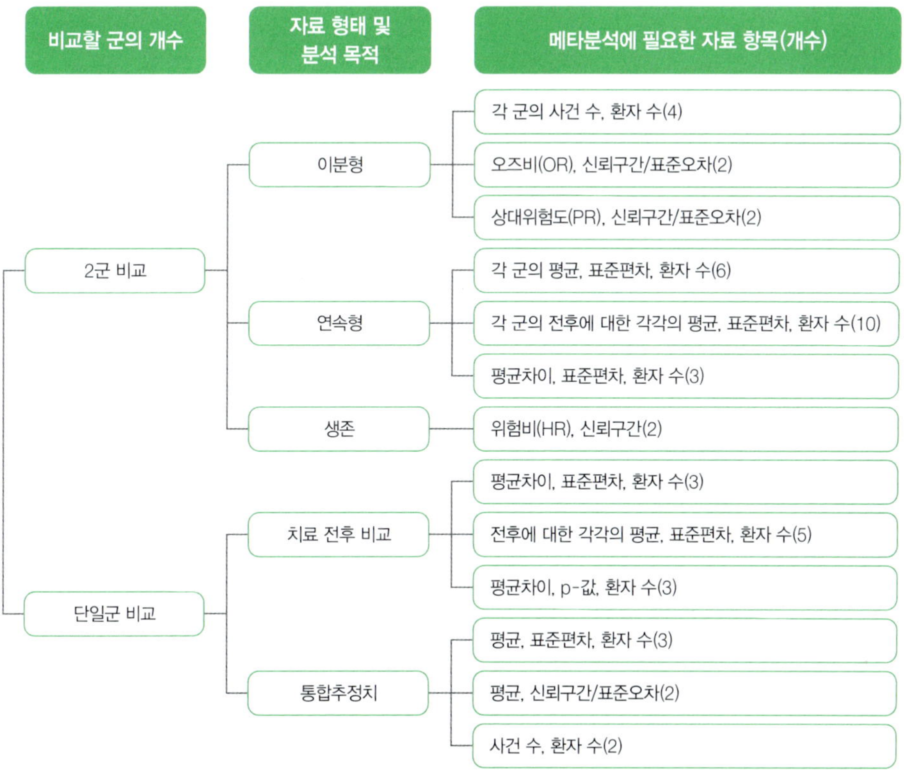

그림 2-9 메타분석에 필요한 자료 항목

연구 주제를 선정하고 자료 형태도 메타분석에 적합한 논문들을 찾았다면, 본격적으로 메타분석을 수행할 수 있습니다. 체계적 문헌고찰과 메타분석은 보통 [그림 2-10]과 같은 3단계를 거쳐 진행합니다.

[1단계]에서는 분석의 목적과 핵심 질문을 설정할 때 사용된 PICO 원칙에 따라 검색 키워드를 도출하고, 검색할 데이터베이스를 결정합니다. 주로 사용되는 문헌 검색 데이터베이스로는 PubMed, Embase, Cochrane CENTRAL이 있습니다. [2단계]에서는 찾은 논문들 중 연구 주제와 대상이 맞는 논문을 선별하는 작업을 진행합니다. 이 단계에서는 3.2절에서 자세히 살펴볼 PRISMA 흐름도 PRISMA flow diagram의 원칙에 따라 중복 논문 제외, 논문 분류, 초록 검토 후 논문 선별, 원문 검토 후 논문 선별을 순서대로 진행하여 최종적으로 메타분석에 포함할 논문들을 선정합니다. [3단계]에서는 최종적으로 선정된 논문에서 필요한 결과 항목들을 추출하여 메타분석 프로그램과 통계 프로그램에 입력하고, 통합추정치와 결과 그래프를 얻습니다. 메타분석의 진행 절차 3단계는 3장에서 더 자세히 살펴보겠습니다.

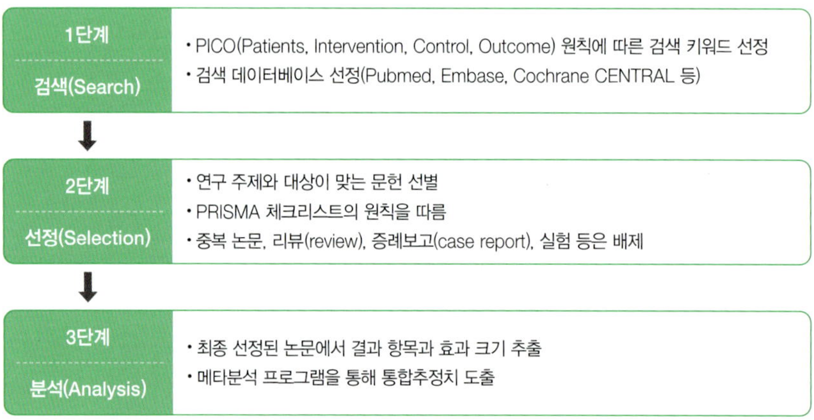

그림 2-10 메타분석의 3단계

CHAPTER 03

체계적 문헌고찰과 메타분석의 진행 절차

CONTENTS

이제 본격적으로 메타분석을 진행하는 절차에 대해 알아볼까요? 전체 과정은 다음과 같이 크게 3단계로 나눌 수 있습니다.

❶ **[1단계]** 분석할 연구 주제와 관련된 논문을 하나도 빠짐없이 '모두' 찾기

❷ **[2단계]** 기준에 따라 논문을 선별하고, 각 논문에서 필요한 자료를 추출하기

❸ **[3단계]** 최종적으로 선정된 논문에서 결괏값 분석하기

이 장에서는 각 단계에서 어떤 작업을 해야 하며, 어떤 점을 특히 유의해야 하는지에 대해 살펴봅니다.

SECTION

3.1 관련된 논문 모두 찾기

메타분석의 출발은 관련 논문을 빠짐없이 모두 찾는 것입니다. 그리고 이 과정을 투명하게 공개하여 누구든 검증할 수 있도록 해야 합니다. 아무리 좋은 주제라고 해도 누락된 논문이 많다면 결과에 편향이 생길 수 있습니다. 또한 문헌 검색 데이터베이스에 따라 포함하는 지역마다 편차가 있기도 합니다. 예를 들어 COVID-19 팬데믹과 관련된 자료를 검색할 때 미국 자료는 구글Google에서 검색해야 많은 정보를 얻을 수 있고, 한국 자료는 네이버Naver에서 검색해야 많은 정보를 얻을 수 있습니다. 또한 데이터베이스마다 포함하는 저널의 학문 영역이 다르므로, 이 점을 고려하여 검색해야 합니다. 그리고 언제, 어디에서, 어느 키워드를 사용해 검색했다는 과정을 도식화해야 합니다.

유용한 문헌 검색 데이터베이스

논문을 검색할 때 사용하는 문헌 검색 데이터베이스는 크게 3종류로 분류됩니다. 각각은 **필수**(COre), **표준**(Standard), **이상적**(Ideal) 검색 데이터베이스로, 영문 앞글자를 따서 **COSI 모형**이라고 합니다. [그림 3-1]은 이들의 포함관계를 나타냅니다. 즉 필수 검색 데이터베이스는 표준 검색 데이터베이스에 포함되고, 표준 검색 데이터베이스는 이상적 검색 데이터베이스에 포함됩니다.

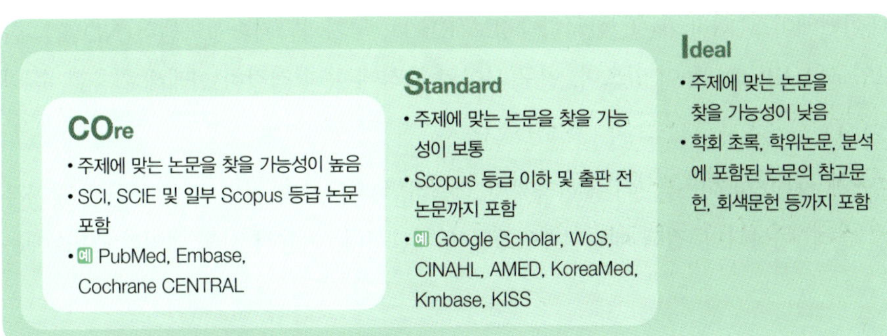

그림 3-1 COSI 모형의 특징과 주요 문헌 검색 데이터베이스

먼저 필수(COre) 검색 데이터베이스는 주로 SCI, SCIE 등급의 저널을 포함하며, 분석에 포함할 논문을 정확히 검색합니다. 필수 검색 데이터베이스 예로는 **PubMed, Embase, Cochrane CENTRAL**[1] 이 있습니다. PubMed는 주로 북미 의학저널 약 5,200종을 포함하고, Embase는 주로 유럽 의학저널 약 8,500종을 포함합니다. 물론 주요 저널의 경우는 두 데이터베이스 모두에서 검색되지만, PubMed에서 검색되지 않는 논문이 Embase에서 검색되는 경우도 있고, 그 반대의 경우도 있습니다. Cochrane CENTRAL은 다른 데이터베이스에서 색인되지 않은 대조 임상시험controlled trial에 관한 서지 정보를 포함합니다.

논문 검색 시 앞서 언급한 3가지 필수 검색 데이터베이스를 모두 이용하지 않으면, 논문 정식 심사를 받기도 전에 편집장이 예비 심사에서 탈락시키기도 합니다. 다만 Embase는 유료 구독제여서 소속된 기관에서 구독하지 않으면 현실적으로 검색할 방법이 없습니다. 궁여지책으로 Google Scholar의 검색 결과를 이용하기도 하는데, Embase를 대체할 수는 없습니다. Embase에서 키워드를 입력해 나오는 논문의 서지 목록 파일(파일 형식은 RIS)을 다운로드하는 작업은 길어야 1분 정도 걸리므로, 본인이 접속할 수 없다면 Embase에 접속할 수 있는 지인에게 부탁하는 편이 좋습니다. 2025년부터 Cochrane CENTRAL도 기관에서 구독해야 서지 정보를 다운로드할 수 있는 것으로 바뀌었습니다.

표준(Standard) 검색 데이터베이스에서는 SCI, SCIE 등급 논문뿐 아니라, Scopus 등급 및 그 이하 저널과 출판 전 논문preprint 형태의 논문까지 검색됩니다. 검색되는 문헌 수는 많지만, 필수 검색 데이터베이스에서 찾은 문헌 외에 추가로 메타분석에 포함되는 문헌은 보통 1~2편 정도에 불과합니다. 대표적인 표준 검색 데이터베이스로는 Google Scholar, WoS Web of Science, CINAHL 등이 있습니다. 특히 간호학 분야의 저널은 CINAHL에 가장 많이 있으므로, 해당 분야를 연구한다면 CINAHL을 꼭 포함하는 것이 좋습니다. 이외에도 국내 데이터베이스로 코리아메드(KoreaMed), 한국의학논문 데이터베이스(Kmbase), 한국학술정보(KISS), 국가과학기술정보센터(NDSL), 한국과학기술정보연구원(KISTI) 등이 있으며, 연구 분야와 목적에 따라 적절히 선택해 활용할 수 있습니다.

이상적(Ideal) 검색 데이터베이스는 '이 문헌들까지 검색하면 지구상의 거의 모든 문헌을 찾아본 것과 같은', 다시 말해 '이상적인' 검색 데이터베이스를 의미합니다. 이상적 검색 데이터베이스에는

1 코크란 라이브러리(Cochrane Library)의 Cochrane Central Register of Controlled Trials를 가리킵니다.

학위논문, 유관학회의 초록모음집, 회색문헌grey literature[2], 분석에 포함된 개별 연구들의 참고문헌 목록 등이 포함됩니다. 원칙적으로 가능한 모든 문헌을 찾기 위해 중국어, 일본어 등의 영어가 아닌 외국어로 기술된 논문도 모두 포함하는 것이 바람직하지만, 현실적인 어려움이 있으므로 영어로만 기술된 논문만 포함해도 됩니다.

검색할 데이터베이스를 어디까지로 설정해야 할지를 결정하는 과정이 다소 복잡해 보일 수 있으나, 그 목적은 분명합니다. 바로 현존하는 자료를 가능한 한 모두 찾는 것입니다. 참고로 저는 PubMed, Embase, Cochrane CENTRAL, WoS에 포함된 논문과 각 논문의 참고문헌까지 검색합니다. 검색 데이터베이스에 대한 자세한 설명은 [표 3-1]에 정리했습니다.

표 3-1 검색 데이터베이스의 특징과 주요 분야

데이터베이스	포함 저널 수	지역 분포	주요 분야 및 특징
PubMed	약 5,200여 종	전 세계(미국 중심)	• 미국 국립 의학 도서관(NLM) 제공 • 생의학 분야(의학, 생명과학, 간호학 등) 전반에 걸친 방대한 자료 제공
Embase	약 8,500여 종	전 세계(유럽 중심)	• 네덜란드 출판사 엘스비어Elsevier 제공 • 약물, 의료기기, 임상시험 등 의약학 분야에 특화되어 있으며, PubMed와 중복되지 않는 독자적인 저널 수록
Cochrane CENTRAL	약 200만 건 이상의 기록	전 세계	• Cochrane Collaboration 제공 • 무작위 대조 임상시험(RCT) 중심의 자료 수록, 다양한 데이터베이스와 임상시험 등록소에서 자료 수집
Google Scholar	정확한 수치 미공개	전 세계	• 다양한 학술 자료를 포괄하지만, 색인 기준이 불분명하고 고급 검색 기능이 제한적
CINAHL	약 5,500여 종	전 세계(미국 중심)	• 간호학 및 보건학 분야에 특화된 자료 제공
AMED	약 600여 종	주로 유럽	• 대체의학 및 보완의학 분야에 중점을 둔 자료 수록
JAMA Network	약 13종	미국	• 미국의학협회(AMA)에서 발행하는 주요 의학 저널을 포함
KoreaMed	약 300여 종	한국	• 대한의학학술지 편집인 협의회 제공 • MeSH 기반 고급 검색 지원, PMC XML 기반 검색 지원
KMbase	정확한 수치 미공개	한국	• 의과학연구정보센터(MedRIC) 제공 • 국내에서 출판된 생의학 분야(의학, 치의학, 약학, 간호학, 한의학) 분야 저널 수록

2 회색문헌이란 공식적으로 출판되지 않은 연구 자료이지만, 연구나 의사결정에 활용될 수 있는 문헌자료를 말합니다. 다만 체계적 검증이 부족할 수 있습니다.

키워드 선정(PICO)

문헌 검색을 할 때 어떤 키워드를 검색어로 사용해야 할까요? 검색어로 사용할 키워드를 정하는 원칙을 보통 PICOT-SD라고 합니다([표 3-2] 참고). 그러나 이 6가지 조건을 모두 만족하는 문헌을 검색하면 범위가 너무 좁아져서 누락될 수 있는 문헌이 많아지므로, 사실상 PICO 정도로만 제한하여 검색합니다. 예를 들어 핵심 질문이 '당뇨병 환자의 A 약물과 위약에 대한 심근경색 발생률 비교'라면, P(당뇨병), I(A 약물), C(위약), O(심근경색)로 정리합니다. PICO를 기반으로 검색식을 만들면 중요한 요소를 빠뜨리지 않고 검색할 수 있습니다.

표 3-2 체계적 문헌고찰을 위한 PICOT-SD 기준

항목	분석 예 1	분석 예 2	분석 예 3
Patient(대상 환자)	당뇨병	요추협착증	척추전이암
Intervention(중재군)	신약	최소침습수술	수술 및 방사선치료
Control(대조군)	위약	관혈적 수술	수술
Outcome(결과)	심근경색 발생률	통증 개선 정도	합병증 빈도
Timing(시기)	투약 1년 이내	수술 2년 후	수술 2년 이내
Study Design(연구 설계)	무작위 대조 임상시험	코호트 연구	코호트 연구

유사어, 단수/복수 구분, 통제어(MeSH/Emtree)

키워드를 설정했다면, 검색하고자 하는 논문들이 해당 키워드와 철자가 비슷한 유사어를 사용했을 가능성도 생각해야 합니다. 또한 동일한 키워드인데 미국식 영어와 영국식 영어의 철자가 다른 경우도 고려해야 합니다. 대표적인 예로 미국식 영어에서 color, tumor, favor로 쓰는 용어를 영국식 영어에서는 colour, tumour, favour로 씁니다. [표 3-3]은 영국식 영어와 미국식 영어의 철자가 다른 주요 의학 관련 용어를 정리한 것입니다.

표 3-3 영국식 영어와 미국식 영어의 철자가 다른 주요 의학 관련 용어

영국식 영어	미국식 영어	영국식 영어	미국식 영어
anaemia	anemia	paralyse	paralyze
anaesthetic	anesthetic	behaviour	behavior
aetiology	etiology	tumour	tumor
haemoglobin	hemoglobin	colour	color
leukaemia	leukemia	flavour	flavor
haemorrhage	hemorrhage	humour	humor
ischaemia	ischemia	centre	center
paediatric	pediatric	fibre	fiber
orthopaedic	orthopedic	metre	meter
gynaecology	gynecology	litre	liter
oestrogen	estrogen	defence	defense
oesophagus	esophagus	offence	offense
oedema	edema	pretence	pretense
diarrhoea	diarrhea	fulfil	fulfill
dyspnoea	dyspnea	enrol	enroll
manoeuvre	maneuver	modelled	modeled
foetus	fetus	labelled	labeled
sulphur	sulfur	cancelled	canceled
sulphate	sulfate	programme	program
artefact	artifact	analogue	analog
analyse	analyze	dialogue	dialog
catalyse	catalyze	catalogue	catalog
hydrolyse	hydrolyze	homologue	homolog

한편, 용어의 단수/복수 구분도 검색할 때 신경 써야 합니다. 대부분의 용어는 복수형이 단수형의 어미에 -(e)s를 붙인 형태이므로, 단수 형태의 용어를 검색하면 복수 형태의 용어도 함께 검색됩니다. 그러나 그렇지 않은 경우도 있습니다. 예를 들어 전이암의 단수형은 metastasis이고, 복수형은 metastases입니다. 따라서 논문을 찾을 때 단수형과 복수형을 각각 찾아야 합니다. 그렇지 않으면 누락되는 논문이 생길 수 있습니다. [표 3-4]는 단수형과 복수형이 일반적인 규칙을 따르지 않고 철자가 중간에 바뀌는 주요 의학 관련 용어를 정리한 것입니다.

표 3-4 단수형과 복수형의 철자가 중간에서 바뀌는 주요 의학 관련 용어

단수형	복수형	단수형	복수형
analysis	analyses	stimulus	stimuli
axis	axes	synopsis	synopses
bacterium	bacteria	synthesis	syntheses
basis	bases	thesis	theses
criterion	criteria	vertebra	vertebrae
curriculum	curricula	vortex	vortices
datum	data	alveolus	alveoli
diagnosis	diagnoses	calculus	calculi
ellipsis	ellipses	corpus	corpora
emphasis	emphases	criterion	criteria
focus	foci	glomerulus	glomeruli
formula	formulae/formulas	iris	irides
fungus	fungi	lumen	lumina
genus	genera	ovum	ova
hypothesis	hypotheses	stoma	stomata
larva	larvae	testis	testes
matrix	matrices	villus	villi

▶ 다음 페이지에 계속

단수형	복수형	단수형	복수형
medium	media	appendix	appendices
nucleus	nuclei	bacterium	bacteria
oasis	oases	cilium	cilia
parenthesis	parentheses	epithelium	epithelia
phenomenon	phenomena	ganglion	ganglia
radius	radii	phalanx	phalanges

이렇게 용어를 일일이 검색해야 한다고 생각하니 머리가 아프죠? 이 문제를 해결하는 방법이 있습니다. 바로 **와일드카드**wildcard와 **통제어**control vocabulary MeSH, Emtree를 사용하면 됩니다. 먼저 와일드카드에 대해 알아봅시다. [표 3-5]와 [표 3-6]은 각각 PubMed와 Embase의 와일드카드 기호를 보여줍니다. 예를 들어 metastas*s로 검색하면, metastasis와 metastases에 대한 검색 결과가 모두 나옵니다. 검색 데이터베이스에 따라 허용하는 와일드카드가 다르니 이 점을 참고하세요.

표 3-5 PubMed에 대한 와일드카드의 기호와 설명

기호	설명	예시	결과
* (어미 사용)	0개 이상의 문자를 대체합니다. 용어의 시작 부분에는 최소 4자 이상이 있어야 합니다.	vaccin*	vaccine, vaccination, vaccinated 등
* (중간 사용)	용어의 중간에 사용하여 다양한 철자 변형을 포함할 수 있습니다.	colo*r	color, colour 등
* (복수 사용)	하나의 용어에 여러 개의 와일드카드를 사용할 수 있습니다.	organi*ation*	organization, organisation, organizational 등

표 3-6 Embase에 대한 와일드카드의 기호와 설명

기호	설명	예시	결과
* (별표)	0개 이상의 문자를 대체합니다. 용어의 시작 부분에는 최소 2자 이상이 있어야 합니다.	mindful*	mindful, mindfulness 등
? (물음표)	정확히 1개의 문자를 대체합니다.	wom?n	woman, women 등
$ (달러 기호)	0개 또는 1개의 문자를 대체합니다.	colo$r	color, colour 등

그러나 일부 와일드카드는 검색 데이터베이스에 따라 작동하지 않는 경우도 있습니다. 이 경우 통제어 MeSH, Emtree를 이용하면 됩니다. PubMed에서는 MeSH에 등록된 표준 색인어를, Embase에서는 Emtree에 등록된 표준 색인어를 사용하길 권합니다. MeSH, Emtree 용어를 사용해 검색하면, 해당 용어와 관련한 모든 동의어 및 유의어entry term 전체를 포함한 결과가 나옵니다.

MeSH의 경우 웹사이트 https://www.ncbi.nlm.nih.gov/mesh에 접속합니다. 예를 들어 'spinal cord injury'를 검색하면, [그림 3-2]와 같이 이 용어를 포함한 MeSH 용어인 'spinal cord injuries'를 보여줍니다.

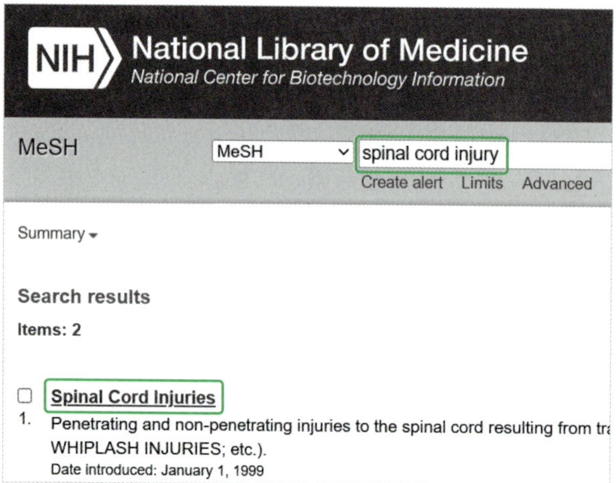

그림 3-2 MeSH 용어

MeSH 용어 'spinal cord injuries'를 PubMed에서 검색하면, [그림 3-3]의 박스 표기 안에 있는 용어 전체를 검색한 것과 동일한 결과가 나옵니다.

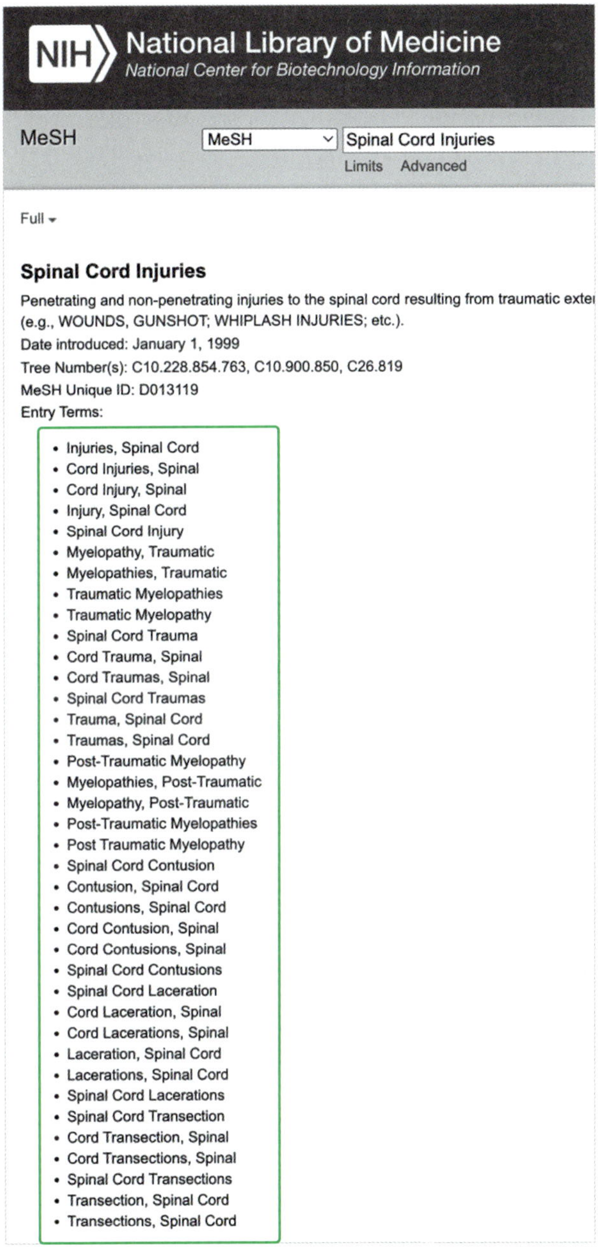

그림 3-3 MeSH 용어 'spinal cord injuries'의 동의어 및 유의어

Emtree의 경우에도 웹사이트 https://www.embase.com/emtree에 접속해서 동일한 방식으로 'spinal cord injury'를 검색하면 [그림 3-4]와 같은 결과가 나옵니다. 이때 Emtree 용어 'spinal cord injury'의 아래쪽에는 ❶과 같이 소속된 하부 용어가 나열되고, 옆쪽에는 ❷와 같이 동의어 synonyms가 나열됩니다.

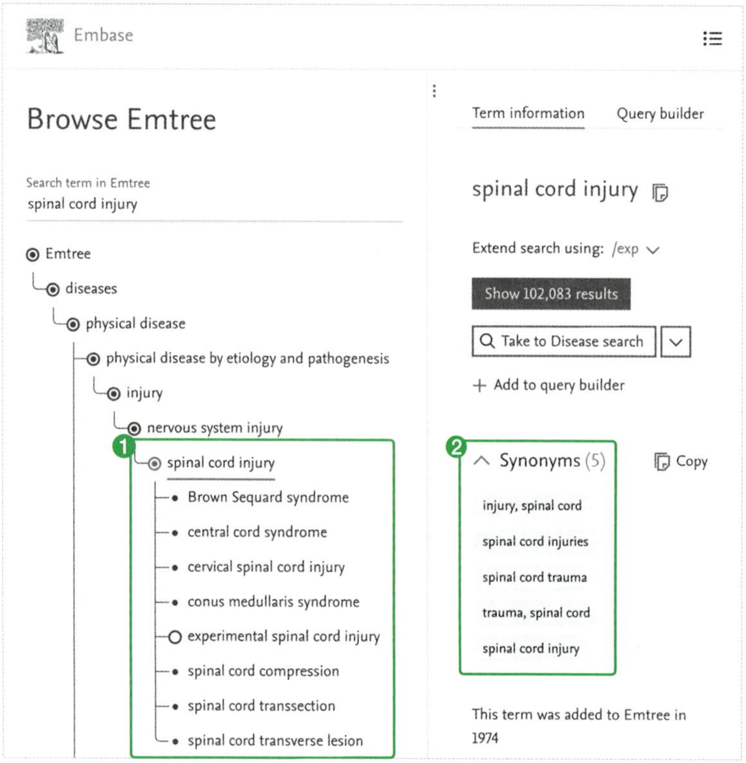

그림 3-4 Emtree 용어 'spinal cord injury'의 하부 용어 및 동의어

검색식 생성

이제 데이터베이스에 입력할 검색어 조합을 만들어봅시다. "단순히 검색어를 쭉 나열하면 되지 않나요?"라고 생각할 수도 있어요. 최적의 검색 결과를 얻기 위해서는, 단순히 어떤 키워드를 선택하느냐를 넘어서 전체적인 검색 쿼리query, 불리언Boolean 연산자(AND, OR, NOT), 검색 필터(연도 제한, 언어 제한 등) 등까지 검색식에 포함해야 합니다. PRISMA 가이드라인에서는 검색식을 포함하여 검색한 데이터베이스와 검색한 날짜 등의 전체 검색 전략을 완전하게 공개할 것을 권하고 있습

니다. 이는 다른 연구자가 동일한 전략으로 문헌을 다시 검색하고 결과를 재연할 수 있도록 하기 위함입니다. 그러나 검색 전략을 공개하는 것이 필수는 아닙니다.

직접 검색을 해보면 동일한 키워드로 검색해도 검색식에 따라 검색되는 양의 차이가 크다는 사실을 확인할 수 있습니다. 검색식을 만들 때는 일반적으로 PICO 항목을 반영하여 주요 개념을 중심으로 MeSH 용어와 자유어free text를 병합하여 사용합니다. 예를 들어 요추유합술spinal fusion, lumbar fusion에 대한 전향적 연구를 찾고자 할 경우, 검색식을 다음과 같은 형태로 구성합니다.

("spinal fusion"[MeSH] OR "lumbar fusion") AND ("randomized controlled trial" [Publication Type] OR "Prospective")

여기서 "spinal fusion"은 MeSH 용어이고, "lumbar fusion"은 자유어입니다. 두 용어는 OR 연산자로 연결되어 있어, 둘 중 어느 하나라도 포함되면 검색되도록 구성했습니다. 연구 형태는 "randomized controlled trial" 또는 "prospective" 연구를 대상으로 검색되도록 구성했습니다. 또한 앞부분과 뒷부분이 'AND'로 연결되어 있어 'spinal fusion'과 관련한 'retrospective' 연구는 검색에서 제외되도록 검색식을 설계했습니다.

이제 검색식을 만들 때 알아두면 좋을 몇 가지 팁에 대해 알아보겠습니다.

■ 불리언Boolean 연산자 사용

검색식을 만들 때 불리언 연산자 AND, OR, NOT을 적절히 사용하면 원하는 결과를 얻는 데 아주 유용합니다. 연산자는 모두 대문자로 사용하여 자유어로서의 'and, or, not'과 구별합니다. AND는 두 키워드가 모두 포함된 논문을 찾을 때 사용되고, OR은 두 키워드 중 하나라도 포함된 논문을 찾을 때 사용되며, NOT은 특정 키워드가 포함된 논문을 제외할 때 사용됩니다. 예를 들어 다음과 같이 검색한다고 해봅시다.

diabetes AND (drug A OR drug B) NOT type 1

위 검색식은 '(당뇨병) 그리고 (A 약물 또는 B 약물) 그리고 (1형 당뇨는 제외)'를 의미합니다.

■ PubMed 검색 팁

웹사이트 https://pubmed.ncbi.nlm.nih.gov에 접속한 뒤, PubMed의 첫 화면에서 불리언 연

산자를 포함한 검색식을 넣고 직접 검색하는 방법도 있지만, [그림 3-5]와 같이 검색창 아래의 [Advanced]를 클릭한 뒤 고급 검색창에서 각 검색어를 조회하고, 그 결과를 조합하는 방법도 있습니다. [Advanced]를 이용하면 검색 결과로 더 많은 논문 자료를 얻을 수 있다는 장점이 있습니다.

그림 3-5 PubMed 검색창

이제 앞서 언급한 2가지 방법의 결과를 비교해볼까요? 예를 들어 척추전이암spinal metastasis 환자의 수술surgery과 방사선치료radiotherapy 결과를 비교한 논문을 검색해봅시다. [그림 3-6]은 검색창에서 바로 '"spinal metastasis" AND surgery AND radiotherapy'를 검색한 결과로, 총 351개의 문헌이 검색됩니다.

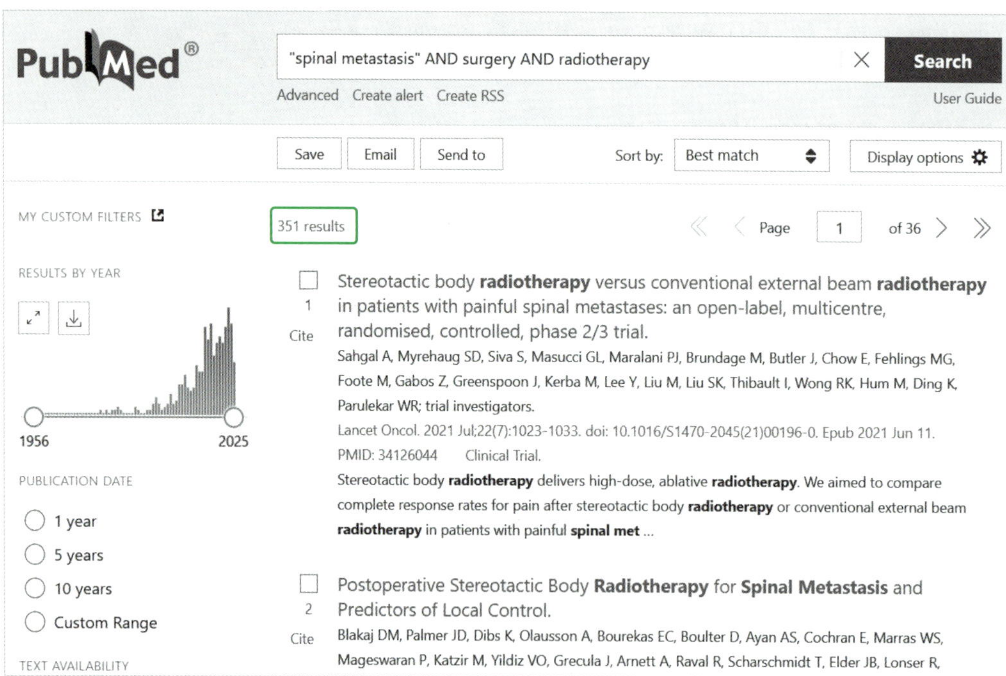

그림 3-6 PubMed 검색창에 직접 검색한 결과

다음으로 [Advanced]를 이용한 방법을 살펴봅시다. PubMed의 검색창 아래의 [Advanced]를 클릭한 뒤 [Query box]에 각 검색어를 넣고, [Search] 옆의 '∨'를 클릭해 [Search]를 [Add to History]로 바꾼 뒤 클릭하면, [그림 3-7]의 ❶과 같이 검색 기록인 [History and Search Details]를 확인할 수 있습니다. 각 검색어의 검색기록번호(#(숫자)로 표기)를 AND로 연결한 '#1 AND #2 AND #3 AND #4'를 ❷와 같이 [Query box]에 입력한 뒤 [Search]를 클릭하면, [그림 3-8]과 같이 총 2,936건의 문헌이 검색됩니다. 따라서 PubMed에서 [Advanced]를 이용하면 검색 결과로 더 많은 논문 자료를 확인할 수 있습니다.

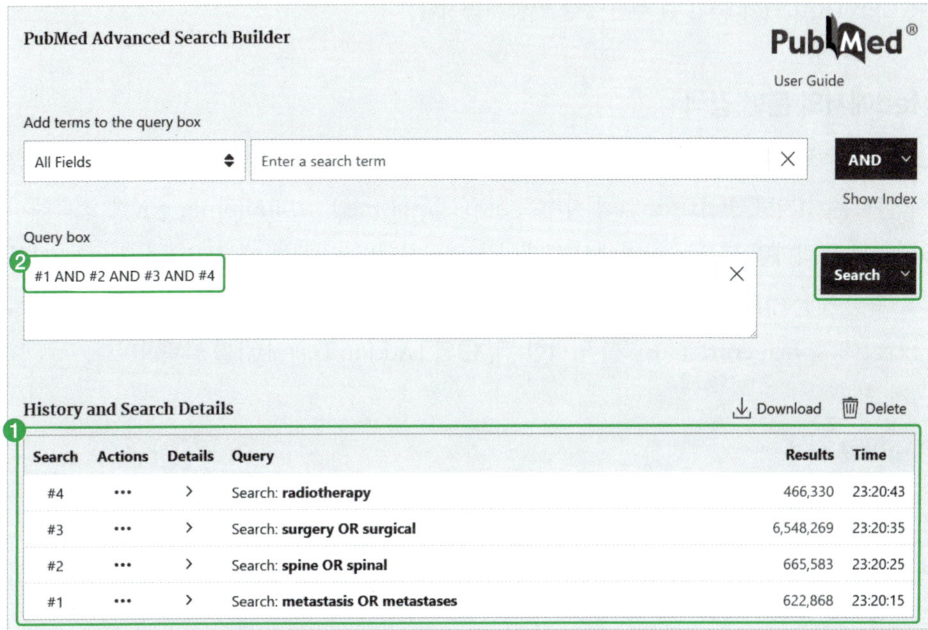

그림 3-7 [Advanced]를 이용한 검색 과정

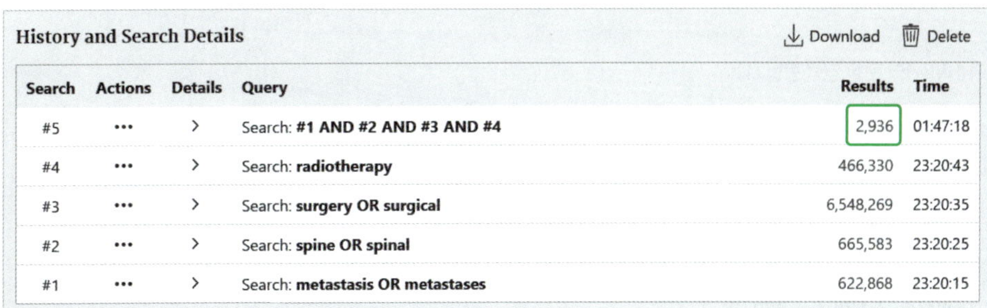

그림 3-8 [Advanced]를 이용한 검색 결과

문헌 검색 실전연습

검색식을 준비했다면 이제 실전에 들어가 검색을 직접 해보겠습니다. 한 번만 해보면 쉬운데, 처음에는 굉장히 어렵다고 느낄 수 있는 부분이라 차근차근 설명하겠습니다. 제가 선정한 주제는 척수손상환자spinal cord injury 환자(Patient)를 대상으로 하여, 고용량 스테로이드 치료methylprednisolone를 받은 중재군(Intervention)과 그 치료를 받지 않은 대조군(Control)의 사지 기능에 대한 회복 결과(Outcome)를 연구하는 메타분석입니다. 검색어는 MeSH 용어인 'spinal cord injuries' AND 'methylprednisolone'으로 선정했습니다. 3가지 데이터베이스 PubMed, Embase, Cochrane CENTRAL에서 문헌 검색을 각각 연습해봅시다.

■ PubMed에서의 문헌 검색

PubMed에서 키워드를 검색하고 서지 정보를 다운로드하는 과정에 대해 알아봅시다. 앞서 [그림 3-5]에서 살펴본 것처럼, PubMed의 웹사이트 https://pubmed.ncbi.nlm.nih.gov에 접속해서 [Advanced]를 클릭하면 나오는 화면에서 검색어를 입력합니다. 검색할 때는 우선 [그림 3-9]와 같이 '∨'를 클릭해 [Search]를 [Add to History]로 바꿉니다. 그다음 [그림 3-10]의 ❶과 같이 [Query box]에 'spinal cord injury'를 입력한 뒤, ❷의 [Add to History]를 클릭합니다.

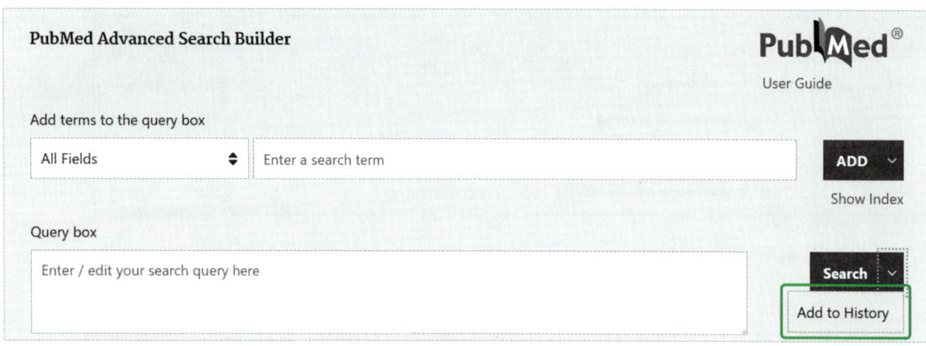

그림 3-9 PubMed의 문헌 검색 방법 (1)

그림 3-10 PubMed의 문헌 검색 방법 (2)

그러면 [그림 3-11]의 ❶과 같이 [History and Search Details]에 #1 항목이 생성됩니다. 이제 같은 방법으로 [그림 3-11]의 ❷와 같이 [Query box]에 'methylprednisolone'를 입력한 뒤, ❸의 [Add to History]를 클릭합니다.

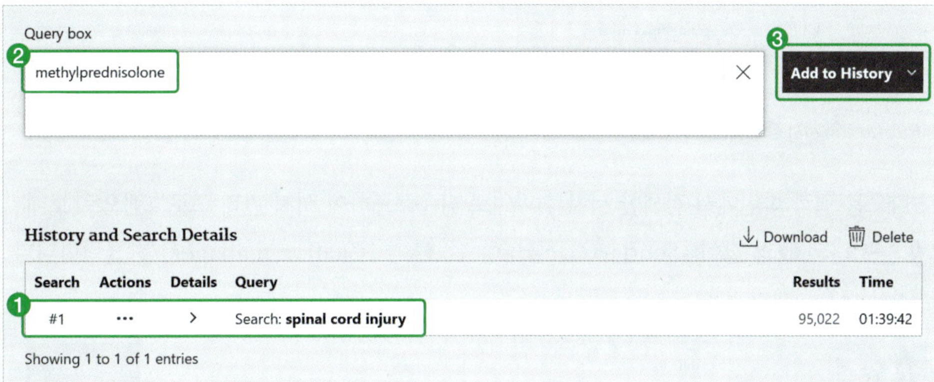

그림 3-11 PubMed의 문헌 검색 방법 (3)

그러면 [그림 3-12]의 ❶과 같이 [History and Search Details]에 #2 항목이 생성됩니다. 이제 ❷의 [Query box]에 '#1 AND #2'를 입력한 뒤, ❸의 [Add to History]를 클릭합니다.

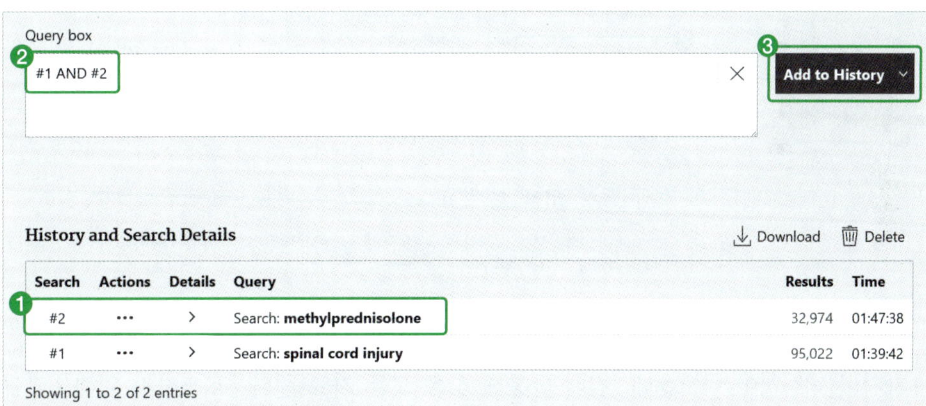

그림 3-12 PubMed의 문헌 검색 방법 (4)

위 과정에 따라 [그림 3-13]의 결과를 얻을 수 있습니다. 이제 이 결과에 대한 서지 정보를 다운로드하기 위해 [그림 3-13]과 같이 #3 항목에 대한 [Results]의 숫자 1,077을 클릭합니다.

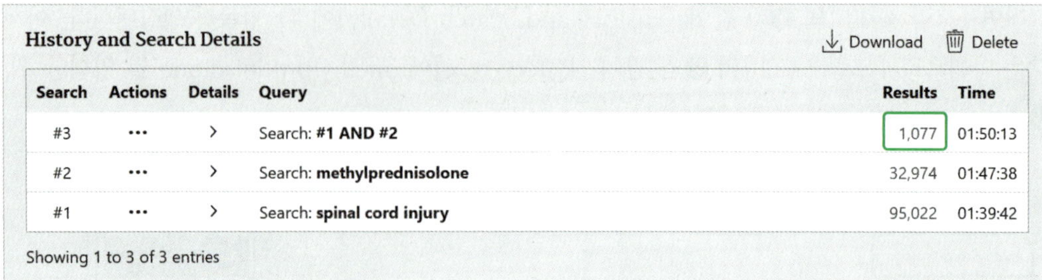

그림 3-13 PubMed의 서지 정보 다운로드 방법 (1)

이에 따라 나오는 결과 화면에서 검색한 서지를 파일로 다운로드하여 서지 관리 프로그램으로 보내기 위해 [그림 3-14]의 ❶과 같이 [Send to]를 클릭한 뒤, ❷의 [Citation manager]를 클릭합니다.

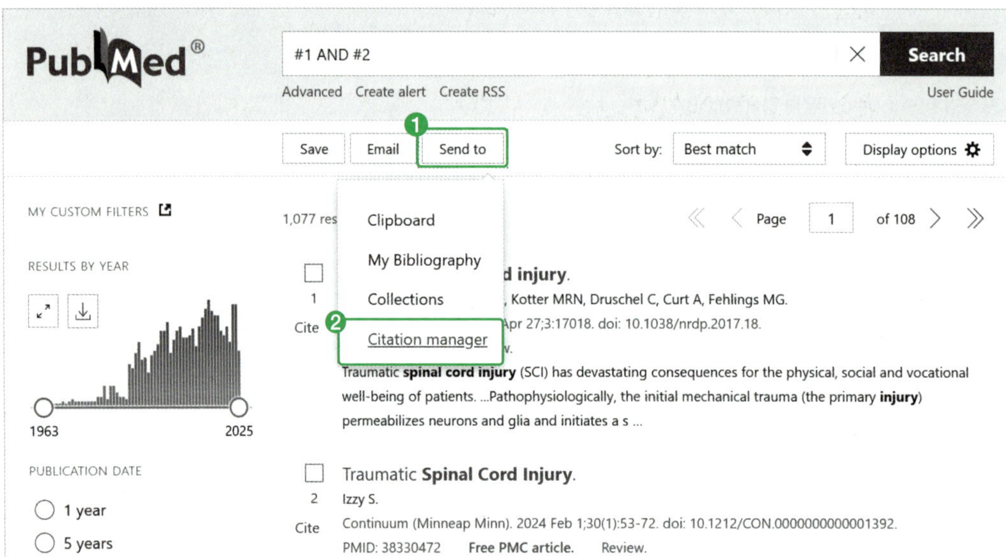

그림 3-14 PubMed의 서지 정보 다운로드 방법 (2)

그 결과 3가지 선택사항이 나오는데, 검색을 통해 찾은 모든 자료를 다운로드하기 위해 [그림 3-15]의 ❶과 같이 [All results]를 선택한 뒤, ❷의 [Create file]을 클릭합니다. 만약 [All results]가 아닌 [All results on this page]를 선택한다면, 현재 화면에 출력된 결과(보통 20건)만 다운로드할 수 있습니다.

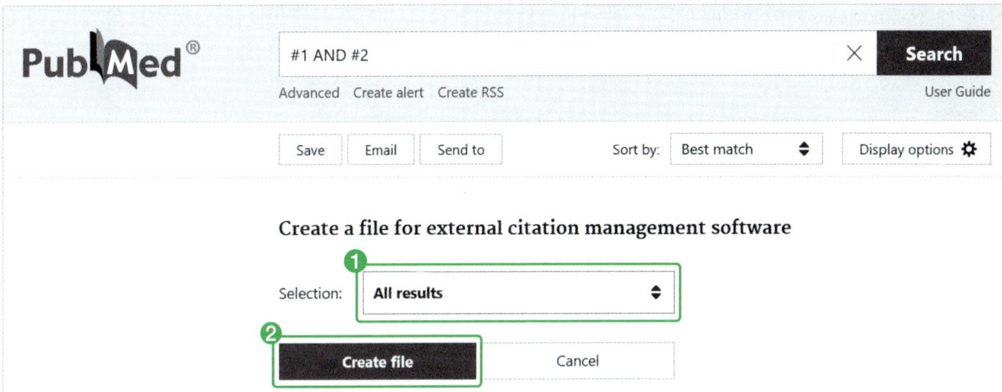

그림 3-15 PubMed의 서지 정보 다운로드 방법 (3)

다운로드한 파일은 *.nbib 형식의 파일로 저장됩니다. 파일을 열어보면 [그림 3-16]과 같이 검색한 모든 논문에 대한 PubMed 식별자(PMID)부터 저자명, 제목, 초록까지의 서지 정보가 모두 담겨 있습니다.

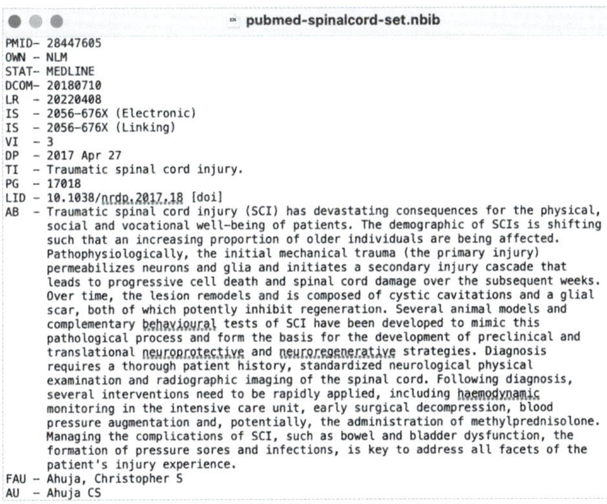

pubmed-spinalcord-set.nbib

```
PMID- 28447605
OWN - NLM
STAT- MEDLINE
DCOM- 20180710
LR  - 20220408
IS  - 2056-676X (Electronic)
IS  - 2056-676X (Linking)
VI  - 3
DP  - 2017 Apr 27
TI  - Traumatic spinal cord injury.
PG  - 17018
LID - 10.1038/nrdp.2017.18 [doi]
AB  - Traumatic spinal cord injury (SCI) has devastating consequences for the physical,
      social and vocational well-being of patients. The demographic of SCIs is shifting
      such that an increasing proportion of older individuals are being affected.
      Pathophysiologically, the initial mechanical trauma (the primary injury)
      permeabilizes neurons and glia and initiates a secondary injury cascade that
      leads to progressive cell death and spinal cord damage over the subsequent weeks.
      Over time, the lesion remodels and is composed of cystic cavitations and a glial
      scar, both of which potently inhibit regeneration. Several animal models and
      complementary behavioural tests of SCI have been developed to mimic this
      pathological process and form the basis for the development of preclinical and
      translational neuroprotective and neuroregenerative strategies. Diagnosis
      requires a thorough patient history, standardized neurological physical
      examination and radiographic imaging of the spinal cord. Following diagnosis,
      several interventions need to be rapidly applied, including haemodynamic
      monitoring in the intensive care unit, early surgical decompression, blood
      pressure augmentation and, potentially, the administration of methylprednisolone.
      Managing the complications of SCI, such as bowel and bladder dysfunction, the
      formation of pressure sores and infections, is key to address all facets of the
      patient's injury experience.
FAU - Ahuja, Christopher S
AU  - Ahuja CS
```

그림 3-16 PubMed에서 다운로드한 *.nbib 파일 내용

■ Embase에서의 문헌 검색

이번에는 Embase에서 키워드를 검색하고 서지 정보를 다운로드하는 과정에 대해 알아봅시다. Embase도 마찬가지로 검색창에 키워드를 입력합니다. Embase는 키워드의 알파벳을 하나씩 입력

하면 추천 Emtree 용어를 보여주기 때문에 키워드를 선택하기가 편리합니다. 키워드를 입력하고 [그림 3-17]과 같이 검색 결과인 [Show 2,619 results]를 클릭합니다.

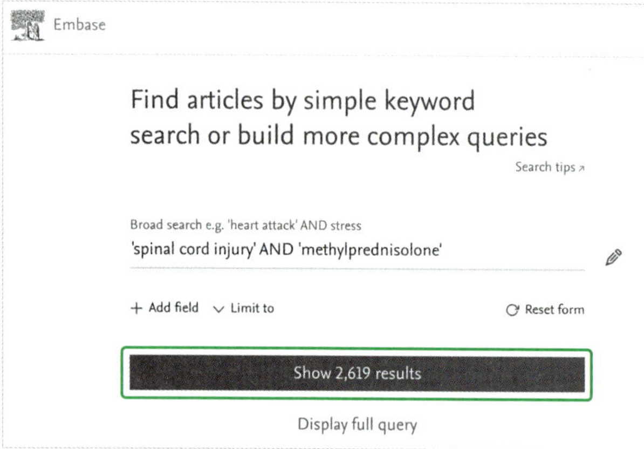

그림 3-17 Embase의 문헌 검색 및 서지 정보 다운로드 방법 (1)

결과가 나오면 [그림 3-18]의 [Select number of items]를 클릭한 뒤, [그림 3-19]의 ❶과 같이 2,619(전체 문헌 수)를 선택합니다. 그다음 ❷의 [Export]를 클릭하면 모든 문헌에 대한 서지 정보가 *.RIS 형식의 파일로 저장됩니다.

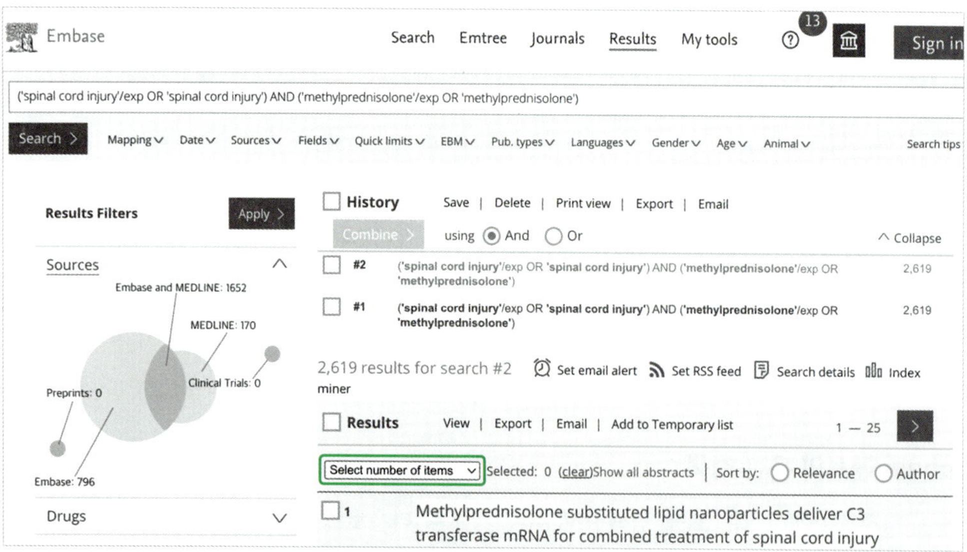

그림 3-18 Embase의 문헌 검색 및 서지 정보 다운로드 방법 (2)

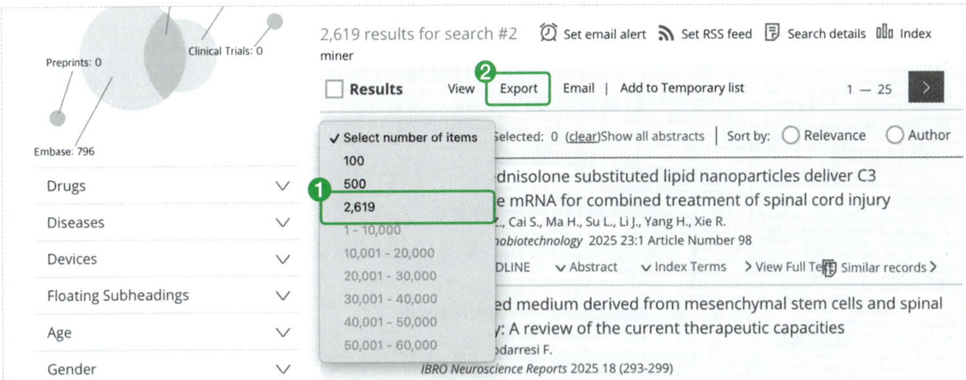

그림 3-19 Embase의 문헌 검색 및 서지 정보 다운로드 방법 (3)

▪ Cochrane CENTRAL에서의 문헌 검색

마지막으로 Cochrane CENTRAL에서 키워드를 검색하고 서지 정보를 다운로드하는 과정에 대해 알아봅시다. 우선 [그림 3–20]의 ❶의 검색창에 키워드를 입력하여 검색한 뒤, ❷의 [Trials]를 선택합니다. 그다음 ❸의 [Select all]을 클릭하여 검색된 모든 문헌을 선택합니다.

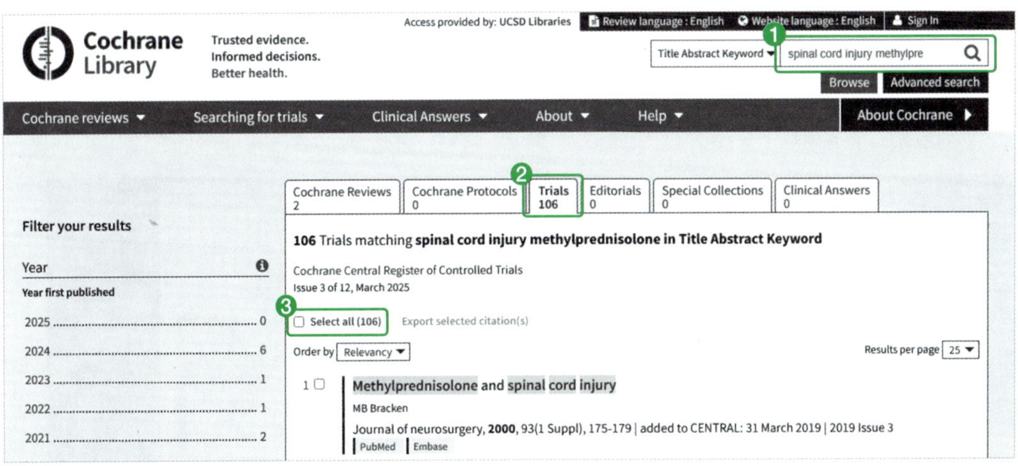

그림 3-20 Cochrane CENTRAL의 문헌 검색 및 서지 정보 다운로드 방법 (1)

모든 문헌을 선택한 뒤, [그림 3–21]과 같이 [Export selected citation(s)]이 활성화되면 이를 클릭합니다.

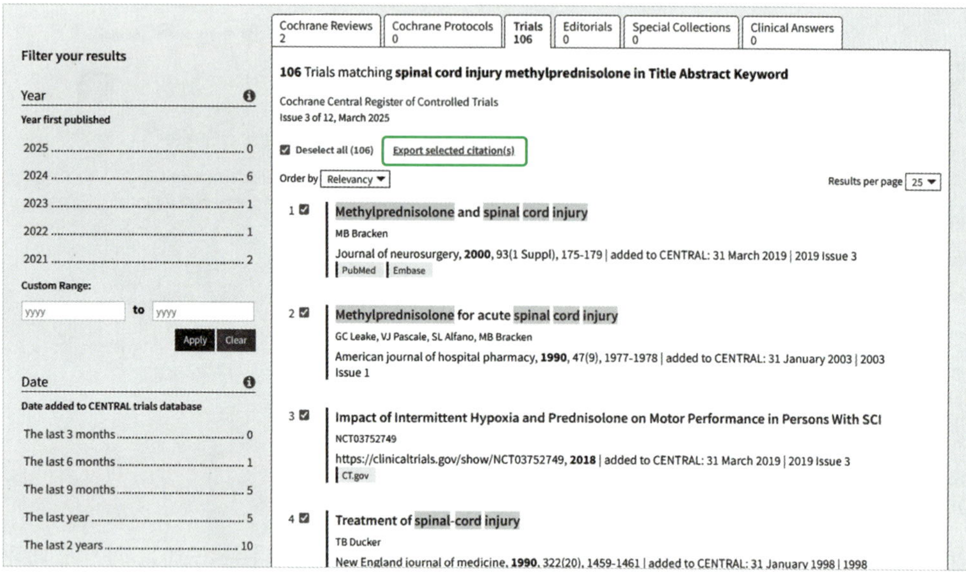

그림 3-21 Cochrane CENTRAL의 문헌 검색 및 서지 정보 다운로드 방법 (2)

그러면 다운로드 창이 열리고, [그림 3-22]와 같이 [Download]를 클릭하면 사용하는 서지 프로그램에 맞는 형식의 파일을 다운로드할 수 있습니다(참고로 EndNote의 경우 파일 형식이 *.RIS입니다). 혹시 검색은 되는데 다운로드하는 버튼이 안 보이나요? 앞서 설명한 것처럼 Cochrane CENTRAL이 유료화되었기 때문에, 해당 기관에서 구독을 해야 검색 정보를 다운로드할 수 있습니다.

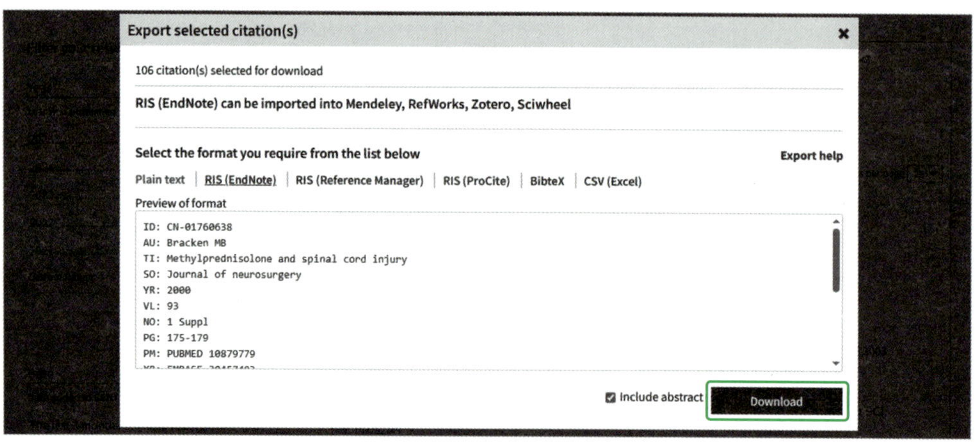

그림 3-22 Cochrane CENTRAL의 문헌 검색 및 서지 정보 다운로드 방법 (3)

SECTION

3.2 논문 선별하기

여러 검색 데이터베이스를 통해 찾은 문헌들을 모두 통합하면 보통 수백 편에서 많게는 수천 편의 결과가 나올 수 있습니다. 이렇게 많은 결과를 정리할 때는 EndNote나 Zotero와 같은 서지 관리 프로그램을 사용하는 것이 편리합니다. 이외에도 클라우드를 기반으로 하여 여러 명의 메타분석 연구자들이 각각 논문을 선별할 수 있는 다양한 웹사이트가 존재하긴 하지만, 상당히 비싼 사용료를 지불해야 한다는 단점이 있습니다. 여러분이 PubMed, Embase, Cochrane CENTRAL에서 검색하여 다운로드한 논문들의 서지 정보(저널 제목, 출판 연도, 페이지, 저자명, 초록, 키워드, PMID, DOI 등)를 프로그램에 저장하면 서지 관리 프로그램은 다음과 같은 역할을 합니다.

❶ 중복 논문을 자동으로 제거합니다.

❷ 원문full-text의 PDF 파일이 공개되어 있다면, 자동으로 원문을 다운로드하여 논문 목록에 첨부합니다.

❸ 논문의 서지 정보와 초록을 쉽게 확인할 수 있게 해주며, 논문 작성 시 인용을 편리하게 할 수 있도록 관련 자료를 효율적으로 관리합니다.

주요 서지 관리 프로그램의 특징은 [표 3-7]에 정리했습니다.

표 3-7 서지 관리 프로그램의 종류와 특징

프로그램	비용	장점	단점
EndNote	$300	• 6,000개 이상의 인용 스타일 지원 • MS Word와 통합 가능 • PDF 주석 및 하이라이트 기능 지원 • 대규모 문헌 관리에 강력함 • 중복 문헌 제거 기능이 우수	• 비용이 많이 듦

▶ 다음 페이지에 계속

프로그램	비용	장점	단점
Mendeley	2GB 무료 (추가 시 유료)	• 웹에서 참고문헌을 직접 수집 • 여러 명이 동시에 선별 협업 가능 • 사용자 친화적인 인터페이스 • PDF 주석 및 하이라이트 기능 지원	• 동기화 과정에서 문제가 발생할 가능성이 있음 • 비영어 문헌 지원에 제한적
Zotero	300MB 무료	• 웹페이지의 스냅샷 저장 • 오픈소스 기반으로 개별화 가능 • 다양한 자료 수집이 용이함 • 활발한 커뮤니티 지원	• 기본 저장 공간이 제한적 • 대규모 문헌 관리에 다소 제한적
RefWorks	기관 구독 시 무료	• 웹 기반으로 어디서나 접근 가능 • Google Docs와 통합 가능 • 다양한 인용 스타일 지원 • 여러 명이 동시에 선별 협업 가능 • 직관적인 인터페이스	• 일부 고급 기능 부족
JabRef	무료 (오픈소스)	• BibTeX 및 BibLaTeX 관리에 특화 • 용량이 작은 프로그램 • 커스터마이징이 용이함	• 배우기 어려움
Papers	한 달에 $5	• PDF 삽입 및 주석 기능 • Word 및 Google Docs와 통합 가능 • 직관적인 인터페이스 • 여러 명이 동시에 선별 협업 가능	• 무료 버전이 제한적

논문 선별 과정은 메타분석의 진행 절차 중 가장 힘들고 많은 시간이 소요되는 작업입니다. 설정한 기준에 어긋나는 논문을 하나씩 제거하고, 제거한 논문의 수를 기록해야 합니다. 쉽지 않은 과정이지만 동일하거나 유사한 주제의 논문을 읽어가며 해당 주제에 대한 객관적 식견을 가질 수 있으니 인내심을 갖고 꼼꼼히 이 과정을 수행하길 바랍니다.

제거한 뒤 최종적으로 분석하고자 하는 논문을 선정하는 과정은 **PRISMA 흐름도**PRISMA flow diagram의 절차에 따라 진행해야 합니다. PRISMA 흐름도의 자세한 진행 절차는 [그림 3-23]과 같습니다. 절차에 따라 논문을 제외하거나 추가한 이유와 논문 편수를 PRISMA 흐름도에 넣어야 하며, 논문 작성 시 이 흐름도를 첫 번째 그림으로 넣어야 하므로 미리 잘 기록해 두어야 합니다.

[그림 3-23]의 PRISMA 흐름도는 논문의 선별 과정을 체계적으로 도식화한 그림으로, 전체 과정은 크게 **확인**Identification, **스크리닝(선별)**Screening, **포함**Included의 3단계로 나뉩니다. 먼저 확인 단계

에서는 각 데이터베이스의 이름과 검색된 문헌 수를 기록합니다. 이때 여러 데이터베이스에서 중복으로 검색된 중복 문헌duplicate record과 자동화 도구automation tools를 통해 제외된 문헌(예 학회 초록, 특허, 동물실험 등)의 제외 사유와 문헌 수를 기록합니다.

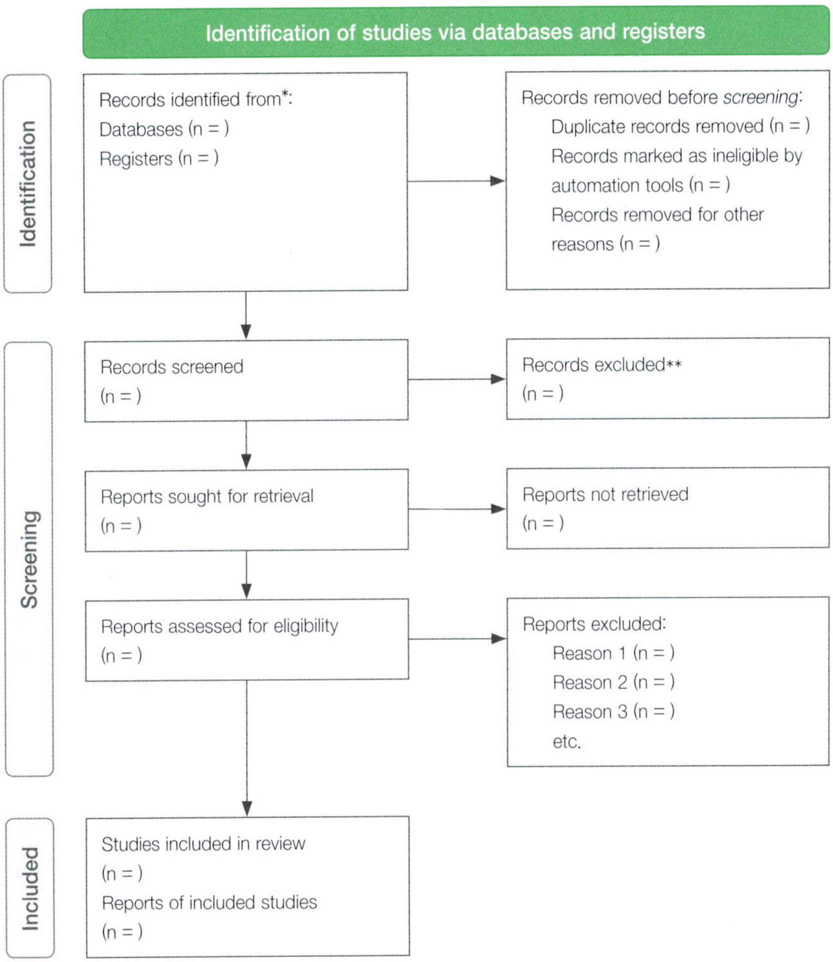

그림 3-23 PRISMA 흐름도PRISMA flow diagram[3]

3 출처 : https://www.prisma-statement.org/prisma-2020-flow-diagram

다음으로 선별 단계에서는 제목과 초록만으로 문헌을 검토하여 제외한 사유와 문헌 수를 기록하고, 남은 문헌들은 원문을 직접 구하여 논문 전체를 검토한 후에 최종 포함 여부를 결정합니다. 선별 과정을 마친 후, 마지막 포함 단계에서는 체계적 문헌고찰 및 메타분석에 최종적으로 포함된 문헌 수를 명확히 기재합니다.

이제 본격적인 절차에 들어가기 전 수행하는 '사전 준비 과정'을 [0단계]로 구분하여, PRISMA 흐름도의 전체 선별 과정을 4단계로 살펴보고자 합니다.

0단계 : 원문 자동 다운로드 및 서지 정보 업데이트

각 데이터베이스에서 수집한 논문을 모두 서지 관리 프로그램에 모았다면, 논문 리스트 전체를 선택한 후 서지 정보를 먼저 업데이트하고, 프로그램에서 제공하는 자동 원문 다운로드를 실행하는 것이 좋습니다. 특히 데이터베이스에 등록된 정보가 정식 출판 전인 전자출판(e-Pub)일 때는 논문 권호 volume, issue, 페이지 번호 등이 없는 경우가 있으므로, 업데이트를 통해 누락된 서지 정보를 채워야 합니다. 다음으로 서지 관리 프로그램의 자동 원문 다운로드 기능으로 원문 PDF 파일을 다운로드합니다. EndNote를 예로 들면, 검색한 서지 목록 전체를 선택한 다음 [그림 3-24]에 박스 표기한 버튼을 클릭하면 원문 PDF 파일을 자동으로 다운로드할 수 있습니다. [그림 3-24]의 왼쪽 화면에서는 총 몇 편의 논문 중 몇 편은 다운로드했고, 몇 편은 원문이 있는 웹사이트를 찾았으며, 몇 편은 다운로드에 실패했다는 결과도 보여줍니다.

이 과정은 논문 선별 작업을 시작하기 전에 먼저 수행하는 것이 좋습니다. 그 이유는 검색 데이터베이스에 따라 DOI 등의 서지 정보 일부가 누락되는 경우가 있어, 논문을 다 선별한 후에 원문 PDF 파일을 받지 못하는 상황이 발생할 수도 있기 때문입니다. 예를 들어 한 논문이 PubMed, Embase, Cochrane CENTRAL에서 모두 검색되어 EndNote와 같은 서지 관리 프로그램에 3건이 중복 등록되었다고 가정하면, Embase의 서지 정보에는 DOI가 포함되어 PDF 파일을 다운로드할 수 있지만, PubMed의 서지 정보에는 DOI가 포함되지 않아 PDF 파일 다운로드가 불가능할 수 있습니다. 이처럼 중복된 논문 정보를 정리할 때 PubMed의 서지 정보만 남긴다면, DOI가 없어 원문 PDF 파일을 다운로드하는 데 어려움을 겪을 수 있습니다. 따라서 자동 원문 다운로드 기능을 실행하여, 원문이 저장된 서지 정보를 남기는 것이 효율적입니다.

따라서 검색 데이터베이스별로 제공되는 논문의 서지 정보가 모두 동일하지는 않다는 점을 꼭 기억해두어야 합니다. 특히 서지 정보를 최신 상태로 미리 업데이트하면 원문 PDF 파일 다운로드에 대한 성공률이 더 높아지므로, 논문 선별 작업에 들어가기 전에 반드시 업데이트하는 것을 권장합니다.

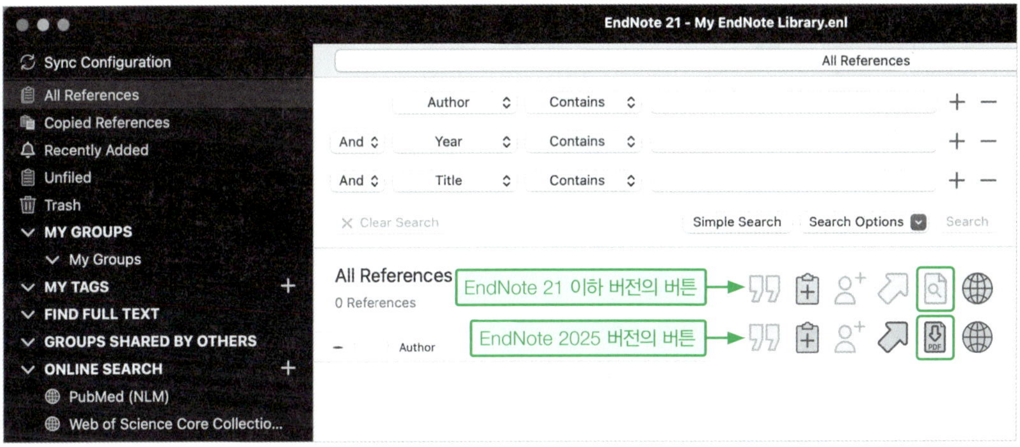

그림 3-24 EndNote 프로그램에서 원문 PDF 파일을 다운로드하는 버튼

1단계 : 중복 논문 제거

먼저 서지 관리 프로그램의 중복 논문 제거 기능을 이용합니다. 예를 들어 EndNote를 이용한다고 가정해봅시다. 프로그램에 들어가 [Menu] ▶ [Library] ▶ [Find Duplicate]를 차례로 클릭하면 자동으로 중복 논문을 확인할 수 있습니다. 그러나 이 과정만으로는 충분하지 않습니다. 데이터베이스에 등록된 논문의 서지 정보는 대소문자 표기, 저자명 표기(이니셜 혹은 전체 이름), 논문 제목(약어 혹은 전체 이름) 등의 세부적인 차이로 인해 동일한 논문임에도 불구하고 서로 다른 논문으로 인식되는 경우가 있기 때문입니다. 이에 따라 중복 논문은 사실상 약 30% 정도만 제거된다는 한계가 있습니다.

중복 논문을 좀 더 효과적으로 찾으려면 EndNote의 중복 확인 조건 설정을 변경하는 것이 좋습니다. [Menu] ▶ [Setting]을 차례로 클릭하면 [그림 3-25]의 왼쪽 그림과 같은 화면이 나옵니다. 이 그림에서 ❶의 [Duplicates]를 클릭하면 ❷와 같이 기본 설정으로 'Author(저자명), Year(출판 연도), Title(논문 제목), Reference Type(참조 유형)'에 체크 표기가 되어 있음을 확인할 수 있습니다.[4] 즉 이 4가지 조건이 모두 일치하면 중복 논문으로 간주합니다.

그러나 앞서 언급했듯이 저자명은 이니셜이 들어가기도 하고 전체 이름이 들어가기도 합니다. 또한 출판 연도는 종이책과 전자책(e-pub)이 서로 다른 경우가 있습니다. 참조 유형도 이와 유사한 양상을 보입니다. 따라서 저자명과 출판 연도에 체크 표기를 하면 중복 논문 검색의 효율이 떨어집니다. 이러한 이유로 [그림 3-25]의 ❸과 같이 논문 제목title만 일치하면 중복으로 간주하도록 설정을 변경합니다. 추가로 ❹와 같이 'Most complete' 옵션에 체크하는 것을 권장합니다. 이 선택은 DOI, 권, 호, 페이지 등과 같이 여러 문헌정보 항목이 많은 것을 남긴다는 의미입니다. 이와 같은 조건에 따라 EndNote 프로그램의 자동 중복 논문 선별이 끝나면, 검색 결과로 제시된 중복 논문의 목록을 완전히 제거하기 전에 반드시 연구자가 직접 추가 검토를 진행해야 합니다. 이때 논문 목록을 DOI, 논문 제목, 페이지 번호 등의 기준으로 내림차순으로 정리하여 중복 여부를 확인하고 제거하는 것이 좋습니다. 이 과정은 단 한 번만의 검토로는 충분하지 않으므로, 최소 세 번 이상 반복하여 남아 있는 중복 논문을 확실히 걸러내야 합니다.

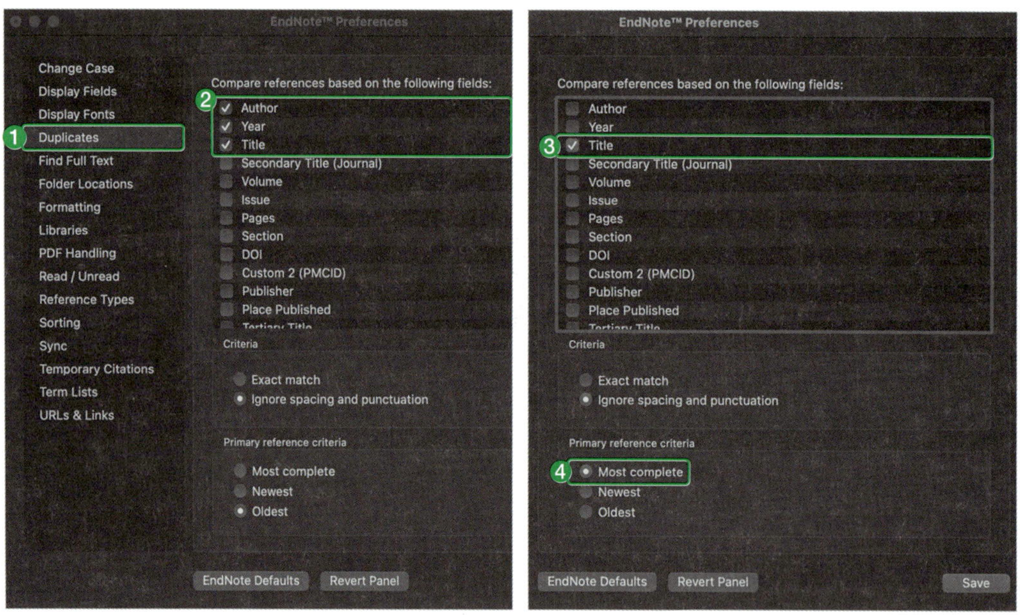

그림 3-25 EndNote 프로그램의 중복 논문 선별에 대한 기본 설정 조정

4 [그림 3-25]의 왼쪽 그림에서 [Reference Type]은 보이지 않지만, 실제 화면에서는 스크롤을 내리면 확인할 수 있습니다.

2단계 : 논문 선별(초록과 원문 검토)

[1단계]에서 수집한 논문을 미리 정한 포함/배제 기준에 따라 다음과 같은 두 과정을 거쳐 분류한 뒤, 연구하고자 하는 논문을 선정합니다.

❶ 논문 제목과 초록을 기반으로 한 초기 스크리닝 title and abstract screening

❷ 원문 전체를 읽고 포함 기준에 부합하는지를 판단하는 원문 검토 full-text review

이 2가지 과정에 대해 자세히 알아봅시다.

우선 **스크리닝** screening 단계에서는 EndNote 등과 같은 서지 관리 프로그램의 검색 기능을 활용해 불필요한 논문을 효율적으로 걸러낼 수 있습니다. 메타분석에는 보통 원저 논문 original article 만 포함하므로, 논문 제목에 'case report', 'letter', 'review' 등의 용어가 포함된 논문은 각각 증례보고, 편집인 서신 letter to editor, 리뷰로 분류하여 논문 편수를 PRISMA 흐름도에 기재하고 분석에서 제외합니다. 또한 동물실험이나 컴퓨터 시뮬레이션 연구가 아닌 사람을 대상으로 한 임상연구를 모아 메타분석을 진행할 예정이라면, 제목에 'animal', 'mouse', 'rat', 'rabbit', 'experiment' 등이 포함된 논문을 제외합니다. 즉 이 단계에서는 초록을 확인하기 전에 불필요한 논문을 미리 제외할 수 있습니다.

이와 같은 절차를 통해 제외하고 남은 논문들은 제목과 초록을 차분히 읽어보면서 하나씩 제외해 나갑니다. [그림 3-26]과 같이 제목과 초록을 검토하는 스크리닝 단계에서는 논문 형식이 다른 것들을 먼저 배제하고, 대상 질환이나 치료 방법이 본 연구 목적과 맞지 않는 논문들을 제외합니다.

스크리닝 단계가 끝나면, **원문 검토** full-text review 단계로 넘어가 모든 후보 논문의 원문 PDF 파일을 확보해 적격성 eligibility 을 평가합니다. 참고로 공개 논문 open access 은 누구나 쉽게 다운로드할 수 있습니다. 문제는 논문 한 편당 수십 달러를 지불해야 하는 유료 논문인데, 이를 무료로 받는 방법을 몇 가지 알려드리겠습니다. 우선 Google Scholar에 원문 PDF 파일이 있는 경우가 있으므로, 가장 먼저 Google Scholar를 이용합니다. 참고로 제목과 함께 "filetype:pdf"를 입력하면 원문이 있는 링크가 먼저 검색됩니다. 만약 Google Scholar에 없다면, 리서치게이트 ResearchGate[5]에서 저자에게 원문을 직접 요청하는 방법도 있습니다. 또한 대학교와 같은 기관에서 근무한다면 해당 기관의 도서관에서 원문을 구할 수도 있고, 상호대차 서비스(ILL) Interlibrary Loan 를 이용해 다른 도서관에서 원하는 논문을 구할 수도 있습니다.

5 연구자들이 서로 논문, 아이디어, 자료 등을 공유하고 교류하는 학술 네트워크 플랫폼입니다(http://www.researchgate.net).

Sci-Hub는 DOI를 입력하면 원문 PDF 파일을 무료로 제공하는 웹사이트입니다. 많은 연구자가 무료로 빠르게 논문을 다운로드하기 위해 이 웹사이트를 이용하지만, Sci-Hub는 비공식적이고 불법적인 경로이기 때문에 저작권 및 보안상의 문제로 이용 시 법적 책임을 질 수 있습니다. 뿐만 아니라 일부 보안 전문가들은 Sci-Hub가 사용자 정보를 수집하거나 악성 소프트웨어를 배포할 위험이 있다고 경고합니다. 따라서 원문은 앞서 소개한 합법적인 경로를 통해 확보하는 것이 바람직합니다.

원문을 모두 확보했다면 꼼꼼히 검토하여 최종적으로 메타분석에 포함할 연구들을 결정해야 합니다. 이때 결과 평가 시점이 다르거나 치료 방법이 다른 연구들을 통합하여 분석해도 되는지, 평가 기준이나 평가 방법에 차이가 없는지 등을 면밀히 검토하여 해당 원문을 정량적 분석에 포함할지에 대한 여부를 결정합니다.

3단계 : 분석에 포함할 최종 논문 목록 정리

최종적으로 메타분석에 포함할 논문의 편수를 확정하고 기록합니다. 이때 논문 검색, 제외, 선정의 모든 과정을 PRISMA 흐름도로 제시해야 합니다. 흐름도에는 처음에 검색된 논문, 중복 제거 후 남은 논문, 제목·초록 검토 및 원문 검토 단계에서 제외된 논문, 그리고 최종적으로 메타분석에 포함된 논문 각각의 편수가 단계별로 투명하게 표시됩니다. 이러한 진행 방식은 메타분석 연구 과정의 재연성과 신뢰도를 높이는 핵심 요소가 됩니다.

[그림 3-26]은 PRISMA 흐름도의 구체적인 예를 보여줍니다. 이 예에서 3가지 핵심 데이터베이스와 WoS 데이터베이스 검색을 통해 579편의 논문을 확보했습니다(확인identification 단계). 이후 중복 논문duplicated articles 75편을 제외했습니다. 그리고 남은 논문들에 대한 제목과 초록 검토title and abstract screening를 통해 원저original article가 아닌 논문, 대상 환자 및 대상 치료가 아닌 논문 390편을 추가로 제외했습니다. 그 결과 114편의 논문이 원문 검토 단계에 포함되었고, 이 중 직접 비교 연구가 아닌 논문이 62편, 치료 시기가 연구 목적과 맞지 않는 논문이 26편, 평균, 중위수, 표준편차, 신뢰구간 혹은 환자 수가 누락된 논문이 13편 제외되었습니다. 이에 따라 최종적으로 13편의 연구가 메타분석에 포함되었습니다.

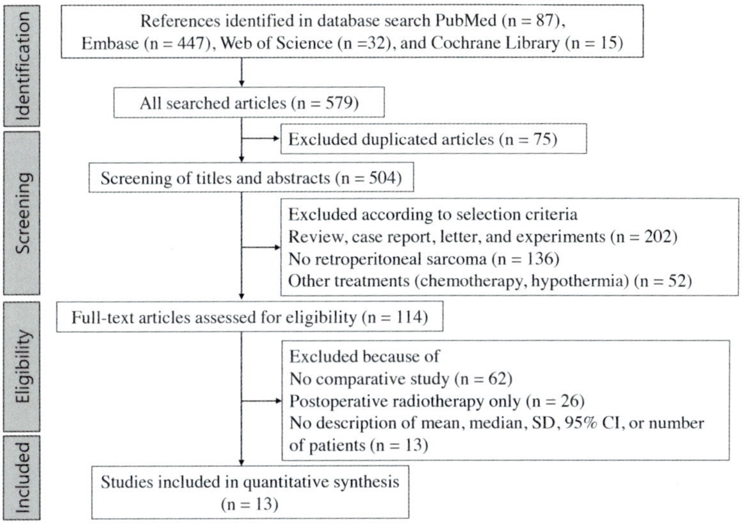

그림 3-26 PRISMA 흐름도PRISMA flow diagram의 예[6]

참고로 PRISMA 흐름도는 온라인 도구를 이용하면 손쉽게 작성할 수 있습니다. 웹사이트 https://estech.shinyapps.io/prisma_flowdiagram에 접속하면, [그림 3-27]의 화면이 나옵니다. 여기서 [Create flow diagram]을 클릭합니다.

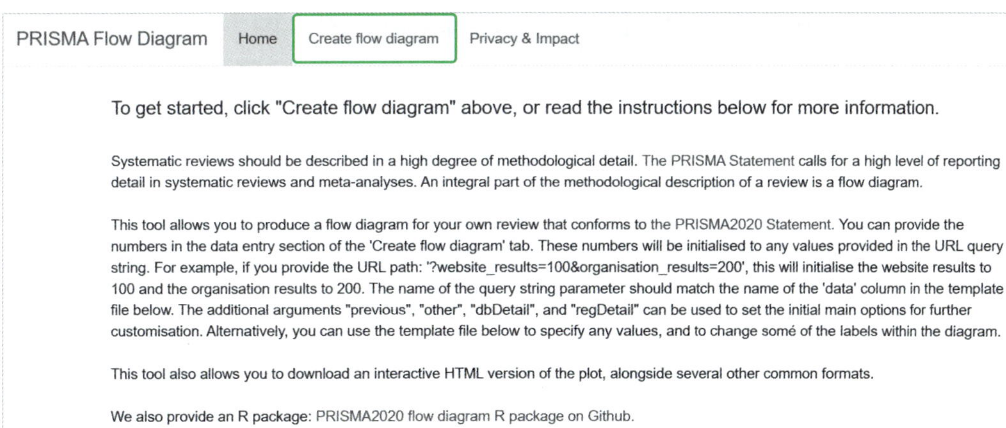

그림 3-27 PRISMA 흐름도를 온라인 도구로 구현하는 과정 (1)

6 출처 : Young Rak Kim, Chang-Hyun Lee et al. Preoperative radiotherapy combined with surgery versus surgery alone for primary retroperitoneal sarcoma: a meta-analysis. Sci Rep. 2025; 15: 1345.

[Create flow diagram]을 클릭하면 [그림 3-28]의 화면이 나옵니다. 우선 ❶의 'Main options'에서 작성하고자 하는 PRISMA 흐름도의 옵션을 선택한 뒤, ❷의 'Identification'에서 각 항목에 수치를 입력합니다. 지면상의 제한으로 [그림 3-28]에는 나타내지 않았지만, 실제 웹사이트에 접속하면 'Identification'의 아래에 'Screening'과 'Included'에 대한 항목도 있으니 마찬가지로 수치를 입력하면 됩니다. 모든 항목에 대한 입력을 마치면 오른쪽 화면에 PRISMA 흐름도가 작성됩니다.

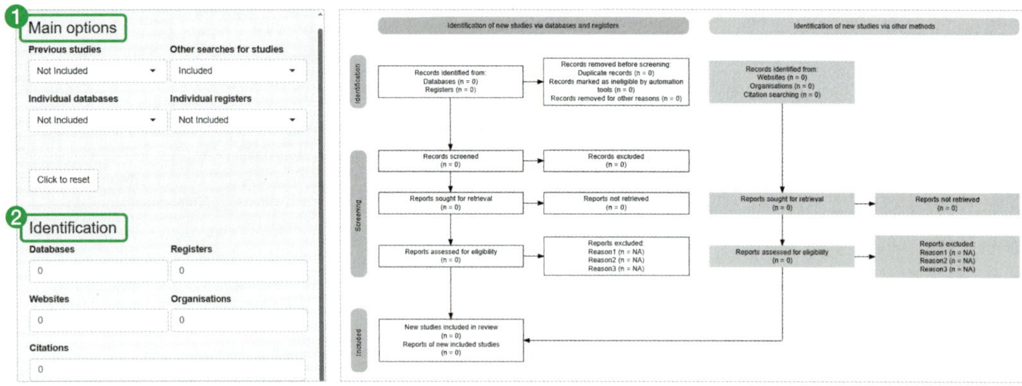

그림 3-28 PRISMA 흐름도를 온라인 도구로 구현하는 과정 (2)

지금까지 메타분석에 포함할 논문을 선정하기 위한 [0단계]부터 [3단계]까지의 과정을 살펴봤습니다. 이제 논문을 선정할 때 반드시 지켜야 할 원칙에 대해 알아보겠습니다.

논문 선정 과정의 원칙

논문 선정 과정은 두 명 이상의 연구자가 독립적으로 검토하는 것이 바람직합니다. 서로 의견이 일치하지 않을 경우에는 토의를 거쳐 합의하거나 제3자가 조정해서 최종 논문 목록을 확정합니다. 이때도 EndNote와 같은 서지 관리 프로그램을 활용하면 태그나 색인을 달아가며 논문 목록을 효율적으로 관리할 수 있습니다. 이 과정을 거치면 메타분석에 포함할 논문 목록이 완성됩니다. 이와 같은 선정 과정은 지루하고 많은 시간이 소요되기 때문에 대략 읽어본 뒤 제외하고 싶은 마음이 들 수도 있습니다. 하지만 메타분석 수행 시 가장 중요한 점은 '관련 연구는 단 한 편도 빠짐없이 모두 찾는다'는 자세를 유지하는 것입니다.

소소한 팁을 드리자면, 선별 과정에서 읽은 논문 중 인상 깊은 문장은 따로 발췌하여 워드 파일에 정리해 두는 것이 좋습니다. 이 자료는 추후 논문을 작성할 때 인용하면 좋습니다. 특히 메타분석 논문의 서론은 포함된 연구들의 서론을 요약·정리하여 작성하면 자연스럽고 탄탄한 글을 완성할 수 있습니다.

논문 선별 과정이 끝나고, 메타분석에 포함할 최종 연구들을 정했으면 스스로에게 다음과 같이 질문해보세요. "선별 과정에서 읽은 논문들을 정리하여 동료에게 20분 동안 설명할 수 있나요?" 이 질문에 자신 있게 "그렇다."라고 답할 수 있다면, 이미 메타분석의 절반은 성공한 셈입니다.

SECTION

3.3 최종적으로 선정된 논문에서 결괏값 분석하기

이 절에서는 앞의 과정을 통해 최종적으로 선정된 논문의 질을 평가하고, 분석할 정량적 자료를 추출하여 통합추정치를 구하는 과정에 대해 알아봅니다. 또한 연구 결과를 시각적으로 비교할 수 있는 숲 그림을 구현하는 방법에 대해 간략히 살펴봅니다.

논문의 질 평가

메타분석을 진행할 최종 선정 논문들에 대해 연구의 방법론적 질methodological quality 또는 편향 위험risk of bias을 평가해야 합니다. 연구의 '질'이라는 말이 조금은 어색하게 들릴 수도 있습니다. 당연히 전향적 연구는 질이 높고, 후향적 연구는 질이 낮을 것이라 생각할 수도 있습니다. 그러나 연구 설계에 따라 여러 평가 항목이 존재하며, 이 평가 항목에 따라 연구의 질이 결정됩니다. 각 도구별 평가 문항을 보면 이를 쉽게 이해할 수 있습니다. 여기서 소개한 질 평가 도구에 대한 구체적인 내용은 [부록 A2]에 수록해두었으니 참고하길 바랍니다.

예를 들어 무작위 대조 임상시험(RCT)을 하는 연구에서 난수표random number table[7]를 이용해 시험군과 대조군을 배정하면 편향 위험이 '낮다'라고 평가하고, 순서대로 번갈아가며 환자를 배정하거나 연구 책임자가 배정에 관여한다면 편향 위험이 '높다'라고 평가합니다.

관찰 연구에서도 중요한 기준이 있습니다. 예를 들어 연구 기간 동안 특정 치료를 받은 환자들을 모집한다고 합시다. 연구 방법에 '연속적consecutively'으로 모집했다는 문구나 '모든all, totally' 환자를 모집했다는 문구가 있으면, 연구 기간 내내 모든 환자를 모집한다고 간주하여 편향 위험이 '낮다'라고 평가합니다. 그러나 이런 문구가 없다면, 연구자가 환자를 선택적으로 모집했을 가능성이 있어 편

7 난수표는 0부터 9까지 수가 무작위로 배열된 표로, 통계학이나 임상연구에서 무작위 배정을 할 때 흔히 사용합니다.

향 위험이 '높다' 혹은 '불확실하다'라고 평가합니다. 혹자는 "환자를 선택적으로 포함시켜 분석하는 것은 명백히 연구 윤리 위반인 특수한 상황이므로, '모든totally', '연속적으로consecutively'라는 단어를 굳이 명시하지 않아도 당연히 모든 환자를 포함한 것으로 간주할 수 있지 않나요?"라고 생각할 수 있습니다. 맞는 말씀입니다. 하지만 이는 이중맹검 임상시험을 수행했음을 논문에 기술하지 않아도, 독자나 심사자가 이를 알아봐줄 것이라 기대하는 것과 같습니다. 일차연구 논문을 작성할 때도 마찬가지로 연구의 강점과 중요한 점은 논문에 명확히 기술하는 것이 바람직합니다. 이 점을 참고하여 코호트 연구 등의 일차연구 논문을 작성할 때, 연구 기간 동안 모든 대상 환자를 연속적으로 모집했다면 'totally', 'consecutively'와 같은 표현을 포함하는 것이 좋습니다.

이제 편향 위험을 기반으로 논문의 질을 평가하기 위해 평가 도구에 대해 알아봅시다. 연구 설계에 따라 사용할 질 평가 도구가 달라지므로, 연구 설계에 맞는 도구를 선택하는 것이 중요합니다. 평가 도구로는 ROB Risk of Bias 2.0, RoBANS Risk of Bias Assessment tool for Non-randomized Studies 2.0, NOS Newcastle-Ottawa Scale, QUADAS-2 Revised tool for the Quality Assessment of Diagnostic Accuracy Studies 등이 있으며, 각 평가 도구의 특징은 [표 3-8]에 정리했습니다.

표 3-8 논문의 질 평가 도구

	ROB 2.0	RoBANS 2.0	NOS	QUADAS-2
적용 대상	무작위 대조 임상시험 (RCT)	비무작위 중재 연구 (NRSI)	관찰 연구 (코호트 연구, 환자-대조군 연구)	진단 정확도 연구
개발 기관	Cochrane Collaboration	한국보건의료연구원	뉴캐슬대학교 & 오타와대학교	QUADAS 그룹
평가 영역 개수	5개	8개	3개(영역의 세부 항목은 총 9개)	4개
주요 평가 영역	· 무작위 배정 과정의 편향 · 할당된 중재 이탈로 인한 편향 · 결측치로 인한 편향 · 결과 측정의 편향 · 보고된 결과 선택에 의한 편향	· 연구 대상의 비교 가능성 · 연구 대상의 선정 방식 · 교란변수의 통제 · 중재(노출) 측정의 신뢰도 · 평가자의 눈가림 · 결과 평가의 신뢰도 · 불완전한 결과 자료 처리 · 선택적 결과 보고	· 선정selection : 연구 대상 선택의 적절성 · 비교 가능성comparability : 교란변수의 통제 · 결과outcome : 결과 평가 방법	· 환자 선정 · 중재 검사 · 참고 표준 검사 · 두 검사의 시기와 수행 여부

▶ 다음 페이지에 계속

	ROB 2.0	RoBANS 2.0	NOS	QUADAS-2
평가 방식	'낮음', '높음', '일부 우려'로 평가	'낮음', '높음', '불확실'로 평가	별점(★)을 부여하여 총점 계산	'낮음', '높음', '불확실'로 평가
해석 방법	각 영역의 평가를 종합하여 전체 편향 위험 판단	각 영역의 평가를 종합하여 전체 편향 위험 판단	총점에 따라 연구의 질을 '우수', '보통', '낮음'으로 분류	각 영역의 평가를 통해 편향 위험 및 적용 가능성 판단
시각화 도구	RevMan, robvis	Excel, robvis	Excel, robvis	RevMan, robvis

무작위 대조 임상시험(RCT)에서는 주로 Cochrane의 질 평가 도구인 ROB 1.0 혹은 2.0을 사용하여 연구의 편향 위험을 평가합니다. 예를 들어 [그림 3-29]는 8편의 연구에 대한 평가 결과를 보여줍니다.

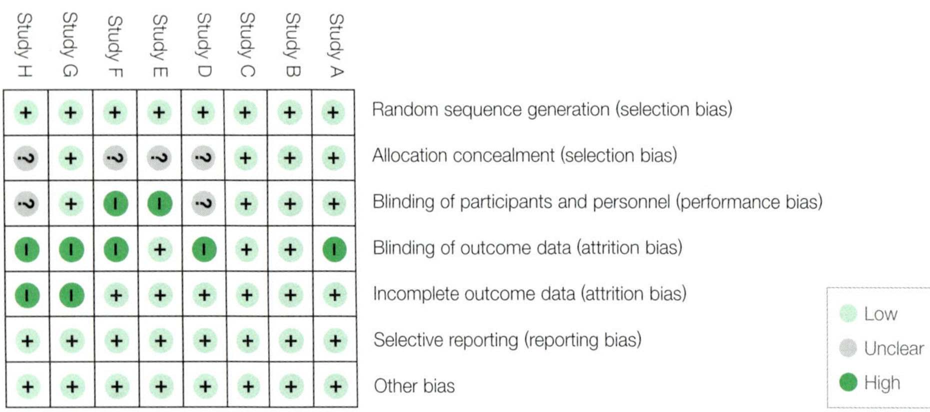

그림 3-29 무작위 대조 임상시험을 위한 Cochrane ROB 질 평가 결과의 시각화

[그림 3-29]를 보면 'Study E'는 배정 눈가림Allocation concealment의 편향이 불확실Unclear하고, 환자와 의료진의 맹검 처리Blinding of participants and personnel는 편향 위험이 높으며High, 나머지 항목은 편향 위험이 낮은Low 것으로 보고되었습니다. 이처럼 각 연구에 대해 여러 항목별로 편향 위험을 평가하고 시각적으로 제시함으로써, 연구의 신뢰도와 질을 종합적으로 판단할 수 있습니다.

비무작위 중재 연구(NRSI)에서는 주로 RoBANS 2.0을 사용합니다. RoBANS 2.0에 대한 시각화 결과는 ROB와 유사하므로 [그림 3-29]를 참고하세요.

코호트 연구나 환자-대조군 연구 등과 같은 관찰 연구에서는 주로 NOS를 사용하여 연구의 질을 평가합니다. [그림 3-30]은 NOS 평과 결과표의 예입니다. 심사자는 연구들의 각 항목(연구 대상 선정Selection, 비교 가능성Comparability, 노출/결과Exposure/Outcome)에 대해 최고 4개까지 별점을 부여해 평가하고, 총점Total NOS-score과 주관적 의견Comments을 메모 형식으로 기록합니다. NOS의 세부 항목과 평가 기준은 [부록 A2]에 자세히 설명되어 있습니다. 즉 NOS를 통해 관찰 연구의 방법론적 질과 편향 위험을 체계적으로 평가하고 기록할 수 있습니다.

Reference	Selection	Comparability	Exposure/ Outcome	Total NOS-score
Study A	★★★★	☆☆	★★★	7
Study B	★★★★	★★	★☆☆	7
Study C	★★★★	★★	★★★	9
Study D	★★★☆	☆☆	★★★	6
Study E	★★☆☆	☆☆	★★★	5
Study F	★★★☆	★★	★★★	8

그림 3-30 코호트 연구를 위한 NOS 질 평가 결과의 시각화

진단검사 정확도 메타분석에서는 보편적으로 QUADAS-2를 이용해 질 평가를 수행하고, [그림 3-31]과 같이 크게 편향 위험Risk of Bias과 적용 가능성 문제Applicability Concerns로 구분하여 도식화합니다. 각 항목은 환자 선정Patient Selection, 중재 검사Index Test, 참고 표준 검사Reference Standard, 두 검사의 시기와 수행 여부Flow and Timing로 구성됩니다. [그림 3-31]의 막대는 색깔별로 '낮음Low', '불확실Unclear', '높음High'의 위험도를 나타냅니다.

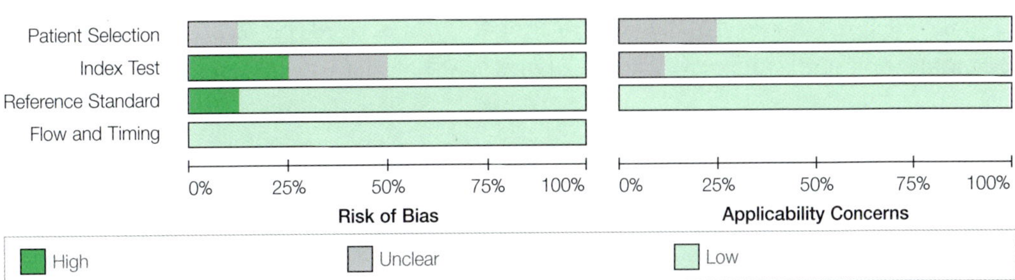

그림 3-31 진단 정확도 연구를 위한 QUADAS-2 질 평가 결과의 시각화

[그림 3-31]을 보면, 25%의 연구에서 중재 검사의 편향 위험이 높고, 12.5%의 연구에서 참고 표준 검사의 편향 위험이 높음을 확인할 수 있습니다. 환자 선정과 중재 검사는 각각 12.5%와 25%의 연구에서 편향 위험이 불확실합니다. 한편, 적용 가능성 문제의 경우 환자 선정과 중재 검사는 각각 25%와 12.5%의 연구에서 불확실합니다. 편향 위험에 대한 결과는 검사 수행 및 판독 과정의 맹검 여부, 기준 검사의 독립성 등이 불충분하게 보고되었음을 시사합니다. 반면에 적용 가능성 측면에서는 거의 모든 항목이 '낮음'으로 평가되므로 연구 결과가 실제 임상에 잘 적용될 수 있음을 보여줍니다. 대부분의 항목이 '낮음'으로 표시되면 전반적인 연구의 질이 양호함을 시사합니다.

평가 도구를 정한 뒤에는 각 도구에 대한 평가 문항 체크리스트를 활용해 두 명의 연구자가 독립적으로 점수를 매깁니다. 이렇게 얻은 평가 결과는 메타분석 결과를 해석할 때 '포함된 연구들의 전반적인 질이 어떠한지, 그리고 그 질이 메타분석 결과에 어떤 영향을 미칠 수 있는지'를 논의하는 근거가 됩니다. 평가 문항 체크리스트는 웹에 공개되어 있어 쉽게 찾아볼 수 있습니다.

참고로 질 평가는 정성적 평가이므로, 평가 과정에서 한계나 문제가 드러난 연구들은 결과를 해석하고 의미를 설명하는 고찰 단계에서 논의하게 됩니다. 따라서 이러한 평가는 통합추정치나 **숲 그림** forest plot[8]과 같은 수치 기반의 결과에는 전혀 영향을 주지 않습니다.

최종적으로 논문의 질 평가 결과는 Cochrane에서 제공하는 소프트웨어인 RevMan이나 웹 기반 시각화 도구인 robvis[9]를 이용해 [그림 3-29]~[그림 3-31]과 같이 시각화할 수 있습니다. 대부분의 저널에서 그림과 표의 수를 제한하므로, 질 평가 결과는 보통 부록supplementary으로 제출하는 경우가 많습니다.

논문 작성 시 PRISMA 체크리스트의 18번 항목(5.6절 참고)에 따라 분석에 포함된 개별 연구의 편향 위험을 기술해야 합니다. 질 평가를 할 때 발견되는 연구의 문제점을 체계적으로 정리해두면 논문 작성 시 바로 활용할 수 있습니다. 예컨대 저는 자료 추출 양식으로 사용하는 Excel 파일에 연구별 편향 위험을 별도로 기록하고 이를 논문 작성 시 참조합니다. 질 평가를 정성 들여 꼼꼼히 수행할수록 메타분석 결과의 신뢰도가 높아지므로 이 과정을 신중히 진행하길 권합니다.

8 숲 그림은 여러 연구에 대한 수치 기반의 결과(효과 크기, 신뢰구간 등)를 종합적으로 비교할 수 있게 도식화한 그래프입니다. 뒤에서는 숲 그림을 구현하는 방법을 살펴볼 것입니다.

9 https://www.riskofbias.info/welcome/robvis-visualization-tool

분석할 정량적 자료 추출

자료 추출 단계에서는 각 연구에서 분석할 정량적 자료의 수치를 찾아 표로 정리합니다. 분석 대상이 되는 결과들은 대부분 일차연구에서도 주요 결과로 다루어지기 때문에, 이미 표로 제시된 경우가 많아 수치를 확보하는 데 큰 어려움은 없습니다. 그러나 소그룹의 연령, 성별 등과 같이 본문에서 한두 문장 정도로만 언급되는 결과는 실제로 논문에 보고되어 있다고 해도, 수치를 찾지 못해 활용하지 못하는 경우도 있습니다. 따라서 자료 추출 과정은 표준화된 절차를 체계적으로 따르는 것이 중요합니다. 이를 통해 자료의 누락을 방지할 수 있고, 자료를 반복해서 찾는 번거로움도 줄일 수 있습니다.

자료 추출 과정은 일반적으로 다음과 같습니다.

❶ 표준화된 자료 추출 양식data extraction form을 이용

❷ 최종적으로 선정된 연구들과 이해관계가 없는 두 명의 연구자가 프로토콜에 따라 독립적으로 자료를 추출

❸ 두 평가자의 추출 결과가 불일치하면 논의를 통해 합의

보통 사전에 설계된 표준화된 자료 추출 양식을 이용합니다. 이 양식에는 일반적으로 연구의 기본정보(저자명, 출판 연도, 국가 등), 연구 설계(무작위 대조 임상시험, 코호트 연구 등), 환자의 특성(평균 연령, 질환 중증도 등), 중재군과 대조군의 정보(사용 약물 용량, 치료 기간 등), 결과변수(사건 수, 평균, 표준편차 등), 방법론적 질 평가 점수 등의 항목이 포함됩니다.

필요에 따라 보정된 효과 크기, 변환된 통계량, 오차 범위나 신뢰구간 등의 항목도 추가로 계산하여 추출합니다. 포함된 각 연구에서 어떤 정보를 추출했는지는 매우 중요하며, 이 내용은 논문에 명확하게 기술해야 합니다. 자료 항목은 크게 결과변수outcome variable와 기타변수other variable로 구분됩니다.

먼저 결과변수는 메타분석에서 통합하고자 하는 핵심 변수입니다. 예를 들어 척추 수술에 대한 메타분석이라면 수술 후 통증(NRS, VAS), 합병증 발생률, 재수술률, 수술 시간, 출혈량, 영상학적 융합 성공률 등이 결과변수에 해당될 수 있습니다. 각 결과가 어떻게 정의되었는지, 어떤 시점에서 측정되었는지, 그리고 다른 방식으로 보고된 결과는 없는지를 꼼꼼하게 기록해 두어야 올바르게 통합하고 논문에 명확히 기술할 수 있습니다.

다음으로 기타변수는 연구 특성과 관련한 모든 변수들을 가리킵니다. 예를 들어 연구 설계, 환자의 인구학적 특성(연령, 성별, 진단명), 중재군과 대조군에 대한 구체적인 설명, 추적관찰 기간, 병원 규모, 국가 및 출판 연도 등이 기타변수에 해당됩니다. 만약 기타변수들 중 **효과 수정자**effect modifiers[10] 혹은 **잠재적 효과 수정변수**가 존재한다면 이를 미리 정의하고, 가능하면 사전에 등록된 프로토콜이나 분석 계획에 명시하는 것이 좋습니다.

사전에 설계된 자료 추출 양식이 없는 경우에는 직접 양식을 만들 수도 있습니다. Excel 등의 프로그램을 이용해 [그림 3-32]와 같이 자료 추출 양식을 먼저 만들고, 각 논문을 읽으면서 앞서 살펴본 항목의 자료들을 채워 나가면 됩니다.

	A	B	D	E	F	G	H	I	J	K	L	M	P	Q	R	S	T	U
1		study	Design	Disease	Study period	Inclusion	Sx duration (mo)	Dignostic block		Nc	RF_tech	Male-c	NRS-m	NRS-SD	3mNRS-m	3mNRS-SD	6mNRS-m	6mNRS-SD
2	1	Gallagher, 1994 (equivocal responder)	RCT	facet jt synd	999	adult	3	o	Equ	6	80'c, 90s		6.8	0.54	7.8	0.32	7	0.85
3	2	Gallagher, 1994 (best responder)	RCT	facet jt synd	999	adult	3	o	goo	18	80'c, 90s		5.8	0.42	3.4	0.69	4.4	0.72
4	3	van Kleef, 1999	RCT	facet jt synd	1994.6-1996.4	999	12	o	>=5	15	80'c, 60s	5	7.7	1.5	2.8	2.4	999	999
5	4	Leclaire, 2001	RCT	facet jt synd	1993.10-1996.12	999	3	o	sign	36	80'c, 90s	12	5.19	2.67	5.23	999	999	999
6	5	Civelek, 2012	RCT	facet jt synd	999	999	1.5	x		50	80'c, 120s	15	8.2	0.55	2.2	0.12	2.5	0.1
7	6	Lakemeier, 2013	RCT	facet jt synd	2009.5-2011.9	adult	24	o	>=5	26	80'c, 90s	17	6.6	1.8	999	999	4.7	2.4
8	7	Moussa, 2016	RCT	facet jt synd	2011.6-2015.8	adult	3	o	com	40	85'c, 90s	9	999	999	999	999	999	999
9	8	Zhou, 2016	RCT	facet jt synd	2009.10-2012.10	999	6	o	>=8	40	80'c, 90s	23	6.8	1	1.4	1.2	1.7	1.6

그림 3-32 최종 선정된 연구의 평가 결과 및 표준화된 자료 추출 양식의 예

이때 CMA 등의 메타분석 프로그램으로 복사 및 붙여넣기하여 자료를 옮기는 것을 고려해, 문헌의 이름에는 제1저자의 성family name과 출판 연도를 기재하는 것이 좋습니다. 만약 제1저자의 성과 출판 연도가 동일한 문헌이 여러 편이라면, 구분을 위해 제2저자의 성까지 기재하기도 합니다. 또한 메타분석 논문에서는 일반적으로 분석에 포함된 연구들의 기본 특성(예 연구 설계, 환자 수, 성별, 연령 등)을 요약하여 표로 제시하므로, 이러한 항목의 자료들도 함께 추출하여 기록합니다.

보통 일차연구의 핵심적인 결과 수치는 표와 초록에 기록되어 있어서, 주요 결괏값들은 최종 선정된 논문들의 초록과 결과를 정리한 표에서 가장 먼저 확인합니다. 그다음 초록에는 없고 본문에만 작성된 수치들은 본문을 직접 읽으면서 찾아 기록합니다. 그러나 본문을 모두 읽는 데는 많은 시간이 소요되고 읽어도 못 찾는 경우가 많아서 보통 저는 어도비 애크로뱃Adobe Acrobat과 같은 PDF 프로그램의 검색 기능(단축키 Ctrl+F)을 이용해 수치의 단위를 기준으로 각 항목에 대한 자료를 찾습니다. 예를 들어 'years', 'confidence', 'follow-up', 'months' 등을 검색하면 평균 연령, 신뢰구간,

10 효과 수정자란 연구 결과에 영향을 미칠 수 있는 다양한 특성(예 동반 질환, 약물 사용 이력 등의 참가자 특성, 출판 방식 등)을 의미합니다.

추적관찰 기간 등과 같이 표에 정리되지 않은 정보들을 쉽게 확인할 수 있습니다. [표 3-9]는 일반적으로 추출해야 하는 자료 항목을 정리한 것입니다.

표 3-9 추출해야 하는 자료 항목

항목	기술할 자료의 예
연구의 기본 정보	저자명, 출판 연도, 국가, 저널명
연구 설계 및 방법	무작위 대조 임상시험, 코호트 연구, 추적관찰 기간
대상자 특성	연령, 성별, 진단명, 병기, 동반 질환
중재군 및 대조군	치료 방법, 투여량, 치료 기간, 시술 방식
결과변수	사망률, 합병증, 통증 점수, 기능 점수, 영상학적 결과
추적관찰 기간	6개월 추적, 1년 추적
효과 수정자	분석에 영향을 줄 수 있는 공변량

[표 3-9]와 같은 자료를 추출할 때 가장 권장하는 방식은 두 평가자가 독립적으로 자료를 추출한 뒤, 상호 비교하여 불일치하는 항목에 대해 토론하거나 제3자의 조정을 통해 합의하는 것입니다. 이러한 절차는 추출 오류를 줄이고 결과의 객관성을 높이는 데 도움이 됩니다. 또한 자료 추출 과정에서 필요한 정보가 원문에 명확히 보고되지 않은 경우에는, 원저자에게 문의를 시도한 사실과 그 결과를 논문에 함께 기술하는 것이 바람직합니다.

한편, 연구마다 자료의 표현 방식이 다르면 합성하기 어려울 수 있어, 자료의 형태를 통일해 추출하는 것이 중요합니다. 예를 들어 A 논문은 표준편차와 신뢰구간을 모두 기술하고, B 논문은 표준편차만 기술했다면 표준편차로 통일하여 추출하는 것이 좋습니다. 그러나 또 다른 C, D, E 논문은 신뢰구간만 기술했다면, 신뢰구간으로 통일해야 할 수도 있습니다. 따라서 이렇게 다양한 형태의 자료가 섞여 있는 경우에는 가능한 한 원자료의 형태를 모두 추출하는 것이 좋습니다. 공식을 이용해 표준편차를 신뢰구간으로 바꿀 수는 있지만(3.4절에서 자세히 설명), 여러 가정하에 계산된 추정치가 원자료의 수치보다 정확할 수는 없습니다.

마지막으로 결측치에 대한 문제를 고려해야 합니다. **결측치**missing value란 논문에서 추출하고자 했던 자료가 누락된 경우를 말합니다. 자료를 추출하는 과정에서는 종종 필요한 값이 누락되어 원문에 보고되지 않거나 불완전하게 제시되는 상황이 있습니다. 평균만 제시되고 표준편차는 누락되기도 하고, 95% 신뢰구간이 제시되지 않고 오즈비(OR) 혹은 위험비(HR)만 제시되기도 합니다. 이와 같은 경우에는 해당 논문의 저자에게 이메일로 문의해서 자료를 직접 요청해야 합니다. 생각보다 많은 연구자가 추가 자료를 제공하지만, 불가능하다면 해당 자료는 분석에서 제외해야 합니다.

통합추정치 구하기

많은 사람들이 메타분석 프로그램의 역할을 궁금해 하는데, 한마디로 말하면 각 연구에 **상대적 가중치** relative weight를 부여해 결과를 합산하는 역할을 합니다. 일반적으로 환자 수가 많고 표준편차와 분산이 작은 연구일수록 신뢰도가 높다고 판단하여 더 높은 가중치를 부여하고, 반대로 소규모이거나 오차가 큰 연구는 낮은 가중치를 부여합니다. 이렇게 계산한 가중치를 각 연구의 결괏값에 곱하여 **가중평균** weighted mean을 계산하고, 이를 합산하여 최종 통합추정치를 구합니다.

예를 들어 2편의 연구를 통합하는 메타분석을 진행해보겠습니다. 첫 번째 연구에서는 10명 중 5명이 재발했고, 두 번째 연구에서는 90명 중 5명이 재발했다고 가정해봅시다. 각 연구에서의 재발률 event rate은 $\frac{5}{10} = 0.5$와 $\frac{5}{90} ≒ 0.056$입니다. 두 연구의 결과에 대한 통합추정치를 구하고자 할 때 0.5와 0.056의 평균은 0.278이며, 두 연구의 환자 수를 더하여 총 환자 수 100(=10+90)명 중 10(=5+5)명이 재발한 것으로 보아 재발률은 0.1이 됩니다. 그러나 이 수치들은 둘 다 연구 규모의 차이와 연구 간 이질성을 반영하지 못한 값입니다. 90명의 대규모 연구는 표본 수가 많아 선택 편향 selection bias[11]의 가능성이 작으므로 더 높은 가중치를 부여하는 것이 합리적입니다. 반대로 10명의 소규모 연구는 표본 수가 적어 결과의 변동성이 크므로 상대적으로 낮은 가중치를 부여해야 합니다.

메타분석 프로그램은 환자 수와 분산 등에 근거하여 연구별로 가중치를 계산합니다. 소프트웨어는 이를 고려하여 사전에 선택된 모형과 방법에 근거해 논문별 가중치를 계산합니다. 이렇게 얻은 자료를 메타분석 프로그램에 넣으면 [그림 3-33]의 결과가 나옵니다. [그림 3-33]의 ❶을 보면 90명을 대상으로 한 대규모 연구 B에는 약 65.38%의 가중치를 부여하고, 10명을 대상으로 한 소규모 연구 A에는 약 34.62%의 가중치를 부여했습니다. 그 결과 재발률의 통합추정치 pooled estimate

11 선택 편향이란 표본을 선택하는 과정에서 특정한 성향이 개입되어 결과가 왜곡되는 현상을 말합니다.

는 단순 덧셈의 결과인 0.1보다 크고 단순 평균값인 0.278보다는 작은 0.136(95% 신뢰구간 : 0.070~0.245)임을 확인할 수 있습니다([그림 3-33]의 ❷ 참고).

Study name	Total	Event rate	Lower limit	Upper limit	Relative weight ❶
study A	5 / 10	0.500	0.225	0.775	34.62
study B	5 / 90	0.056	0.023	0.127	65.38
❷ Pooled		0.136	0.070	0.245	

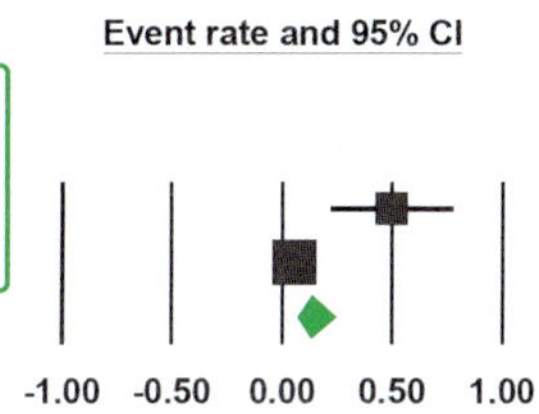

그림 3-33 가중평균을 이용한 합산

메타분석에서 각 연구의 가중치를 계산하는 대표적인 통계 방법으로는 IV Inverse Variance 방법, MH Mantel-Haenszel 방법, DL DerSimonian-Laird 방법, REML Restricted Maximum Likelihood 방법 등이 있습니다. 대부분의 메타분석 프로그램에서는 사용자가 별도로 선택하지 않아도 자동으로 적절한 통계 방법이 적용됩니다. 각 방법의 의미와 계산식, 차이에 대해서는 [부록 A1]에서 자세히 설명합니다.

효과 크기 선택 및 숲 그림 구현

메타분석에서 가장 핵심적인 통계 분석 요소는 바로 **효과 크기** effect size 입니다. 효과 크기란 어떤 변수의 영향력이나 차이의 크기를 수치로 표현한 것입니다. 예를 들어 어떤 치료법이 실제로 병을 낫게 하는 데 얼마나 효과가 있었는지, 혹은 약을 먹은 집단과 먹지 않은 집단 사이의 효과 차이가 얼마나 되는지 등을 수치로 표현합니다. 효과 크기의 지표는 보통 자료의 유형에 따라 달라집니다. 예를 들어 이분형 자료의 경우에는 효과 크기 지표로 상대위험도(RR), 오즈비(OR) 등을 사용하고, 연속형 자료의 경우에는 평균차이(MD) Mean Difference, 표준화된 평균차이(SMD) Standardized Mean Difference 등을 사용합니다. 시간-사건 자료 time-to-event data 의 경우에는 위험비(HR)를 사용합니다. 여러 효과 크기 지표에 대한 설명은 [표 3-10]으로 정리했습니다. 각 지표는 연구의 특성과 분석 목적에 따라 적절하게 선택해야 하며, 선택한 지표는 메타분석 전반에 큰 영향을 미칩니다.

표 3-10 효과 크기 지표의 종류와 특징

효과 크기 지표	의미	해석 기준	자료 형태	분석 상황
오즈비(OR)	두 군의 오즈에 대한 비율	• =1 : 차이 없음 • >1 : 시험군의 위험 증가	이분형 자료(사건 발생 유무로 구분)	• 환자-대조군 연구 • 희귀 사건의 분석에 적합
상대위험도(RR)	두 집단의 사건 발생 위험률에 대한 비율	• =1 : 차이 없음 • >1 : 시험군의 위험 증가	이분형 자료(사건 발생률이 계산 가능한 경우)	• 코호트 연구 • 일반적인 비율 비교에 적합
Peto 오즈비(POR)	수정된 오즈비(Peto 방법 기반)	• OR과 동일함	이분형 자료(희귀 사건의 경우)	• 희귀 사건의 분석에 적합 • 소규모 연구의 메타분석에 적합
평균차이(MD)	두 군의 평균값 차이	• =0 : 차이 없음 • >0 : 시험군의 평균이 더 큼	연속형 자료(측정 단위가 서로 같은 경우)	• 동일한 측정 척도(예 혈압, 통증 점수 등)를 가진 경우
표준화된 평균차이(SMD)	평균차이를 표준편차로 나눈 값	• 0.2 : 작은 효과 • 0.5 : 중간 효과 • 0.8 : 큰 효과	연속형 자료(측정 단위가 서로 다른 경우)	• 서로 다른 측정 척도를 통합하고자 하는 경우
위험비(HR)	사건 발생 속도(위험률)의 비율	• =1 : 차이 없음 • >1 : 시험군의 위험이 더 빠름	시간 의존형 자료(생존분석)	• Kaplan-Meier, Cox 모형 기반 생존/추적 연구

이제 메타분석을 수행할 준비가 완료되었다면, 숲 그림을 구현하는 단계로 넘어갑니다. 우선 분석에 사용할 자료를 추출한 뒤, Excel과 같은 스프레드시트 형태로 정리합니다. 이렇게 정리한 결과를 메타분석 프로그램에 불러온 뒤 적절한 효과 크기 지표를 선택하면, 각 연구 결과를 시각화한 숲 그림이 생성됩니다. 이제 몇 가지 메타분석 프로그램을 살펴보고, 각 프로그램에서 숲 그림을 구현하는 방법을 살펴봅시다.

메타분석 프로그램의 종류와 특징

과거에는 메타분석을 수행하려면 Stata, R, SAS처럼 코딩이 필요한 프로그램을 사용해야 했지만, 최근에는 코딩 없이 수치를 입력한 뒤 몇 번의 클릭만으로도 분석이 가능한 사용자 친화적인 프로그램이 많이 개발되어 훨씬 편리해졌습니다. 프로그램 선택 시 고려해야 할 사항으로는 비용과 사용 편리성(코딩 없이 사용 가능한지 여부, 그래픽 사용자 인터페이스(GUI)Graphical User Interface 제공 여부 등)이 있습니다.

이제 몇 가지 메타분석 프로그램의 종류와 그 특징에 대해 알아봅시다. 주요 프로그램으로는 MetaAnalysisOnline, CMA Comprehensive Meta-Analysis 4, RevMan 5, Stata 등이 있습니다. 이와 같은 메타분석 프로그램을 통해 여러 연구에 대한 결과를 종합적으로 비교할 수 있게 도식화한 그래프인 숲 그림 forest plot, 깔때기 그림 funnel plot과 이질성 평가 지표 등의 결과를 확인할 수 있습니다.

■ MetaAnalysisOnline

우선 MetaAnalysisOnline[12]은 무료로 제공되는 메타분석 프로그램으로, 회원가입이나 별도의 설치 과정이 필요 없다는 장점이 있습니다. 이 프로그램에서는 단순히 주어진 표에 값을 입력하기만 하면 숲 그림, 깔때기 그림, 이질성 평가 결과 등을 자동으로 확인할 수 있습니다. 다만 현재 지원되는 자료의 형태가 제한적이라는 단점이 있습니다.

프로그램 사용 방법은 [그림 3-34]에 제시된 순서를 따르면 됩니다. 먼저 ❶의 [Select available data]에서 자료의 형태를 선택하고, ❷의 [Paste study and data]에 제시된 표에 각 자료의 값을 입력합니다. 그다음 ❸의 [Select analysis]에서 구현하고자 하는 그래프의 종류를 선택한 뒤, ❹의 [Refresh] 버튼을 클릭하면 그래프가 나타납니다. 이 경우 [그림 3-34]와 같이 주어진 자료의 값에 대한 숲 그림이 구현됨을 확인할 수 있습니다.

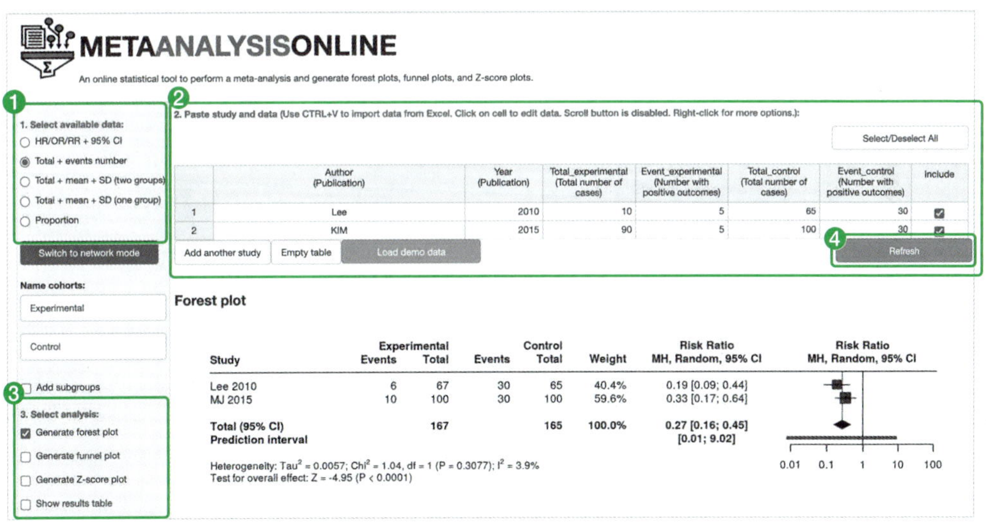

그림 3-34 MetaAnalysisOnline의 사용 방법

12 https://metaanalysisonline.com/

▪ CMA 4

CMA 4는 메타분석에 특화된 유료 프로그램으로, 다양한 형태의 자료를 이용한 분석이 가능합니다. 체험판을 다운로드하면 1주일 간 모든 기능을 제한 없이 사용할 수 있으므로, 분석에 필요한 자료가 이미 모두 준비되어 있다면 체험판만으로 충분히 분석을 완료할 수 있습니다.

[그림 3-35]~[그림 3-38]은 CMA 4의 사용 방법을 보여줍니다. 첫 화면을 보면 우리에게 친숙한 Excel과 유사하게 스프레드시트 형태로 구성되어 있음을 볼 수 있습니다. [그림 3-35]와 같이 [Insert] ▶ [Column for] ▶ [Study names]를 차례로 클릭하면, [그림 3-36]의 ❶과 같이 A열의 이름이 'Study name'으로 바뀝니다.

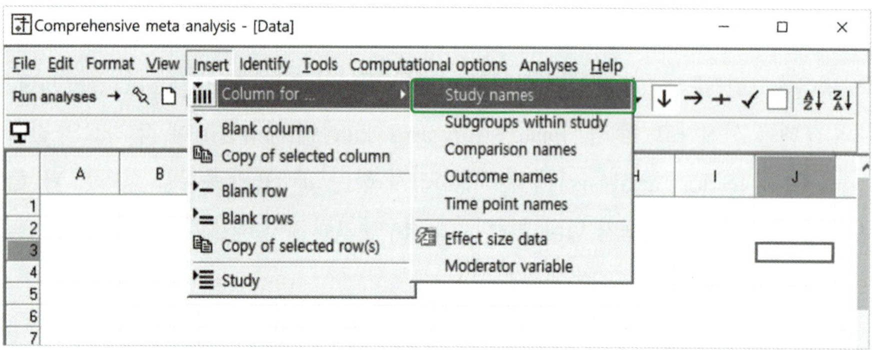

그림 3-35 CMA 4의 사용 방법 (1)

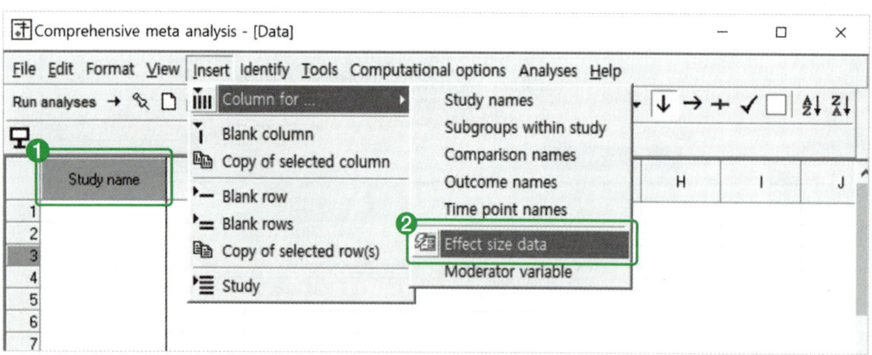

그림 3-36 CMA 4의 사용 방법 (2)

그다음 [그림 3-36]의 ❷와 같이 [Insert] ▶ [Column for] ▶ [Effect size data]를 차례로 클릭하면 [그림 3-37]과 같이 어떠한 분석을 선택할지에 대한 창이 열립니다. 이 창에서 첫 번째 항목은 2군two groups 비교이고, 두 번째 항목은 단일군one group 비교입니다. 보통 4가지 항목 중 이 2가지를 주로 선택합니다. 나머지 2가지 항목은 자료의 보편적 추정치generic point estimate를 구하는 경우에 주로 사용합니다.

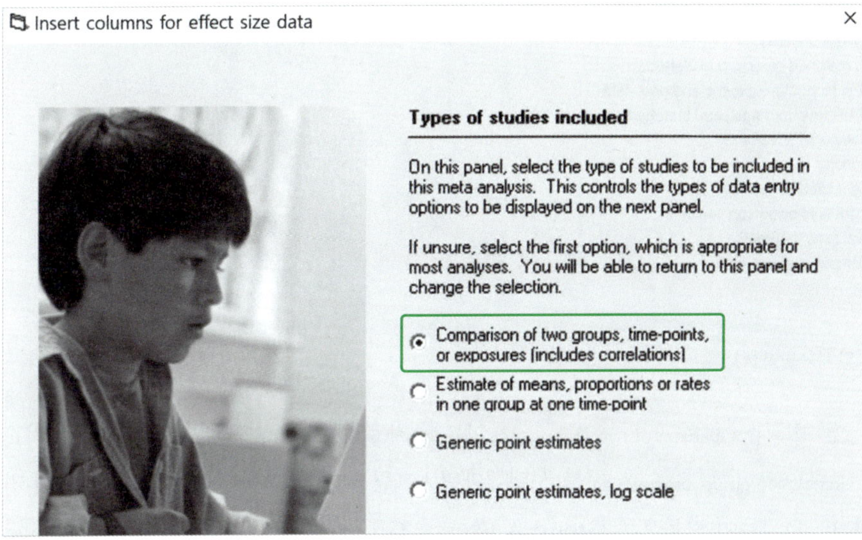

그림 3-37 CMA 4의 사용 방법 (3)

[그림 3-37]에서 2군 비교(중재군과 대조군)를 선택하면 [그림 3-38]과 같이 입력할 자료의 형태를 선택하는 화면이 열립니다. 여기서는 분석에 사용할 자료의 특성에 따라 사건 수와 같은 이분형Dichotomous 자료인지 아니면 평균과 같은 연속형Continuous 자료인지를 선택합니다. 그 외에 상관관계Correlation나 생존분석Survival에 관한 자료 선택도 가능합니다. 이분형 자료를 선택한 경우에는 전향적 혹은 후향적 연구인지, 그리고 비교할 두 군의 연령, 성별 등을 서로 유사하게 매칭했는지matched 아닌지를 선택합니다.

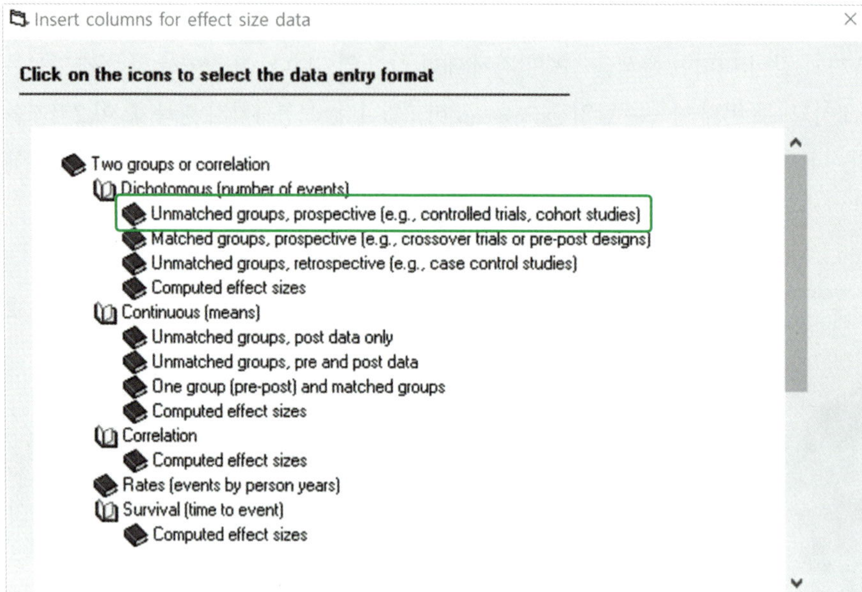

그림 3-38 CMA 4의 사용 방법 (4)

앞의 단계에서 '2군 비교Comparison of two groups → 이분형 자료Dichotomous → 매칭되지 않은 비교군, 전향적 연구Unmatched group, prospective'를 선택했다면 [그림 3-39]의 화면이 나옵니다. 이때 기존의 열 이름(B, C, D, E)이 자동으로 Group-A Events, Group-A Total N, Group-B Events, Group-B Total N으로 바뀝니다. 이제 앞서 Excel에 정리해둔 각 연구들의 수치를 항목에 맞게 입력합니다. 이때 자료 추출 양식의 열 순서를 CMA 4의 열 순서와 동일하게 맞추어 두면, 복사 및 붙여넣기를 통해 한번에 입력할 수 있습니다.

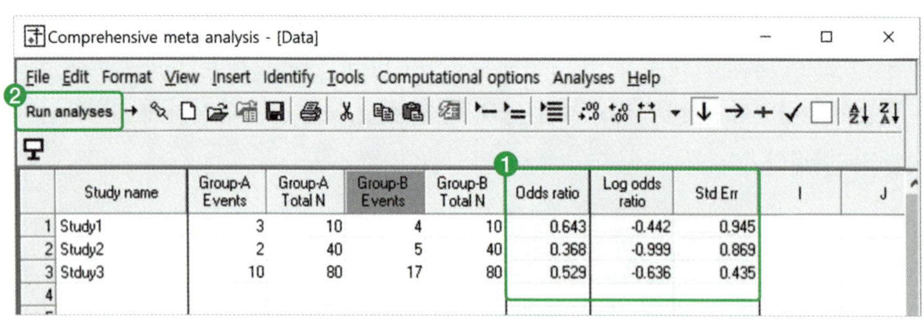

그림 3-39 CMA 4의 사용 방법 (5)

[그림 3-39]에서 ❶의 박스 안에 있는 효과추정치인 오즈비Odds ratio, 로그 오즈비Log odds ratio, 표준오차(Std Err)Standard Error의 값은 사용자가 직접 입력하는 항목이 아니라, 프로그램이 계산하여 출력하는 값입니다. 여러분이 Group-A와 Group-B의 사건 수Events와 총 환자수Total N에 대한 자료 입력을 마쳤다면, ❶의 박스 안의 수치는 자동으로 계산됩니다. 이렇게 계산된 개별 연구의 수치를 통합한 결과를 확인하기 위해 ❷의 [Run analyses]를 클릭합니다.

이때 숲 그림이 바로 구현되지는 않고, 먼저 [그림 3-40]의 화면이 나옵니다. 이 화면에서는 그래프(숲 그림)를 구현하기 전에 몇 가지 설정을 조정할 수 있습니다. 먼저 [그림 3-40]의 ❶의 [Effect measure : Odds ratio]를 클릭하면 효과 크기 지표를 설정할 수 있습니다. 이때 효과 크기 지표의 기본값은 오즈비(OR)Odds Ratio로 설정되어 있습니다. 오즈비는 가장 보편적이고 직관적으로 이해하기 쉬운 지표이므로 가장 많이 사용합니다. Peto 오즈비(POR)Peto Odds Ratio는 전체 환자 수에 비해 사건 수가 굉장히 적은 경우, 일반 오즈비보다 더 정확한 통합추정치를 산출할 수 있어 유용합니다. 또한 MH 오즈비MH odds ratio의 'MH'는 'Mantel-Haenszel'의 약자로, 주어진 대상을 여러 소그룹으로 나누어 각각 분석한 뒤 그 결과들을 종합하여 소그룹의 분류 기준에 따른 영향을 조정한 전체 결과를 얻을 때 사용합니다.

앞서 설명한 효과 측정도구Effect measure들 중 출력하고자 하는 도구를 선택하면 해당 결과가 출력됩니다. [그림 3-40]의 ❷를 보면 임의Random 효과 모형을 적용했을 때 3개의 연구를 통합한 오즈비Odds ratio는 0.512이고 95% 신뢰구간은 0.253~1.035입니다. 효과 크기인 Z-값Z-value은 −1.863이고, 이에 대한 p-값p-value은 0.062로 0.05보다 커서 통계적으로 유의하지 않습니다. ❸의 [High resolution plot]을 클릭하면 원하는 숲 그림이 생성됩니다. 이어서 ❹의 [Next table]을 클릭하면 이질성 평가 결과[13]가 표시됩니다. 마지막으로 ❺와 같이 [Analyses] ▶ [publication bias]를 차례로 클릭하면 깔때기 그림funnel plot이 생성되어, 출판 편향을 시각적으로 확인할 수 있습니다.

13 이질성 평가 결과의 대표적인 지표로는 Cochrane의 Q 통계량, I^2 통계량, τ^2 통계량 등이 있습니다.

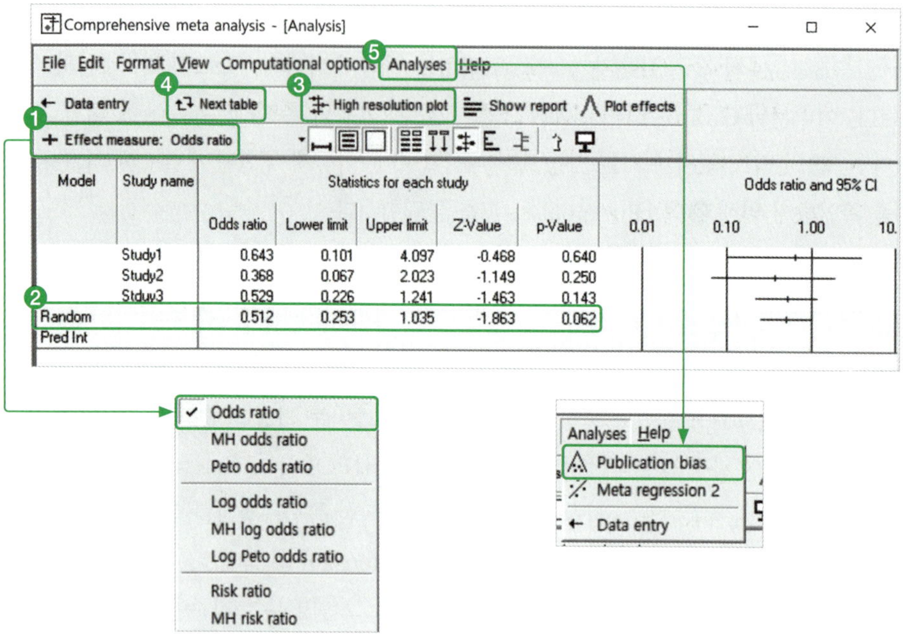

그림 3-40 CMA 4의 사용 방법 (6)

▪ RevMan 5

RevMan 5는 Cochrane에서 제공하는 메타분석 프로그램으로, 최근에 유료로 전환되었습니다. 이 프로그램은 원래 Cochrane 라이브러리에 메타분석 논문을 투고할 때 사용하는 공식 시스템이다 보니, 분석 결과와 숲 그림에 대한 결과를 얻는 과정이 다소 복잡하다는 단점이 있습니다. 참고로 RevMan 5에서는 [Data and analyses] 항목에서 각 결괏값을 입력한 후, [그림 3-41]과 같은 '숲 그림 버튼'을 클릭하면 숲 그림이 생성됩니다. 만약 유료 구매를 고려하고 있다면 RevMan 5보다는 더 사용자 친화적이고 다양한 기능을 제공하는 CMA 4를 선택하는 것을 권장합니다.

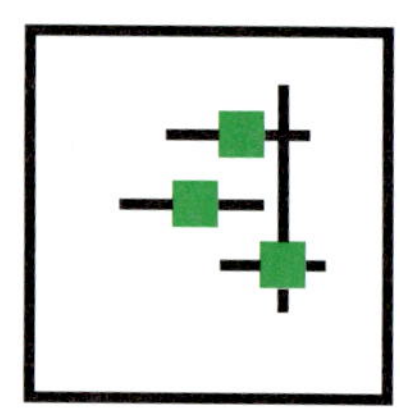

그림 3-41 RM 5의 숲 그림 버튼

▪ 기타 메타분석 프로그램

최근에는 SPSS에서도 메타분석 기능을 지원합니다. 스프레드시트에 자룟값을 입력한 뒤 클릭 몇 번만으로 분석을 수행할 수 있다는 점에서 매우 편리합니다. 또한 R-programming 역시 메타분석에서 널리 활용되는데, metafor, meta와 같은 패키지를 사용하면 유연한 분석과 다양한 그래프 구현이 가능합니다. R-programming에서는 'forest( )' 함수를 이용해 숲 그림을 원하는 형태로 시각화할 수 있습니다. 다만 R-programming은 코딩에 대한 이해가 기본적으로 필요하기 때문에 초심자에게는 진입 장벽이 높은 편입니다. 그러나 최근에는 ChatGPT 등과 같은 대규모 언어모형(LLM)을 활용해 코드를 작성하거나 에러를 수정하며 학습하는 방식이 가능해져서 R-programming에 대한 접근성이 점점 높아지고 있습니다. 이외에도 Stata 등의 다양한 통계 프로그램도 메타분석에 활용됩니다. 무엇보다 중요한 것은 자신이 가장 편하게 다룰 수 있는지, 연구 목적에 부합하는 기능을 제공하는지를 고려해 프로그램을 선택하는 것입니다. 앞서 살펴본 프로그램을 비롯한 다양한 메타분석 프로그램의 특징을 [표 3-11]에 정리했습니다.

표 3-11 메타분석 프로그램

프로그램	유료/무료	사용 방법	장점	단점
MetaAnalysis Online	무료	클릭	• 사용 방법이 매우 쉬움 • 메타분석 전용 프로그램 • 회원가입 필요 없음	• 분석 가능한 자료 형태가 제한적임
CMA 4	유료	클릭/GUI	• 사용자 친화적임 • 다양한 효과 크기 지원 • 고급 분석 가능 • 무료 체험판(1주일)만으로도 모든 분석 가능	• 업데이트가 느림
Jamovi	무료	클릭/GUI	• R 기반의 통계 소프트웨어 • 'MAJOR' 모듈을 통해 메타분석 기능 확장 가능 • 다양한 효과 크기 분석 및 시각화 지원	• 메타분석 전용 프로그램이 아님 • 시각화 옵션이 단순하여 편집에 제한이 있음
RevMan 5	유료	클릭/GUI	• 사용 방법이 쉬움 • Cochrane 공식 도구	• 복잡한 모형의 경우 제한이 있음 • 커스터마이징이 어려움
R-programming	무료	코딩	• 원하는 대로 분석 방식과 결과 표현식을 결정할 수 있음 • 고급 분석 가능 • 재연성이 좋음	• 초보자에게 어려움 • 패키지에 버그가 있을 수 있음
Stata	유료	코딩	• 강력하고 다양한 분석 제공	• 비싸고 사용 방법에 대한 학습이 필요함
JASP	무료	클릭/GUI	• 직관적인 인터페이스 • 기본 메타분석 기능 지원	• 메타분석 전용 프로그램이 아님 • 메타분석 고급 기능 부족

앞의 메타분석 프로그램들 중 분석에 사용할 프로그램을 정했다면, 추출한 자룟값을 해당 프로그램에 입력해야 합니다. 연구 유형에 따라 사건 수와 환자 수 혹은 평균과 표준편차 등을 입력하게 됩니다. 이 과정에서 오타나 입력 실수가 발생하지 않도록 특히 주의해야 합니다. 입력을 마친 후에는 프로그램으로 계산한 각 연구의 효과 크기 지표(예 오즈비, 평균차이 등)에 대한 결과를 직접 검토하는 과정이 중요합니다. 가능하다면 원논문에 보고된 값과 전반적으로 일치하는지 비교해보세요. 만약 계산된 값이 원자료의 값과 크게 다르다면, 자룟값을 잘못 입력했을 가능성이 높으므로 재확인이 필요합니다.

다음 절에서는 지금까지 살펴본 내용을 바탕으로 메타분석을 수행하면서 겪을 수 있는 문제와 그 해결 사례를 알아보고자 합니다.

SECTION

3.4 숲 그림을 정확히 그리기 위한 자료 처리

실제로 숲 그림을 그리다 보면 어떤 논문은 숲 그림에서 누락되기도 하고, 어떤 논문은 다른 논문들의 결괏값과 크게 달라서 숲 그림의 범위에서 벗어나는 경우도 있습니다. 이러한 현상은 결괏값에 0이 포함되거나, 결과를 표현하는 방식이 서로 다르거나, 등급 체계가 일치하지 않는 경우 등에 주로 발생합니다.

예를 들어 동일한 메타분석 내에서 어떤 논문은 대푯값으로 평균을 사용하고, 다른 논문은 대푯값으로 중위수를 사용하기도 합니다. 이 밖에도 사용하는 척도가 서로 다른 경우 역시 흔히 발생합니다. 이 절에서는 이와 같은 상황에서 자주 마주치는 몇 가지 문제 사례와 그 대처 방법을 살펴보겠습니다.

자룟값에 '0'이 포함된 경우

대상자 중 단 한명에서도 사건이 발생하지 않는 상황처럼 입력할 자룟값 중에 '0'이 포함된 경우, 상대위험도(RR)를 계산하면 그 결과는 0(분자가 0인 경우) 혹은 무한대 ∞(분모가 0인 경우)입니다. 예를 들어 100명의 흡연자 중 10명의 폐암 환자가 발생했고, 100명의 비흡연자 중 폐암 환자가 1명도 발생하지 않았다고 가정해봅시다. 이때 폐암 발생율은 흡연자군의 경우 $\frac{10}{100} = 0.1$이고, 비흡연자군의 경우 $\frac{0}{100} = 0$입니다. 따라서 두 군의 상대위험도를 계산하면 $\frac{0.1}{0} = \infty$가 나옵니다.

또한 5명 중 0명의 환자에게 합병증이 발생한 치료법과 100,000명 중 0명의 환자에게 합병증이 발생한 치료법에 대한 연구를 단순 발생률로 비교하면 모두 '0%의 합병증'으로 동일하게 나타납니다. 그러나 임상적으로는 100,000명의 환자 집단에서 단 한 명도 합병증이 발생하지 않았다는 점이 훨씬 더 신뢰할 만한 근거로 해석될 수 있습니다. 이처럼 사건 수가 0이라고 해서, 입력 항목에 0을 그대로 넣는다면 분석 결과가 왜곡될 수 있습니다.

일반적으로 이와 같은 문제를 해결하기 위한 방법으로 스프레드시트의 모든 수치에 0.5를 더하는 **연속성 보정**continuity correction을 사용합니다. 앞의 예의 경우에는 프로그램에 결괏값을 입력할 때, 0/5/0/100,000 대신에 0.5/5.5/0.5/100,000.5를 입력하면 됩니다. 메타분석 프로그램(RevMan 5, R-programming의 meta, metafor 등)은 연속성 보정을 통해 0셀zero cell을 자동으로 처리하기도 합니다(즉 자동으로 0.5씩 더해서 계산합니다). 그러나 중요한 점은, 메타분석 프로그램이 실제로 0셀을 처리했는지의 여부를 연구자가 반드시 파악하고, 논문의 연구 방법method 부분에 '연속성 보정값 0.5를 추가했다'는 내용을 명확히 기술해야 한다는 것입니다.

연속성 보정을 적용한 경우, 연구 방법에 작성할 수 있는 예문은 다음과 같습니다.

- A continuity correction of 0.5 was added to all cells to enable the calculation of effect estimates, as commonly recommended in meta-analyses.

  (메타분석에서 일반적으로 권고되는 방법에 따라, 효과추정치를 계산할 수 있도록 모든 셀에 0.5의 연속성 보정을 적용했습니다.)

- To address zero-event occurrences in contingency tables, we applied a continuity correction of 0.5 to all cells, facilitating the computation of odds ratios and their variances.

  (분할표에서 발생한 사건 수가 0인 경우를 처리하기 위해 모든 셀에 0.5의 연속성 보정을 적용했으며, 이를 통해 오즈비와 그 분산을 산출할 수 있게 했습니다.)

- In instances where studies reported zero events in one or both arms, a continuity correction of 0.5 was uniformly added to each cell, in line with established meta-analytic practices.

  (한쪽 또는 양쪽 환자군에서 사건 발생이 없는 경우, 기존 메타분석의 표준 방법에 따라 모든 셀에 일률적으로 0.5의 연속성 보정을 적용했습니다.)

- Consistent with Cochrane Handbook recommendations, a 0.5 continuity correction was employed for studies with zero-cell counts to enable the calculation of effect estimates.

  (Cochrane Handbook의 권고에 따라, 효과추정치를 계산하기 위해 사건 발생이 없는 연구(즉 0셀이 있는 연구)에는 0.5의 연속성 보정을 적용했습니다.)

- To mitigate computational issues arising from zero-event data, we incorporated a continuity correction of 0.5 into each cell of the affected studies' contingency tables.

  (사건 발생 수가 0으로 보고된 자료에 대한 연구에서 발생할 수 있는 계산상의 문제를 줄이기 위해, 해당 연구의 분할표의 각 셀에 0.5의 연속성 보정을 적용했습니다.)

- Following standard procedures, a continuity correction of 0.5 was applied to studies exhibiting zero events in any cell, ensuring the stability of the meta-analytic estimates.

  (표준 절차에 따라, 어느 셀에서든 사건 발생 수가 0으로 보고된 연구에는 0.5의 연속성 보정을 적용하여 메타 분석 추정치의 안정성을 확보했습니다.)

사건 빈도수가 극히 낮은 경우

Peto 오즈비(POR) Peto Odds Ratio는 메타분석에서 '0셀'이 여러 개 존재하거나, 발생 빈도가 극히 낮은 희귀 사건rare event의 효과를 분석할 때 자주 사용되는 통계적 방법입니다. 이러한 상황에서는 일반적인 오즈비(OR)가 아닌 POR을 산출합니다.

일반적인 OR 방법은 각 연구에 대한 2×2 분할표에서 직접 OR을 계산한 뒤, 이를 종합해서 메타분석을 진행하는 방식입니다. 반면에 POR 방법은 발생 빈도가 극히 낮은 사건에 대해 더 안정적인 추정치를 구하기 위해, 오즈 차이odds difference를 기반으로 한 근사 계산을 사용합니다. 이와 같은 POR 방법은 연속성 보정값(예 모든 값에 0.5씩 더하기)을 인위적으로 사용하지 않아도 계산할 수 있다는 장점이 있습니다.

그러나 POR 방법은 각 군의 표본 수가 비슷하고 사건이 매우 드물게 발생하는 경우에만 신뢰할 만한 추정치를 제공하고, 반대로 사건 발생률이 높거나 치료군과 대조군의 표본 수가 크게 다른 경우에는 편향된 결과를 초래할 수 있다는 단점이 있습니다. 따라서 POR 방법은 희귀 사건인 동시에 연구 간 표본 수가 유사한 경우, 즉 균형을 잘 이루는 경우에만 사용하는 것이 바람직합니다.

POR 방법을 적용한 경우, 연구 방법에 작성할 수 있는 예문은 다음과 같습니다.

- We utilized the Peto method for meta-analysis, which estimates odds ratios using an inverse-variance approach based on observed minus expected event counts, assuming a fixed-effect model.

  (본 메타분석에서는 고정 효과 모형을 전제로 하여, 관찰된 사건 수에서 기대 사건 수를 뺀 값의 역분산을 이용해 오즈비를 추정하는 POR 방법을 사용했습니다.)

- Given the rarity of events and balanced group sizes across studies, the Peto odds ratio method was selected for its robustness under these conditions.

  (사건 발생률이 낮고 연구 간 군의 크기(표본 수)가 유사하다는 점을 고려하여, 이러한 조건에서 신뢰도가 높은 POR 방법을 선택했습니다.)

- The Peto method was employed to calculate pooled odds ratios, as it is particularly suitable for meta-analyses involving rare events without the need for continuity corrections.

  (POR 방법은 희귀 사건을 다루는 메타분석에 특히 적합하며 연속성 보정이 불필요하므로, 본 연구에서는 이를 활용해 통합 오즈비를 산출했습니다.)

- The meta-analysis was conducted using the Peto method, which is advantageous in scenarios with infrequent events and avoids the bias introduced by continuity corrections.

  (사건이 매우 드물게 발생하는 상황에 적합하며, 연속성 보정으로 인한 편향을 피할 수 있는 POR 방법을 이용해 본 메타분석을 수행했습니다.)

POR 방법을 사용할 때 주의해야 할 점이 있습니다. 만약 사건 발생률이 10%를 초과한다면, POR 방법은 실제 효과 크기를 과소평가 혹은 과대평가할 가능성이 있습니다. 반면, MH Mantel-Haenszel 방법이나 베이지안Bayesian 방법 등은 중간 이상의 발생률에서도 보다 안정적인 추정치를 제공합니다. 또한 치료군과 대조군 간 사건 수의 불균형이 심한 경우에도 POR 방법은 적절하지 않습니다. 예를 들어 치료군에서는 사건이 거의 발생하지 않고 대조군에서는 사건이 자주 발생하는 경우, POR 방법은 이러한 불균형을 과소 반영하여 신뢰할 수 없는 결과를 초래할 수 있습니다.

정리하면 POR 방법은 사건이 매우 드물게 발생하고 치료군과 대조군 간 사건 수가 비교적 균형을 이루며, 효과 크기가 크지 않고 연구 간 이질성이 낮은 경우에 이용하면 가장 정확한 결과를 얻을 수 있습니다.

평균과 표준편차 대신 중위수와 사분위 범위가 제시되는 경우

메타분석에서 연속형 자료(예 검사 수치, 평가 점수 등)를 비교할 때, 보통 평균과 표준편차를 이용해 효과 크기를 계산합니다. 그러나 일부 논문에서는 평균 대신 중위수median와 사분위 범위(IQR) Inter Quartile Range만 제시되는 경우가 있습니다. 문제는 메타분석 공식이 주로 평균과 표준편차를 전제로 한다는 점입니다. 따라서 이 경우에는 해당 연구를 제외하거나, 중위수와 사분위 범위를 평균과 표준편차로 변환한 뒤 연구에 포함해야 합니다.

만약 자료의 분포가 대칭에 가깝다면, 즉 정규분포를 따른다면 중위수를 평균으로 간주하기도 합니다. Cochrane Handbook 7.7.3.5절에서는 다음과 같이 평균은 중위수로 대체하고, 표준편차는 사분위 범위(제3사분위수와 제1사분위수의 차이)를 1.35로 나눈 값으로 대체할 수 있다고 설명합니다.

$$(\text{평균})=(\text{중위수}),\quad (\text{표준편차})=\frac{(\text{사분위 범위})}{1.35}$$

그러나 분포가 정규분포와 같이 좌우대칭이 아니라 한쪽으로 치우쳐져 있거나 표본 수가 적은 경우, 이 방법은 왜곡된 추정치를 초래할 수 있으므로 주의가 필요합니다. 이러한 한계를 보완하기 위한 대안으로, 중위수와 사분위 범위를 평균과 표준편차로 변환할 때 가장 많이 사용하는 방법이 Hozo 등이 제시한 공식[14]입니다. 이 공식은 다음과 같이 평균과 표준편차를 추정합니다.

$$(\text{표준편차})=\frac{(\text{최솟값})+2\times(\text{중위수})+(\text{최댓값})}{4}$$

$$(\text{표준편차})=\begin{cases}\dfrac{(\text{사분위 범위})}{4}, & \text{정규분포인 경우}\\[2ex] \dfrac{(\text{사분위 범위})}{6}, & \text{정규분포가 아닌 경우}\end{cases}$$

이 공식을 이용하면 중위수, 최솟값, 최댓값, 사분위 범위만 주어질 때도 평균과 표준편차를 추정할 수 있습니다. 최근 일부 메타분석 프로그램에서는 이러한 변환을 자동으로 지원하기도 합니다. 즉 이와 같은 과정을 통해 중위수로 주어진 자료도 평균 기반의 메타분석에 포함할 수 있습니다.

앞서 살펴본 공식을 이용해 중위수와 사분위 범위를 평균과 표준편차로 변환하여 사용한 경우, 연구 방법에 작성할 수 있는 예문은 다음과 같습니다.

- Due to variability in reported statistics, medians and interquartile ranges (IQRs) were converted into means and standard deviations (SDs) using validated approximation methods prior to pooling.
  (보고된 통계치의 다양성을 고려하여, 신뢰도가 검증된 근사법을 이용해 중위수와 사분위 범위를 평균과 표준편차로 변환한 후 메타분석을 수행했습니다.)
- As some included studies reported median values accompanied by IQRs rather than means and SDs, these data were systematically transformed into means and SDs to facilitate meta-analysis.
  (일부 포함된 연구에서 평균과 표준편차 대신 중위수와 사분위 범위가 보고됨에 따라, 메타분석 수행을 위해 해당 자료를 평균과 표준편차로 일괄 변환했습니다.)

14 출처 : Stela Pudar Hozo et al. Estimating the mean and variance from the median, range, and the size of a sample. BMC Med Res Methodol. 2005;5:13.

- We standardized effect measures across studies by converting median and IQR data into mean and SD values using previously established statistical conversion formulas.

  (기존에 확립된 통계 변환 공식을 이용해 중위수와 사분위 범위 자료를 평균과 표준편차로 변환함으로써, 연구 간 효과 크기를 표준화했습니다.)

- To allow consistent synthesis across studies reporting different summary measures, medians with IQRs were converted into equivalent mean values with corresponding standard deviations.

  (요약 통계를 보고한 연구들의 자료를 일관적으로 통합하기 위해, 중위수와 사분위 범위를 대응되는 평균과 표준편차로 변환했습니다.)

- Reported medians and IQRs were recalculated into means and SDs using standardized approaches, enabling accurate pooling of continuous outcome data.

  (표준화된 방법을 이용해 보고된 중위수와 사분위 범위 자료를 평균과 표준편차로 재계산함으로써, 연속형 결과 자료를 정확하게 통합하여 분석할 수 있게 만들었습니다.)

표준편차 대신 표준오차가 제시되는 경우

논문에 따라 어떤 논문은 표준편차(SD)를 제시하고, 또 다른 논문은 표준오차(SE)Standard Error를 제시하기도 합니다. 그러나 이 둘은 서로 다른 개념입니다. 표준편차는 자료의 분산 정도, 즉 환자 간 편차를 나타냅니다. 그리고 표준오차는 표본평균의 신뢰도를 나타내는 값으로, 평균 추정치의 변동성을 보여줍니다. 메타분석에서 효과 크기와 가중치를 계산할 때는 표준편차가 필요합니다. 따라서 표준오차만 제공되는 경우에는 표준편차로 변환해야 합니다. 표준오차는 표준편차를 표본 크기, 즉 환자 수(n)의 제곱근으로 나눈 값이므로, 표준오차와 n을 알고 있다면 다시 표준편차로 변환할 수 있습니다. 변환 공식은 다음과 같습니다.

$$(\text{표준편차}) = (\text{표준오차}) \times \sqrt{n}$$

표준오차를 표준편차로 변환한 경우, 연구 방법에 작성할 수 있는 예문은 다음과 같습니다.

- When studies reported standard errors (SEs) instead of standard deviations (SDs), we converted SEs to SDs using the formula $\mathrm{SD} = \mathrm{SE} \times \sqrt{n}$, where n is the sample size.

  (연구에서 표준편차(SD) 대신 표준오차(SE)가 보고된 경우, 공식 '$\mathrm{SD} = \mathrm{SE} \times \sqrt{n}$'을 이용해 표준오차를 표준편차로 변환했습니다. 여기서 n은 표본 크기를 나타냅니다.)

- To ensure uniformity in effect size calculations, all standard errors (SEs) were transformed into standard deviations (SDs) prior to analysis.

  (효과 크기 계산의 일관성을 위해, 분석에 앞서 모든 표준오차를 표준편차로 변환했습니다.)

- Standard deviations (SDs) were calculated from reported standard errors (SEs) by multiplying by the square root of the corresponding sample size.

  (보고된 표준오차에 해당 표본 크기의 제곱근을 곱함으로써 표준편차로 변환하여 계산했습니다.)

- In studies where variability was presented as standard error (SE), values were systematically converted to standard deviation (SD) to allow for consistent pooling of data.

  (변동성이 표준오차로 보고된 연구에서는 자료의 일관된 통합을 위해 표준오차 값을 일률적으로 표준편차로 변환했습니다.)

- For the purpose of meta-analysis, reported standard errors (SEs) were converted into standard deviations (SDs) following conventional transformation methods.

  (메타분석 수행을 위해, 보고된 표준오차 값을 표준적인 변환 방법에 따라 표준편차로 변환했습니다.)

95% 신뢰구간을 표준편차로 변환해야 하는 경우

어떤 논문에서는 표준편차는 기록되지 않고 평균과 95% 신뢰구간(CI)Confidence Interval만 제시되는 경우도 있습니다. 이때 신뢰구간을 표준오차로 변환한 뒤, 표준오차를 다시 표준편차로 변환해야 합니다. 95% 신뢰구간은 다음과 같이 계산됩니다.

$$(\text{95\% 신뢰구간}) = (\text{평균}) \pm 1.96 \times (\text{표준오차})$$

따라서 95% 신뢰구간의 상한과 하한의 차이를 이용하면 표준오차를 추정할 수 있습니다. 이렇게 구한 표준오차를 앞서 설명한 '(표준편차)=(표준오차)×$\sqrt{n}$' 공식에 넣으면 표준편차를 구할 수 있습니다. 일부 메타분석 프로그램(R-programming 패키지 meta, RevMan 5 등)은 이러한 변환을 자동으로 수행하는 기능을 지원하므로 활용하면 편리합니다. 표준편차를 구하는 공식을 다시 정리하면 다음과 같습니다.

$$(\text{표준편차}) = \left(\frac{(\text{95\% 신뢰구간의 상한}) - (\text{95\% 신뢰구간의 하한})}{3.92} \right) \times \sqrt{n}$$

여기서 n은 표본 크기, 즉 환자 수입니다. 즉 앞의 식에 따라 '신뢰구간(CI) ↔ 표준오차(SE) ↔ 표준편차(SD)'는 상호 변환이 가능합니다.

한편, 논문에서 수치가 제시되지 않고 그래프만 있는 경우도 있습니다. 예를 들어 막대그래프에 95% 신뢰구간 라인만 표시되어 있고 수치는 작성되지 않은 경우입니다. 이때는 눈금자를 사용해 대략적으로 상한과 하한의 값을 읽어 표준편차를 추정하기도 합니다. 그러나 이 방법은 정확도가 떨어지므로 가능하면 해당 논문의 교신저자에게 문의하여 자료를 확인하는 것이 가장 안전합니다.

95% 신뢰구간을 표준편차로 변환한 경우, 연구 방법에 작성할 수 있는 예문은 다음과 같습니다.

- When outcomes were reported as 95% confidence intervals, standard deviations were back-calculated using the formula $\mathrm{SD} = \sqrt{n} \times (\text{upper limit} - \text{lower limit})/3.92$.

  (결과가 95% 신뢰구간으로 보고된 경우, 표준편차는 공식 '$\mathrm{SD} = \sqrt{n} \times$(상한값 − 하한값)/3.92'를 이용해 역산했습니다.)

- To enable data synthesis, 95% confidence intervals were converted to standard deviations based on the sample size and the width of the interval.

  (자료의 통합을 위해 표본 크기와 구간 폭을 바탕으로, 95% 신뢰구간을 표준편차로 변환했습니다.)

- Studies reporting 95% CIs instead of SDs had their standard deviations estimated using established conversion formulas assuming normal distribution.

  (표준편차 대신 95% 신뢰구간을 보고한 연구는 정규분포를 가정한 기존의 변환 공식을 이용해 표준편차를 추정했습니다.)

- Where only the 95% confidence intervals were provided, standard deviations were derived to allow consistent pooling across studies.

  (95% 신뢰구간만 제공된 경우, 연구 간 일관된 자료 통합을 위해 95% 신뢰구간을 표준편차로 도출했습니다.)

- Reported 95% confidence intervals were transformed into SDs using conventional methods to unify the effect measures before meta-analysis.

  (메타분석을 수행하기 전에 효과 크기를 통일하기 위해, 기존 방법을 이용해 보고된 95% 신뢰구간을 표준편차로 변환했습니다.)

최솟값과 최댓값만 주어지고, 표준편차는 주어지지 않는 경우

간혹 표준편차나 95% 신뢰구간이 주어지지 않고, 범위(최솟값과 최댓값)만 주어지는 논문들이 있습니다. 이 경우 표준편차를 구하기 위한 가장 바람직한 방법은 교신저자에게 직접 연락하여 추가

자료를 요청하는 것입니다. 그러나 저자로부터 자료를 받을 수 없는 상황이고, 해당 연구가 편향이나 질 평가 측면에서 양호하며 정규분포를 따른다고 가정할 수 있다면 다음과 같은 변환식을 활용해 표준편차를 추정할 수 있습니다.

$$(\text{표준편차}) \fallingdotseq \frac{(\text{최댓값}) - (\text{최솟값})}{4}$$

표준편차 대신 최댓값과 최솟값만 주어지는 경우, 연구 방법에 작성할 수 있는 예문은 다음과 같습니다.

- For studies reporting only ranges, standard deviations were approximated by dividing the range by four, assuming a normal distribution.

  (범위(최솟값~최댓값)만 보고된 연구의 경우, 정규분포를 가정하여 해당 범위, 즉 최댓값과 최솟값의 차를 4로 나누는 방식으로 표준편차를 추정했습니다.)

- Where variability was presented as ranges, these were systematically transformed into standard deviations to facilitate statistical pooling.

  (변동성이 범위로 보고된 경우, 통계적 자료의 통합을 용이하게 하기 위해 범위를 표준편차로 변환했습니다.)

- Reported ranges were converted to standard deviations using commonly used methods prior to inclusion in the meta-analysis.

  (보고된 범위는 메타분석에 포함하기 전에, 일반적으로 사용되는 방법을 이용해 표준편차로 변환했습니다.)

표준편차 대신 Z-값과 t-값이 있는 경우

Z-값Z-value은 표준정규분포를 기준으로 하여 어떤 값이 평균에서 얼마나 떨어져 있는지를 표준편차 단위로 나타낸 값으로 공식은 다음과 같습니다.

$$(\text{Z-값}) = \frac{(\text{측정값}) - (\text{평균})}{(\text{표준편차})}$$

예를 들어 어떤 시험 점수의 평균이 100이고 표준편차가 10일 때, 한 학생이 120점을 받았다면 Z-값은 $\frac{120-100}{10} = 2$입니다. 이 결과는 학생의 점수가 평균보다 표준편차의 2배만큼 위에 있음을 의미합니다. Z-값은 표본 수 n이 충분히 많고($n>30$), 자료가 정규분포를 따를 때 주로 사용됩니다.

t-값t-value은 Z-값과 유사하지만, 일반적으로 표본 수 n이 적을 때($n<30$) 주로 사용되는 통계치입니다. 다음 변환 공식을 이용하면 Z-값 혹은 t-값을 이용해 표준편차를 구할 수 있습니다.

$$(\text{표준편차}) = \frac{(\text{평균})}{(\text{Z-값})} \times \sqrt{n} \quad \text{혹은} \quad (\text{표준편차}) = \frac{(\text{평균})}{(\text{t-값})} \times \sqrt{n}$$

표준편차 대신 Z-값 혹은 t-값만 주어지는 경우, 연구 방법에 작성할 수 있는 예문은 다음과 같습니다.

- Standard deviations were estimated from Z-values provided by studies, using reported means and sample sizes.

  (연구에서 제시된 Z-값을 바탕으로 보고된 평균과 표본 크기를 이용해 표준편차를 추정했습니다.)
- When only t-statistics were available, we derived standard deviations by applying a standardized calculation involving sample sizes and means.

  (t-통계량만 제시된 경우, 표본 크기와 평균을 포함한 표준화된 계산을 적용하여 표준편차를 도출했습니다.)
- Reported Z and t values were systematically converted into standard deviations to ensure uniformity in data integration.

  (보고된 Z-값과 t-값은 자료 통합의 일관성을 확보하기 위해 표준편차로 변환했습니다.)

등급 개수가 서로 다른 점수체계가 섞인 경우

어떤 논문에서는 연구에 대한 결과를 3단계(나쁨, 보통, 좋음)의 척도로 평가하고, 다른 논문에서는 5단계(매우 나쁨, 약간 나쁨, 보통, 약간 좋음, 매우 좋음)의 척도를 평가했다면 단순히 평균만을 이용해 두 결과를 직접 비교해서는 안 됩니다. 왜냐하면 동일한 점수라고 해도 척도의 개수에 따라 의미가 달라지기 때문입니다. 예를 들어 3점 만점 중 3점과 5점 만점 중 3점은 그 의미와 상대적 위치가 전혀 다릅니다.

이러한 문제를 해결하는 첫 번째 방법은 '비율 유지를 기반으로 한 선형변환 공식'을 이용해 서로 다른 척도 간의 점수를 통일된 기준으로 변환하는 것입니다. 이 변환은 각 점수 간의 간격이 서로 동일하며 척도 간 의미가 유사하다는 전제하에 적용할 수 있습니다. 변환 공식은 다음과 같습니다.

$$(\text{변환된 점수}) = \frac{X - X_{\min}}{X_{\max} - X_{\min}} \times (Y_{\max} - Y_{\min}) + Y_{\min}$$

여기서 X는 원점수이고, $X_{\min}$과 $X_{\max}$는 원점수의 최솟값과 최댓값이며, $Y_{\min}$과 $Y_{\max}$는 변환된 점수의 최솟값과 최댓값입니다. [표 3-12]는 앞의 식을 토대로 3단계 점수체계와 4단계 점수체계를 각각 5단계 점수체계로 선형변환한 결과입니다. 3단계 점수의 중간값인 2점은 5단계 점수의 3점에 해당하며, 각 점수의 간격은 동일하다는 점은 변환을 해도 유지됩니다.

표 3-12 3단계, 4단계 점수체계를 5단계 점수체계로 선형변환

3단계 점수를 5단계로 변환		4단계 점수를 5단계로 변환	
원점수(1~3)	변환된 점수(1~5)	원점수(1~4)	변환된 점수(1~5)
1	1	1	1.0
2	3	2	2.33
3	5	3	3.67
		4	5.0

두 번째 방법은 서로 다른 척도를 사용한 연구를 통합할 때 표준화된 평균차이(SMD)Standardized Mean Difference를 활용하는 것입니다. 표준화된 평균차이란 두 집단 간의 평균차이를 해당 집단의 표준편차로 나눈 값으로, 이 계산을 통해 단위를 제거함으로써 서로 다른 척도를 사용하는 연구들의 통합이 가능해집니다.

통계학자 Jacob Cohen이 제시한 기준에 따르면, 표준화된 평균차이에 따라 다음과 같이 효과 크기를 해석할 수 있습니다.[15]

표 3-13 표준화된 평균차이와 효과 크기

표준화된 평균차이(SMD)의 값	효과 크기 해석
0.2	작은 효과(두 군의 평균이 거의 일치함)
0.5	중간 효과(두 군의 평균이 어느 정도 구별 가능함)
0.8 이상	큰 효과(두 군의 평균이 명확히 구분됨)

15 출처 : Jacob Cohen. Statistical Power Analysis for the Behavioral Sciences 2nd ed. Hillsdale, NJ: Lawrence Erlbaum; 1988.

그러나 표준화된 평균차이(SMD)는 단위가 제거된 추정치이므로, 일반 평균차이(MD)에 비해 결과 수치에 대한 직관성이 떨어진다는 단점이 있습니다. 예를 들어 중재군과 대조군의 치료 성공률의 평균차이(MD)가 0.5라고 하면, 중재 치료가 더 좋은 방법이며 중재군과 대조군의 효과 크기 차이가 50%라는 사실을 직관적으로 알 수 있습니다. 그러나 두 치료법의 표준화된 평균차이(SMD)가 0.5라고 하면, 효과 크기 차이가 대략 중간 정도라는 해석은 가능하지만 그 크기가 구체적으로 어느 정도인지는 직관적으로 알기 어렵습니다.

각 연구의 결과 지표에 대한 정의가 서로 다른 경우

결과 지표의 정의가 연구마다 서로 다른 경우가 있으므로 주의해야 합니다. 예를 들어 어떤 연구는 '증상 개선율'을 보고하고, 다른 연구는 '증상 악화 위험률'을 보고한다고 하면 두 연구의 지표의 방향은 서로 반대입니다. 이와 같은 경우에는 지표의 방향을 일관되게 하나로 맞추는 변환 작업이 필요합니다. 보통 불리한 사건(예 악화, 사망 등)을 기준으로 정렬하여 효과를 계산하므로, 개선율을 '1−(개선율)'로, 즉 '악화율'로 변환하여 통합해야 합니다. 그러나 개념이 유사해 보이더라도 측정 지표가 근본적으로 다른 경우에는 두 지표에 대한 자료를 단순히 통합해서는 안 됩니다. 예를 들어 통증 점수와 장애 지수는 모두 건강 관련 삶의 질을 평가할 때 사용되는 지표로서 개념이 유사해 보이지만, 측정 방식과 그 의미가 서로 다르므로 통합하면 안 됩니다. 서로 다른 지표의 자료를 억지로 통합한다면 통계적으로 의미 없는 결과를 초래할 수 있으며, 오히려 왜곡된 결론으로 이어질 수 있습니다.

또한 추적관찰 기간이 서로 다른 연구도 단순히 통합하면 안 됩니다. 예를 들어 어떤 연구는 1년 생존율을 보고하고, 다른 연구는 5년 생존율을 보고하는 경우, 이 두 연구는 동일한 시점에서 측정한 것이 아니므로 단순히 통합해서 메타분석을 수행하는 것이 적합한지 신중히 검토해야 합니다. 만약 메타분석 수행이 꼭 필요하다면 1년 생존율끼리, 그리고 5년 생존율끼리 하위군subgroup으로 분리해 별도로 통합하여 메타분석을 수행하는 것이 바람직합니다.

요약하면 메타분석에서는 서로 다른 연구들을 '비교 가능한 공통 기준'으로 최대한 맞추는 과정이 핵심입니다. 원자료의 단위 변환, 통계치 변환, 지표의 방향 조정 등을 적절히 활용하여 가능한 한 일관된 기준으로 맞추되, 그 과정에는 명확한 근거와 방법이 뒷받침되어야 하며 임의 조작은 절대로 피해야 합니다.

CHAPTER 04

숲 그림과 분석 결과를 올바르게 해석해볼까요

CONTENTS

3장에서 소개한 메타분석 절차에 따라 연구 주제에 대한 숲 그림을 직접 그려봤나요? 숲 그림에는 각 연구의 효과추정치와 통합추정치가 시각적으로 제시되기 때문에 분석의 큰 그림을 한눈에 확인할 수 있습니다. 하지만 처음에는 "내가 제대로 숲 그림을 그린 게 맞나?"와 같은 의문이 생길 수 있습니다. 버튼을 하나씩 바꿔서 클릭해보면 숲 그림이 조금씩 달라지기 때문에, 이들 중 어떤 결과를 논문에 적용해야 하는지도 판단하기 쉽지 않을 수 있습니다.

이 장에서는 숲 그림을 읽고 해석하는 전반적인 방법에 대해 알아봅니다. 특히 숲 그림 해석의 과정에서 연구 간 이질성 평가, 모형 선택, 민감도 분석에 대해 자세히 살펴봅니다. 그다음 출판 편향을 평가하기 위한 깔때기 그림과 Egger 검정의 결과를 이해하는 방법을 설명하고, 숲 그림을 통해 얻은 결과를 얼마나 신뢰할 수 있는지를 판단하는 근거 확신도 평가를 함께 다룹니다. 마지막으로 자료 유형별로 숲 그림의 결과를 해석하는 방법을 소개합니다. 여기까지 수행한다면 메타분석의 핵심 결과를 대부분 확보한 셈이며, 이 단계에서 얻은 통계치와 그래프들은 다음 단계인 결과 해석과 논문 작성에 필요한 주요 자료가 될 것입니다.

SECTION

4.1 도출된 숲 그림 해석

메타분석의 결과를 시각적으로 보여주는 가장 대표적인 자료가 바로 **숲 그림**forest plot입니다. 각 연구에 대한 효과추정치들을 마치 숲에 있는 나무들처럼 나열한다고 해서 붙은 이름이죠. 지금까지 모은 자료들을 기반으로 생성한 [그림 4-1]의 숲 그림을 보면서 숲 그림의 각 요소가 무엇을 의미하는지 자세히 알아봅시다.

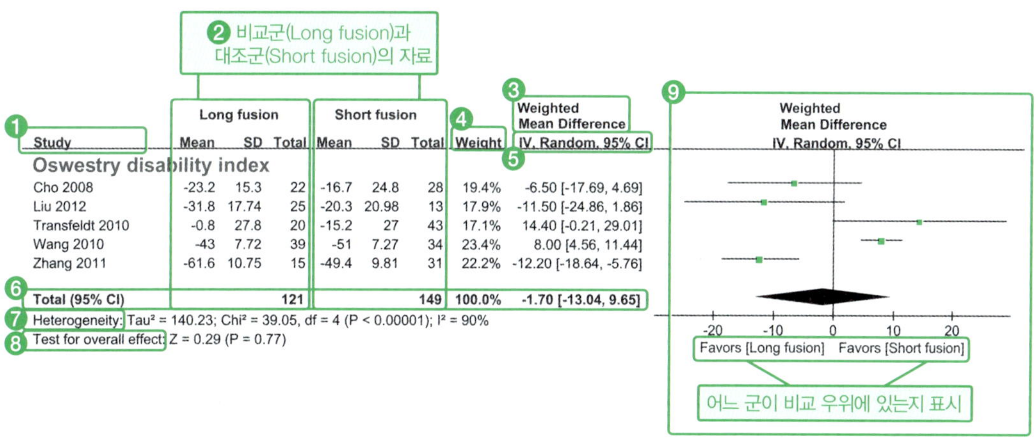

그림 4-1 숲 그림의 예[1]

그림 안의 번호와 다음 페이지의 각 항목의 번호가 일치하므로, 그림과 본문 설명을 함께 비교하면 쉽게 이해할 수 있습니다.

1 출처 : Chang-Hyun Lee et al. Short Limited Fusion Versus Long Fusion With Deformity Correction for Spinal Stenosis With Balanced De Novo Degenerative Lumbar Scoliosis: A Meta-analysis of Direct Comparative Studies. Spine (Phila Pa 1976). 2017; 42(19):E1126-E32.

❶ 연구의 식별 정보(Study)

[그림 4-1]과 같이 숲 그림의 가장 왼쪽 항목에는 최종 선정된 각 연구의 식별 정보(제1저자, 출판 연도 등)가 기재되어 있습니다. 이는 필요시 참고문헌에서 쉽게 찾을 수 있도록 구성한 것입니다. 표기 방식은 경우에 따라 변형해도 괜찮습니다. 예를 들어 연구에 포함된 서로 다른 두 논문의 제1저자와 출판 연도가 모두 'Kim, 2025'라면, 둘을 구분하기 위해 'Kim&Lee, 2025'와 'Kim&Park, 2025'와 같이 제2저자까지 작성하기도 합니다. 또한 참고문헌 번호를 함께 적어 'Kim, 2025[16]', 'Kim, 2025[8]'로 표기해도 됩니다.

❷ 비교군/대조군의 개별 연구 자료

연구의 식별 정보 오른쪽에는 개별 연구에 대한 비교군과 대조군 자료가 나열되어 있습니다. 이 자료에는 여러분이 입력한 비교군과 대조군의 사건 수와 환자 수, 평균과 표준편차, OR 등의 값이 나타납니다. [그림 4-1]을 보면 비교군(Long fusion)과 대조군(Short fusion)의 평균(Mean), 표준편차(SD), 총 환자 수(Total)가 제시되어 있습니다. 만약 자룟값 중 너무 특이한 수치가 있다면, 실수로 잘못된 수치를 입력했을 수 있으니 수의 분포를 검토하길 권합니다.

❸ 효과추정치

개별 연구의 자룟값 옆에는 연구들을 통합하기 이전의 각 연구에 대한 효과추정치가 나열되어 있습니다. 입력하는 자료 유형에 따라 효과추정치는 평균차이(MD)Mean Difference, 오즈비(OR)Odds Ratio, 상대위험도(RR)Risk Ratio, 표준화된 평균차이(SMD)Standarized Mean Difference 등으로 다양하게 나타납니다. 예를 들어 [그림 4-1]의 경우 효과추정치는 가중평균차이Weighted Mean Difference입니다. 'Cho, 2008' 연구에서 Long fusion의 평균은 −23.2이고 Short fusion의 평균은 −16.7이므로, 가중평균차이는 이 둘의 차이인 −6.5임을 확인할 수 있습니다.

❹ 가중치(Weight)

분석 방법(MH 방법, IV 방법 등)에 따라 계산한 가중치를 퍼센트로 보여줍니다. 여기서 가중치는 각 연구가 전체 분석에 기여하는 정도를 나타냅니다. 다시 말해 통합추정치에 대한 각 연구의 가중치를 의미합니다. 전체 연구를 통합할 때는 각 자룟값에 가중치를 곱하여 합산합니다.

❺ 분석 방법, 모형, 신뢰구간

분석 방법은 연구별로 가중치를 계산하는 방식으로서, 보통 MHMantel-Haenszel 방법이나 IVInverse

Variance 방법이 사용됩니다. MH 방법은 사건 수만으로 계산할 수 있는 '빈도 자료 기반' 방법으로, 사건 수가 적거나 이분형 자료(예 감염 여부, 생존 여부)인 경우에 적합합니다. IV 방법은 '효과추정치와 분산'을 기반으로 합니다. 이 방법은 모든 유형의 자료에 유연하게 적용할 수 있으며, 특히 연속형 자료(예 수술 시간, 혈압 변화)나 다양한 추정치를 통합할 때 주로 사용합니다. 이외에도 여러 분석 방법이 있습니다. 분석 방법에 대해서는 [부록 A1]에서 자세히 설명하겠습니다.

모형의 경우, 고정fixed 효과 모형과 임의random 효과 모형 중 여러분이 선택한 모형을 보여줍니다. 고정 효과 모형과 임의 효과 모형에 대한 자세한 내용은 4.3절에서 설명하겠습니다. 마지막으로 95% 신뢰구간(CI)Confidence Interval은 일반적으로 과학 연구에서 채택하는 범위로서, 특별한 경우가 아니라면 거의 변경하지 않습니다. [그림 4-1]은 임의 효과 모형에 대해 95% 신뢰구간으로 IV 방법을 적용한 경우입니다.

⑥ 통합추정치와 95% 신뢰구간

[그림 4-1]에서 Total(95% CI)은 연구들의 통합추정치로, 개별 연구에 가중치를 부여하여 통합한 결과를 수치로 나타낸 것입니다. 여기서 평균차이는 -1.70이고 95% 신뢰구간은 [-13.04, 9.65]임을 확인할 수 있습니다. 숲 그림에서 통합추정치를 나타내는 마름모(◆)의 중심점이 -1.70이고, 마름모의 좌우 끝점이 각각 -13.04와 9.65를 나타냅니다.

⑦ 이질성(Heterogeneity) 평가 결과

이질성 평가에 대한 결과를 제시합니다. 이질성은 주로 χ^2[2], I^2, τ^2[3]의 지표로 평가하며, 대부분의 경우 3가지 결과를 모두 보여줍니다. 각 지표에 대한 구체적인 해석과 적용 방법은 4.2절에서 자세히 설명하겠습니다.

⑧ 전체 효과 검정(Test for overall effect)

이질성 평가 결과의 바로 아래에는 전체적인 효과 크기가 제시됩니다. 여기서 Z-값은 통합추정치가 숲 그림의 중심선null line으로부터 떨어진 거리를 의미합니다(중심선은 선을 기준으로 좌우에 차이가 없다는 의미에서 **무효선**line of null effect이라고도 합니다). 표준화된 통계치인 |(Z-값)|>1.96은 $p<0.05$와 동일하게 해석할 수 있으며, 이 조건을 만족할 때 통계적으로 유의한 차이가 있다고 판단할 수 있습니다.

---

2 카이제곱(chi-squared)이라고 읽으며, 보통 χ^2로 표기합니다.

3 타우제곱(tau-squared)이라고 읽으며, 보통 τ^2로 표기합니다.

숲 그림에서 통합추정치를 표시하는 마름모가 중심선으로부터 완전히 벗어나 있으면 연구의 효과가 통계적으로 유의하다고 판단하기가 쉽습니다. 그러나 마름모의 왼쪽 혹은 오른쪽 끝점이 중심선에 거의 닿는 것처럼 보인다면, 단순히 그림만으로는 통계적으로 유의한지를 판단하기 어려울 때가 있습니다. 이러한 경우에는 |(Z-값)|>1.96이고 (p-값)<0.05일 때 통계적으로 유의한 차이가 있다고 판단하면 됩니다.

또한 앞서 언급한 통합추정치를 이용해 통계적으로 유의한지를 판단하는 방법도 있습니다. 예를 들어 [그림 4-1]의 경우처럼 중심선의 (무효 효과) 기준값이 0인 경우에는 95% 신뢰구간의 두 수가 모두 양수이거나 모두 음수이면 통계적으로 유의하다고 판단합니다. 반면에 95% 신뢰구간의 두 수 중 하나는 음수이고 하나는 양수이면 마름모가 중심선을 가로지르게 되어 통계적으로 유의하지 않다고 판단합니다. 한편 오즈비(OR)와 상대위험도(RR)는 중심선의 (무효 효과) 기준값이 1이므로, 95% 신뢰구간의 상한과 하한이 모두 1보다 크거나 모두 1보다 작으면 통계적으로 유의하다고 판단합니다. 또한 하한은 1보다 작고 상한은 1보다 크면 통계적으로 유의하지 않다고 판단합니다.

⑨ 우측 숲 그림

이제 숲 그림에서 '수치'가 아닌 '그림' 부분을 자세히 살펴보겠습니다. 숲 그림은 메타분석 결과를 한눈에 시각적으로 보여주는 대표적인 그래프입니다. [그림 4-1]을 보면 숲 그림의 가로축은 효과추정치의 방향과 크기를 의미합니다. 통합추정치가 평균차이일 때, 보통 효과추정치는 중심선의 왼쪽인 경우 음수이고 오른쪽인 경우 양수입니다. 그러나 이 부호만으로는 어느 군이 더 우월한지 직관적으로 파악하기 어렵습니다. 다시 말해 독자는 효과추정치가 음수일 때는 어느 군이 더 우월하며, 양수일 때는 어느 군이 우월한지를 한눈에 알기 어렵습니다. 그래서 숲 그림의 가로축 아래에 'Favors [대조군], Favors [비교군]'이라 명시하여, 어느 방향이 어느 군에 더 좋은 결과를 의미하는지 독자가 한눈에 이해하도록 돕습니다. 예를 들어 [그림 4-1]에서는 'Favors [Long fusion], Favors [Short fusion]'과 같이 작성했습니다. 참고로 미국식 영어 저널에서는 'Favors'로 표현하고, 영국식 영어 저널에서는 'Favours'로 표현해야 합니다.

그래프 위의 각 가로선은 하나의 개별 연구에 대한 효과추정치와 95% 신뢰구간에 대한 정보를 보여줍니다. 그림의 맨 아래에 있는 마름모는 모든 연구에 대한 통합추정치를 보여줍니다. 각 연구별로 작은 사각형(■)과 가로선(—)이 표시됩니다. 여기서 사각형의 위치는 해당 연구의 효과추정치를 의미하고, 가로선은 95% 신뢰구간을 나타냅니다. 그림의 중앙에는 중심선이 세로로 그려져 있는데,

앞서 언급했듯이 이를 무효선이라고도 합니다. 무효선은 효과가 없는 상태를 기준으로 합니다. 앞서 예시를 통해 간략히 설명했지만, 무효선의 기준값은 상황에 따라 다음과 같이 달라집니다.

- 평균차이(MD)나 표준화된 평균차이(SMD)와 같은 절대적 효과 지표의 경우에는 기준값이 0입니다.
- 오즈비(OR)나 상대위험도(RR)와 같은 상대적 효과 지표의 경우에는 기준값이 1입니다.

각 연구의 가로선이 이 무효선을 가로지르는지의 여부로 통계적 유의성을 판단할 수 있습니다. 가로선이 무효선을 가로지르지 않으면(즉 신뢰구간의 하한과 상한이 모두 무효선을 기준으로 같은 쪽에 있으면) 통계적으로 유의하다고 판단합니다. 반면에 가로선이 무효선을 가로지르면 통계적으로 유의하지 않다고 판단합니다.

혹시 각 연구에 대한 사각형(■)의 크기가 조금씩 다르다는 사실을 발견했나요? 사각형의 크기는 각 연구의 가중치를 시각적으로 표현한 것입니다. 표본 수가 많거나 변동성이 작은 연구일수록 신뢰도가 높아 메타분석에서 큰 비중을 차지합니다. 다시 말해 가중치가 큽니다. 가중치가 클수록 사각형의 크기도 상대적으로 큽니다. 반대로 소규모 연구는 가중치가 작아서 작은 사각형으로 표시됩니다. 이렇게 하나의 숲 그림에서 각 연구의 영향력과 비중을 바로 확인할 수 있습니다.

그림의 맨 아래에 위치한 마름모(◆)는 전체 연구를 종합한 통합추정치를 보여줍니다. 마름모의 중심점은 개별 연구의 효과추정치에 대한 요약추정치를 의미하고, 마름모의 좌우 끝점은 95% 신뢰구간을 의미합니다. 개별 연구에 대한 가로선과 마찬가지로, 이 마름모가 무효선을 가로지르냐 아니냐에 따라 전체 메타분석 결과에 대한 통계적 유의성을 판단합니다.

SECTION

4.2 여러 연구 사이의 이질성 파악

이질성heterogeneity이란 메타분석에 포함된 개별 연구들의 결과가 서로 얼마나 차이를 보이는지를 나타내는 개념입니다. 일반적으로 연구마다 연구가 수행된 장소, 연구 대상의 특성, 중재 방법 및 용량, 결과 측정 방식 등이 서로 다르기 때문에 결과에서 일정 수준 이상의 차이가 나타날 수 있습니다. 물론 이질성이 높다고 해서 통합한 결론의 신뢰도와 타당성이 무조건 낮다고 판단할 수는 없지만, 그 원인을 분석하고 해석하는 과정은 꼭 필요합니다.

예를 들어 A 질환을 치료하는 B 수술법을 고려할 때, 한 연구에서는 수술 성공률이 80%(95% 신뢰구간 : 70~90%)이고, 다른 연구에서는 수술 성공률이 50%(95% 신뢰구간 : 40~60%)라고 합시다. 이 경우 먼저 대상 환자와 수술 방법이 동일한지를 먼저 확인해야 합니다. 그런 다음 신뢰구간을 검토합니다. 환자 수가 적거나 결괏값이 들쭉날쭉하면 신뢰구간이 넓게 나타나므로 연구의 신뢰도가 낮다고, 즉 연구에 문제가 있다고 판단할 수 있습니다. 그러나 이 예시에서는 두 연구의 신뢰구간 범위가 동일하므로 두 연구 결과의 차이는 다른 요인에 기인했을 가능성이 높습니다.

그렇다면 두 연구 결과에 차이가 발생한 이유는 무엇일까요? 이런 차이를 유발할 수 있는 요인으로는 수술하는 의사의 숙련도 차이, 상급병원과 일반병원의 차이, 연구 설계상의 차이 등이 있습니다. 연구자는 이러한 요인들 중 원인이 무엇인지 명확히 파악한 후, 분석 및 해석 방법을 결정해야 합니다. 만약 원인이 상급병원과 일반병원의 차이라면 중증 여부와 복합 질환 여부로 환자군을 나누어 분석할 수 있습니다. 이 경우 다소 결과에 차이가 있더라도 통합 분석을 수행할 수 있습니다. 한편 원인이 의사의 숙련도 차이라면 연구들을 통합하면서 소그룹으로 나누어 분석하거나, 경우에 따라 일부 연구를 제외하고 분석하는 방안을 고려해야 합니다.

이질성은 보통 다음 3가지 지표로 평가합니다.

❶ **Cochrane Q 검정(χ^2 검정)** : 개별 연구들이 모두 동일한 효과 크기를 갖는지 평가합니다.

❷ I^2 **검정** : 전체 변이 중 개별 연구 간 이질성이 차지하는 비율을 백분율로 표현합니다.

❸ τ^2 **검정** : 연구 간 효과 크기 차이의 절대 분산으로 추정합니다.

메타분석 논문에서는 이질성 지표 수치를 반드시 보고해야 하며, 결과 해석 시 이질성이 높다면 원인 탐색 결과도 함께 제시하는 것이 좋습니다. 예를 들어 하위군 분석subgroup analysis에서 연구 대상이 소아인 경우와 성인인 경우로 나누었더니 각 환자군 내 이질성이 감소했다면, "연령대 차이가 결과에 대한 이질성의 원인일 수 있다."와 같은 통찰을 논리적으로 제시할 수 있습니다. 만약 원인을 찾지 못했더라도, "I^2=75%이므로 이질성이 높아 해석에 주의가 필요합니다." 또는 "임상적·방법론적 이질성이 존재할 수 있으므로 결과 적용에 신중해야 합니다."와 같이 분석 결과를 언급하는 것이 중요합니다. 반대로 이질성이 낮다면 메타분석 결과에 대한 신뢰도가 높다는 점을 강조할 수 있습니다.

이제 3가지 지표에 대해 자세히 살펴봅시다.

Cochrane Q 검정(χ^2 검정)

Cochrane Q 검정은 메타분석에서 널리 사용되는 이질성 평가 방법으로, 카이제곱chi-squared 분포를 기반으로 합니다. 실무에서는 **카이제곱 검정(χ^2 검정)**chi-squared test이라고 표현하는 경우도 많습니다. 이 검정은 포함된 모든 개별 연구가 동일한 '진짜' 효과true effect 크기를 갖는다는 가설(동질성을 가정)이 맞는지를 평가하는 데 사용됩니다. 조금 더 쉽게 설명하면, Cochrane Q 검정은 다음과 같은 두 가설이 맞는지를 평가하는 데 사용됩니다.

- 모든 연구의 효과 크기는 동일합니다.
- 연구들 사이의 '진짜' 차이는 없습니다. 즉 연구 간에 보이는 차이는 대상 환자의 모집 시기나 기관이 서로 달라서 발생한 표본 추출 오류sampling error로서 '우연'이라고 가정합니다.

위와 같은 가설을 Cochrane Q 검정의 **귀무가설**null hypothesis이라고 합니다. 이때 검정 결과로 얻은 p-값이 0.1보다 작으면, 연구 간 차이를 단순한 '우연'으로 설명하기 어렵다고 보고 연구 간 이질성이 존재한다고 판단합니다. 여기서 p-값 기준을 흔히 사용하는 0.05 대신 0.1로 넓게 설정한 이유는 연구 수가 적을 때 Cochrane Q 검정의 민감도가 낮아 이질성을 잘 감지하지 못하기 때문입니다. 다시 말해 덜 보수적인 기준($p<0.1$)을 사용하여 이질성을 더 잘 감지하기 위함입니다.

한편, Cochrane Q 검정은 연구 수가 적을 때 검정력이 낮아 이질성을 놓칠 수 있다는 단점이 있습니다. 반대로 연구 수가 많을 때는 지나치게 민감하여 작은 차이도 통계적으로 유의하게 나타날 수 있다는 한계가 있습니다. 따라서 Cochrane Q 검정은 이질성을 평가하는 지표 중 하나로 활용하되, 이어서 소개할 I^2 통계량, τ^2 통계량과 함께 해석하여 전체적인 이질성 정도를 평가하길 권합니다.

I^2 검정

메타분석의 대가인 Julian Higgins 교수가 제안한 **I^2 검정**I-squared test은 전체 변이 중 개별 연구 간 변이(이질성)가 차지하는 비율을 백분율(%)로 표현한 지표입니다. 즉 I^2 값이 높을수록 각 연구 결과가 서로 불일치하고 이질성이 높다는 의미입니다. I^2 값은 0~100% 사이의 범위를 가지며, 일반적으로 다음과 같이 해석합니다.

- $I^2 \leq 40\%$: 낮은 이질성
- $40\% < I^2 \leq 60\%$: 중간 이질성
- $60\% < I^2 \leq 90\%$: 높은 이질성
- $90\% < I^2$: 매우 높은 이질성

일부에서는 50%를 기준으로 낮은 이질성과 높은 이질성을 정의하기도 합니다. 예를 들어 I^2이 80%라면 연구 간 결과 편차가 상당히 크다는 뜻입니다. 이 경우 임의 효과 모형을 적용하고 이질성의 원인을 탐색해야 합니다. 반대로 I^2이 0%에 가깝다면 연구 결과들이 매우 일관된 것으로, 고정 효과 모형만으로도 충분히 분석할 수 있습니다. 이질성이 높게 나타난다면 단순히 통합추정치를 제시하는 데서 그치지 않고, 메타회귀meta-regression나 하위군 분석 등을 통해 이질성의 원인을 규명하는 추가 분석을 수행하는 것이 바람직합니다.

τ^2 검정

타우제곱 검정(τ^2 검정)tau-squared test은 연구 간 효과 크기 차이의 절대 분산absolute variance을 정량적으로 나타낸 지표입니다. 이 값이 클수록 연구들 간의 차이가 크다는 의미로, 연구 간 이질성이 높

다고 해석할 수 있습니다. 일반적으로 $\tau^2<1$이면 이질성이 낮다고 평가하고, $\tau^2 \geq 1$이면 이질성이 높다고 평가합니다.

τ^2 통계량은 임의 효과 모형에서 각 연구의 가중치와 변량을 계산하는 데 직접 사용됩니다. 연구 분야와 맥락에 따라 해석은 달라질 수 있으며, 단순히 τ^2 통계량의 크고 작음으로 판단하기보다는 다른 이질성 지표와 함께 종합적으로 평가하는 것이 바람직합니다.

[표 4-1]은 이질성을 평가하는 3가지 지표의 특징과 계산식을 정리한 것입니다.

표 4-1 이질성 평가의 3가지 지표

검정 방법	약어	정의 및 계산식	이질성 평가 기준
Cochrane Q 검정 χ^2 검정 (chi-squared test)	χ^2	효과 크기의 차이가 우연일 가능성 $Q=\sum_{i=1}^{k} w_i(\theta_i-\bar{\theta})^2$	• $p \geq 0.1$: 낮은 이질성 • $p<0.1$: 높은 이질성
I^2 검정 (I-squared test)	I^2	전체 변이에 대한 개별 변이의 비율 $I^2=\frac{(Q-df)}{Q}\times 100\%$	• $I^2 \leq 40\%$: 낮은 이질성 • $40\%<I^2 \leq 60\%$: 중간 이질성 • $60\%<I^2 \leq 90\%$: 높은 이질성 • $90\%<I^2$: 매우 높은 이질성
τ^2 검정 (tau-squared test)	τ^2	효과 크기 차이의 절대 분산 $\tau^2=\frac{(Q-df)}{C}$	• $\tau^2<1$: 낮은 이질성 • $\tau^2 \geq 1$: 높은 이질성

[표 4-1]의 Cochrane Q 검정에 대한 계산식에서 k는 연구 수, θ_i는 각 연구의 효과 크기, $\bar{\theta}$는 전체 통합 효과 크기, w_i는 각 연구의 가중치를 의미합니다. 또한 I^2 검정에 대한 계산식에서 df는 자유도를 의미하며 여기서는 $k-1$입니다. 마지막으로 τ^2 검정에 대한 계산식에서 C는 $\sum w_i-(\sum w_i^2/\sum w_i)$를 의미합니다.

SECTION

4.3 고정 효과 모형과 임의 효과 모형의 차이

메타분석에서 중요한 설정 중 하나는 **고정 효과 모형**fixed-effect model과 **임의 효과 모형**random-effect model 중 어떤 모형을 사용할지 결정하는 것입니다. 고정 효과 모형은 모든 연구가 하나의 동일한 '진짜' 효과 크기를 공유한다고 가정하며, 연구 간 효과 크기의 차이는 단순히 표본 추출 오류로 발생한 표본오차로 보는 개념입니다. 이 경우 신뢰구간은 상대적으로 좁아서 작은 차이도 통계적으로 유의하게 나타날 수 있습니다. 반면에 임의 효과 모형은 연구마다 '진짜' 효과 크기가 다를 수 있다고 보고, 연구 간 차이를 이질성으로 포함하여 분석합니다. 이렇게 이질성을 포함한 분산을 고려함으로써 신뢰구간이 더 넓어집니다. 신뢰구간이 넓어진다는 의미는 통계적 차이를 보이려면 차이가 더 크게 나야 한다는 뜻이기도 합니다.

그렇다면 모형은 어떤 기준으로 선택해야 할까요? 우선 포함된 연구들의 결과에 대한 이질성이 낮으면 고정 효과 모형을 선택하고, 이질성이 높으면 임의 효과 모형을 선택합니다. 이질성이 애매하면 보수적으로 임의 효과 모형을 선택하는 경우가 많습니다. 특히 의료 관련 연구에서는 다양한 환자군과 연구 조건으로 인해 어느 정도의 연구 간 이질성이 불가피하므로, 임의 효과 모형을 사용하는 것이 바람직한 상황이 많습니다.

이제 두 모형을 기반으로 한 분석을 보고할 때 유의해야 할 점에 대해 알아봅시다. 먼저 분석에 두 모형을 모두 적용해본 뒤, 결과 차이가 큰지 작은지를 확인하는 것이 좋습니다. 최종 결과를 볼 때는 해당 모형을 선택한 이유도 함께 명시해야 합니다. 예를 들어 "포함 연구 간 I^2 값이 커서 임의 효과 모형을 사용했습니다."와 같이 언급하면 됩니다. 만약 두 모형에 대한 결과가 달라서 결론이 바뀐다면, 어느 결과를 사용할지 면밀히 살펴봐야 합니다. 일반적으로 이질성이 낮으면 두 모형의 결과가 거의 동일하지만, 이질성이 높은 경우에는 고정 효과 모형을 과신할 수 없으므로 임의 효과 모형에 대한 결과를 주로 제시합니다. 또한 모형에 따라 각 연구의 가중치가 달라지므로, 여러분의 논문을 읽는 독자가 혼동하지 않도록 본인이 선택한 모형을 명확히 제시하는 것이 중요합니다.

[표 4-2]는 고정 효과 모형과 임의 효과 모형을 특징을 비교한 것입니다.

표 4-2 고정 효과 모형과 임의 효과 모형의 비교

항목	고정 효과 모형	임의 효과 모형
기본 가정	모든 연구가 하나의 동일한 '진짜' 효과를 추정한다고 가정	연구마다 '진짜' 효과 크기가 다를 수 있다고 가정
이질성	이질성이 없거나 무시할 수 있을 정도로 작다고 가정	이질성을 명시적으로 포함하여 분석(연구 간 분산(τ^2) 고려)
가중치 계산 방법	개별 연구의 역분산(1/분산)을 이용해 가중치 계산	개별 연구의 역분산에 연구 간 분산(τ^2)을 추가한 1/(분산 + τ^2)을 이용해 가중치 계산
연구 간 효과 크기 차이의 원인	표본오차만으로 연구 간 효과 크기의 차이를 설명	표본오차와 실제 연구 간 차이를 모두 고려하여 설명
신뢰구간	임의 효과 모형보다 신뢰구간이 더 좁음	이질성으로 인해 더 넓은 신뢰구간을 가짐
연구 수가 적은 경우	통계적으로 안정적일 수 있으나, 이질성을 과소평가할 위험이 있음	연구 수가 적으면 연구 간 분산(τ^2)에 대한 추정이 부정확할 수 있음
적합한 상황	연구 방법과 대상이 매우 유사하고 이질성이 낮은 경우에 적합	연구 간 조건과 대상이 서로 다르고 이질성이 높은 경우에 적합
대표적인 분석 방법	• MH Mantel-Haenszel 방법 • 고정 효과 모형에 대한 IV Inverse Variance 방법	• DL DerSimonian-Laird 방법 • 임의 효과 모형에 대한 IV 방법 • REML Restricted Maximum Likelihood 방법

여기서 잠깐 ▶ 고정 효과 모형과 Cochrane Q 검정의 관계

"중재에 따른 효과의 방향과 크기는 단 하나이며 연구마다 다르지 않습니다. 연구 간 효과 크기 차이는 표본 추출 오류, 즉 우연에 의한 것입니다."라는 가정은 앞서 Cochrane Q 검정에서 설명한 내용이며, 고정 효과 모형에서도 동일하게 언급했습니다. 그렇다면 둘 사이에 어떤 차이점이 있을까요? Cochrane Q 검정과 고정 효과 모형은 모두 '연구 간 효과 크기 차이가 없다'는 동일한 전제를 공유합니다. 그러나 둘의 역할은 명확히 다릅니다.

- Cochrane Q 검정은 이 전제가 타당한지를 확인하는 통계적 검정입니다. 즉 '연구 간 진짜 효과 크기 차이는 없다'는 귀무가설을 세우고, 검정 결과로 나온 p-값이 0.1보다 작으면 연구 간 차이를 우연만으로 설명할 수 없으므로 이질성이 존재한다고 판단합니다.
- 고정 효과 모형은 이 전제가 타당하다고 가정한 상태에서 통합추정치를 계산하는 방법입니다. 즉 각 연구의 효과 크기 차이는 모두 '우연'이라 가정하고, 연구별 추정치를 가중평균하여 하나의 통합추정치를 산출합니다.

정리하면 Cochrane Q 검정은 가정을 '검증'하는 과정이고, 고정 효과 모형은 그 가정을 '수용'하여 결과를 계산하는 과정입니다. 따라서 논문에서 고정 효과 모형 결과를 사용하거나, 그 결과가 보고된 논문을 해석할 때는 먼저 Cochrane Q 검정의 p-값이 0.1 이상(즉 이질성이 낮음)인지를 반드시 확인해야 합니다. 이를 통해 고정 효과 모형의 가정이 충족되었는지 판단할 수 있습니다.

SECTION

4.4 민감도 분석의 의미

민감도 분석sensitivity analysis은 메타분석 결과의 강건성robustness을 확인하는 방법입니다. 즉 전체 분석 결과가 특정 연구나 조건에 지나치게 영향을 받는지를 평가하는 과정입니다. 예를 들어 메타분석 결과에서 전체적으로 유의한 효과가 나타났다고 하더라도 한 연구를 제외했을 때 통계적 차이가 사라진다면, 그 한 연구가 결과를 좌우한 것으로 판단할 수 있습니다. 말로만 설명했을 때는 어떤 의미인지 잘 와닿지 않을 수 있습니다. 이해하기 쉽도록 그림으로 비유하여 설명해보겠습니다.

[그림 4-2(a)]를 보면, 여러 견고한 지지대 위에 집이 서 있는 모습입니다. 이 집은 지지대 하나가 부러져도 집의 안전에는 심각한(민감한) 영향이 없습니다. 이와 같은 경우를 빗대어, 전체 결론(집)이 특정 연구(지지대)에 크게 의존하지 않아 결과가 강건하다고 판단합니다.

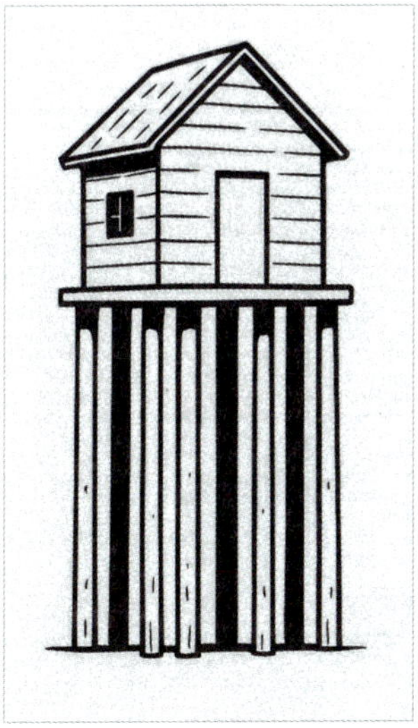

(a) 여러 연구가 안정적으로 결론을 지지함

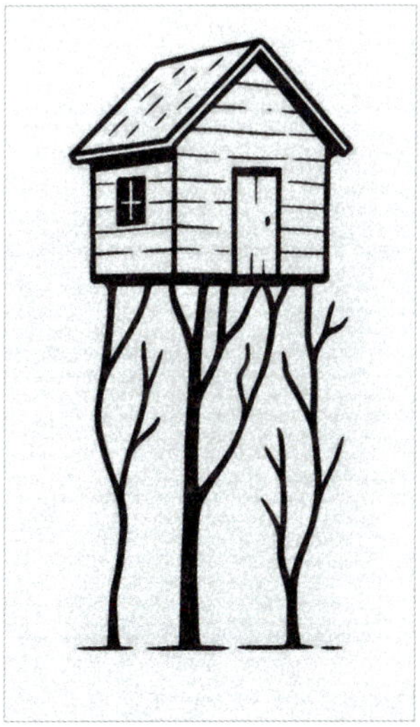

(b) 한두 개의 연구가 전체 결론을 좌우함

그림 4-2 민감도 분석을 비유한 집 그림

반면에 [그림 4-2(b)]는 여러 지지대가 있어도 사실상 하나의 지지대가 거의 전적으로 집을 지탱하는 역할을 합니다. 이 집은 해당 핵심 지지대 하나가 없으면 집의 안전에 심각한(민감한) 영향이 미쳐 불안정해집니다. 마찬가지로 이와 같은 경우를 빗대어, 특정 연구(지지대)로부터 결론(집)이 민감하게 영향을 받아 결과가 취약하다고 판단합니다. 따라서 민감도 분석은 전체 연구 결과에서 순차적으로 하나씩 연구를 제외하며 반복적으로 분석해도 전체 결론이 연구 선택에 따라 크게 달라지지 않는지를 확인하는 과정입니다.

민감도 분석의 대표적인 방법 중 하나가 **단일연구 제거분석**leave-one-out analysis 입니다. 포함된 n개의 연구 중 하나씩 순차적으로 제외하고, 나머지 $n-1$개의 연구로 메타분석을 반복 수행합니다. 분석 결과 전체 효과 크기가 크게 변하지 않으면 결과는 강건하다고, 즉 신뢰할 수 있다고 판단합니다. 그러나 연구 하나를 제외하고 분석했을 때 통합 결과가 달라진다면(예 통합추정치의 통계적 차이가 있다가 없어지거나 혹은 그 반대인 경우), 해당 연구가 전체 결론에 과도한 영향을 주는지 확인해야 합니다.

[그림 4-3]의 숲 그림을 보면 7편의 논문 중 5편은 LP/LF가 더 우월하다고 보고했고, 2편은 ADF가 더 우월하다고 보고했습니다. 그중 'Tani, 2002'의 연구는 통계적 차이를 보이며 ADF가 더 우월하다는 결과를 제시했습니다. 그래서 통합추정치를 보면 LP/LF가 더 우월한 결과를 보이지만, 통계적으로 유의하지는 않은 상태입니다. 즉 통계적으로는 LP/LF와 ADF가 차이가 없는 상태입니다.

Study name	Events / Total		Statistics for each study					
	ADF	LP/LF	Peto odds ratio	Lower limit	Upper limit	Z-Value	p-Value	Relative weight
Tani, 2002	0 / 14	4 / 12	0.085	0.010	0.693	-2.303	0.021	16.17
Jain, 2005	9 / 14	1 / 13	10.350	2.232	47.991	2.986	0.003	20.03
Iwasaki, 2007	2 / 27	2 / 66	2.863	0.319	25.714	0.939	0.348	15.54
Masaki, 2007	0 / 19	1 / 40	0.229	0.003	15.175	-0.689	0.491	7.19
Lin, 2012	1 / 26	0 / 30	8.618	0.169	438.698	1.074	0.283	7.91
Koda, 2016	1 / 15	0 / 16	7.898	0.156	398.870	1.033	0.302	7.93
Morishita, 2019	15 / 1192	11 / 1192	1.365	0.630	2.956	0.789	0.430	25.22
			1.716	0.464	6.345	0.809	0.418	

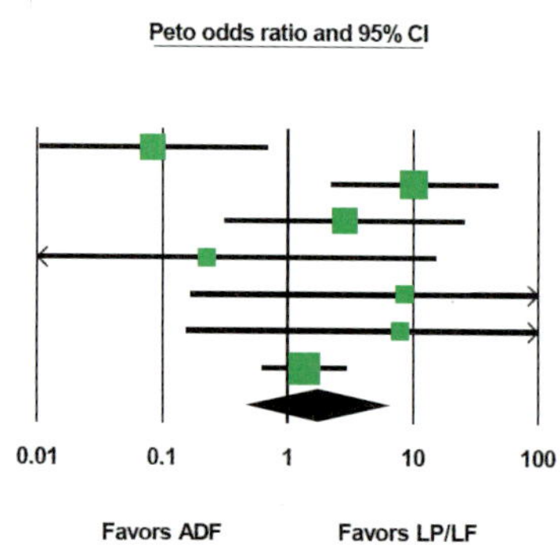

그림 4-3 7편 중 5편에서 LP/LF가 우월하나, 통합추정치는 유의미하지 않은 숲 그림의 예[4]

4 출처 : Dong Hwan Kim, et al. 'The Clinical Implications and Complications of Anterior Versus Posterior Surgery for Multilevel Cervical Ossification of the Posterior Longitudinal Ligament; An Updated Systematic Review and Meta-Analysis', Neurospine, 2019; 16(3): 530-41.

[그림 4-4]는 단일연구 제거분석을 통해 [그림 4-3]에서 'Tani, 2002'를 제외하고 나머지 6편을 다시 분석한 결과입니다. 이 경우 LP/LF가 더 우월하다는 통계적으로 유의한 결과가 나타납니다. 즉 'Tani, 2002' 연구 1편에 의해, 전체 결론이 'LP/LF가 더 우월하다.'에서 'ADF와 LP/LF는 통계적으로 차이가 없다.'로 바뀐 것입니다. 이런 결과가 나오면, 'Tani, 2002'의 연구가 다른 연구들과 어떤 차이를 가지는지 면밀히 검토해야 합니다. 예를 들어 환자 모집 기준, 치료 방법 등에서 심각한 차이가 있다면 해당 연구를 분석에서 제외할 수 있습니다. 만약 차이가 없다면 연구를 그대로 포함하고, 논문의 고찰 부분에서 민감도 분석 결과를 명확히 기술하면 됩니다.

Study name	Statistics with study removed				
	Point	Lower limit	Upper limit	Z-Value	p-Value
Tani, 2002	2.857	1.025	7.968	2.007	0.045
Jain, 2005	1.075	0.291	3.965	0.109	0.914
Iwasaki, 2007	1.560	0.330	7.369	0.561	0.575
Masaki, 2007	2.014	0.503	8.057	0.990	0.322
Lin, 2012	1.487	0.366	6.050	0.554	0.579
Koda, 2016	1.497	0.367	6.113	0.563	0.574
Morishita, 2019	1.828	0.275	12.142	0.624	0.532
	1.716	0.464	6.345	0.809	0.418

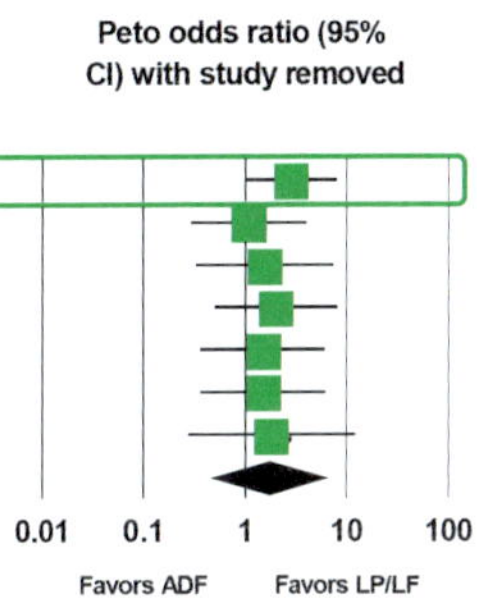

그림 4-4 단일연구 제거분석의 예[5]

민감도 분석은 메타분석 결과의 강건성을 확인하기 위해 다음과 같이 다양한 방법으로 수행할 수 있습니다.

- 질이 낮은 연구를 제외하고 다시 분석
- 극단적 결과를 보이는 특정 연구를 제외하고 분석
- 분석 방법 변경(예 임의 효과 모형 → 고정 효과 모형)

이와 같이 조건을 바꿔도 결과에 큰 차이가 없다면, "결과가 분석 조건에서 안정적이다."라고 판단할 수 있습니다. 만약 특정한 경우에만 통계적으로 유의하고 다른 경우에는 유의하지 않다면, "결과가 특정 조건에 민감하게 좌우된다."라고 보고해야 합니다.

5 [그림 4-3]과 출처가 동일합니다.

민감도 분석은 일종의 '만약 ~하면?'이라는 시나리오 테스트로, 최종 결과에 대한 확신 정도를 평가하는 근거가 됩니다. 논문에서는 보통 텍스트로 간략히 기술합니다. 예를 들어 다음과 같습니다.

"민감도 분석에서 XX 연구를 제외해도 유사한 효과 크기가 관찰되었습니다."

SECTION

4.5 출판 편향과 소규모 연구 효과 검토

출판 편향publication bias은 연구 결과가 출판되는 과정에서 발생하는 왜곡입니다. 이는 보통 소규모 연구에서 중재 효과가 긍정적이거나 통계적으로 유의한 결과를 보고한 논문은 출판될 가능성이 높고, 반대로 부정적이거나 통계적으로 유의하지 않은 결과를 보고한 논문은 출판될 가능성이 낮은 경향을 의미합니다. 또한 연구비를 지원받은 경우, 연구비를 지원한 기업에 불리한 결과가 도출되면 논문으로 출판하지 않는 경우도 있습니다.

메타분석에서는 출판된 연구만을 모아 통합추정치를 계산하기 때문에, 출판되지 않은 연구(통계적으로 유의하지 않은 연구)의 결과가 반영되지 않아 통합추정치를 실제보다 과대 혹은 과소평가할 수 있습니다. 그렇다면 분석하고자 하는 연구들 중 출판되지 않은 연구가 있는지를 어떻게 확인할 수 있을까요? 가장 흔히 사용하는 방법은 깔때기 그림funnel plot을 이용한 추측과 Egger 검정입니다.

소규모 연구 효과small study effect란 소규모 연구에서 관찰된 효과 크기가 대규모 연구나 전체 통합추정치에 비해 과도하게 크게 나타나는 경향을 말합니다. 이러한 현상이 나타나는 이유는 여러 가지가 있습니다. 첫째, 소규모 연구의 결과가 작은 효과 크기로 통계적 의미가 없다면 출판되지 않을 가능성이 비교적 높지만, 소규모 연구여도 효과 크기가 충분히 크다면 출판될 가능성이 있기 때문입니다. 둘째, 연구 품질 문제로 인해 소규모일수록 추정치의 변동성이 커지고 과장된 효과가 나타날 수 있기 때문입니다. 셋째, 단순한 우연 때문에 과대 추정된 오차가 나올 수 있기 때문입니다. 넷째, 실제로 임상적 특성의 차이로 인해 소규모 집단에서만 특정 효과가 크게 나타났을 가능성도 있기 때문입니다.

소규모 연구 효과는 '효과 크기가 연구 규모에 따라 달라지는 모든 패턴'을 의미하므로, 출판 편향과는 개념적으로 구분됩니다. 다만 두 현상 모두 깔때기 그림에서 비대칭 형태를 보이며, Egger 검정에서 통계적으로 유의한 결과($p<0.05$)가 나타날 수 있다는 점에서 관찰 패턴이 유사합니다.

깔때기 그림의 의미

깔때기 그림 funnel plot은 메타분석에서 출판 편향 여부를 시각적으로 평가하기 위해 사용하는 그래프입니다. 이 그림은 각 연구의 효과추정치와 정확도를 동시에 보여주기 때문에, 연구들이 통합추정치 주변에 균형 있게 분포하는지를 확인할 수 있습니다. 깔때기 그림의 X축은 연구별 효과추정치effect estimate(예 상대위험도(RR), 오즈비(OR), 평균차이 등)이고, Y축은 연구의 정확도(표준오차의 역수 또는 표준오차)입니다.

메타분석에 포함된 각 연구는 산점도의 하나의 점으로 표시되며, 그림 중앙의 수직선은 통합추정치를 나타냅니다. 그림에서 산 혹은 깔때기 모양의 선은 통합추정치를 기준으로 연구 표본 수에 따른 95% 신뢰구간을 따라 그린 것입니다. 잘 수행된 메타분석에서는 포함된 개별 연구들이 깔때기 내부에 골고루 분포하며 대칭을 이룹니다. 만약 비대칭 분포가 나타나거나, 깔때기 외부에 연구가 위치한다면 출판 편향을 의심해볼 수 있습니다.

[그림 4-5]는 여러 경우에 대한 깔때기 그림의 예로, 동그라미 점은 각각 메타분석에 포함된 연구를 의미합니다. [그림 4-5(a)]는 점들이 깔때기 내부에서 대칭적으로 분포하는 전형적인 모습을 보여줍니다. 소규모 연구일수록 효과추정치의 오차가 커서 그림의 아래쪽에 넓게 분포합니다. 반대로 대규모 연구일수록 각 연구의 효과추정치가 전체의 통합추정치와 근사하고 오차도 작아서 깔때기의 꼭대기인 통합추정치 주변에 모이게 됩니다. 만약 [그림 4-5(a)]처럼 통합추정치를 중심으로 깔때기 좌우에 연구들이 비슷하게 분포한다면, 연구가 특정 방향으로 편향되지 않았다고 판단합니다. 그러나 [그림 4-5(b)]의 경우, 화살표로 표기한 깔때기의 오른쪽 부분에는 점이 거의 없고 왼쪽 부분에만 점이 몰려 있습니다. 이처럼 효과 크기가 특정 방향으로 치우친 비대칭 분포로 나타난다면 출판 편향이 존재할 가능성이 있다고 판단할 수 있습니다.

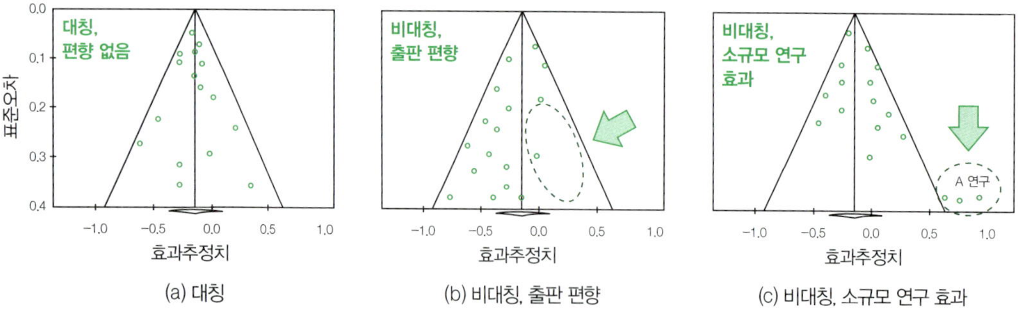

그림 4-5 깔때기 그림의 이해

예를 들어 최신 수술 기법의 성공률을 평가하는 연구에서 1,000명을 분석한 대규모 연구의 성공률이 70%라고 가정해봅시다. 그러면 500명을 분석한 중규모 연구는 오차를 고려할 때 대략 65~75% 정도의 성공률을 보이고, 100명을 분석한 소규모 연구는 대략 60~80% 정도의 성공률을 보이는 것이 정상적인 분포입니다. 이러한 분포를 보이면 깔때기 그림에서 연구들이 깔때기 내부에 골고루 분포하게 되어 출판 편향이 없다고 판단할 수 있습니다. 그런데 소규모 연구의 성공률이 (통합추정치보다 높은) 70~80%인 연구만 있고 60~70%의 낮은 성공률을 보이는 연구들은 없다면, 이는 자연스러운 분포에 맞지 않으며 출판 편향이 발생했을 가능성이 있습니다. 이때 깔때기 그림에서는 통합추정치를 기준으로 한쪽에 논문이 몰려 있고, 다른 쪽은 비어 있는 비대칭적인 그래프가 그려집니다. 이러한 상황이 발생하는 이유는 새로운 기술에 대한 연구에서 기존 방법과 유의미한 차이가 없다고 보고하면 해당 논문을 출판하기 어렵기 때문입니다. 혹은 연구비 지원을 받은 경우 연구비를 지원한 회사의 제품에 대한 부정적인 결과가 나왔을 때, 해당 결과가 출판되지 않는 상황 때문일 수도 있습니다.

[그림 4-5(c)]에서 'A 연구'는 깔때기 외부에 위치해 있습니다. 깔때기 그림은 95% 신뢰구간을 기준으로 하기 때문에, 깔때기 외부에 위치한 연구는 통계적으로 효과 크기가 기대 범위 이상으로 큰 값이라는 의미입니다. A 연구는 잠재적 이상값outlier일 수 있지만, 단지 깔때기 외부에 있다는 이유만으로 문제 있는 연구라고 단정할 수는 없습니다. 이는 소규모 연구 효과로 인해 우연한 변동이 크게 나타났기 때문일 수도 있고, 측정 도구나 분석 방법 또는 연구 대상자의 특성이 다르거나 연구의 질이 낮기 때문일 수도 있습니다. 물론 A 연구의 환경이나 대상자의 특성이 특이해서 실제로 효과 크기가 클 수도 있습니다. 이러한 상황에서는 민감도 분석을 통해 A 연구를 제외했을 때, 통합추정치가 얼마나 달라지는지를 확인하는 작업이 필요합니다. 이때 하위군 분석이나 메타회귀 등의 추가 분석을 통해 그 이유를 탐색할 수 있습니다. 결론적으로 깔때기 외부에 위치했다고 해서 해당 연구를 즉각 제거한다면 오히려 분석자의 편향을 초래할 수 있으므로, 그 원인을 다각도로 검토한 뒤 적절한 후속 분석을 수행하는 것이 바람직합니다.

깔때기 그림을 활용한 출판 편향 검토와 소규모 연구 효과 평가는 연구 수가 많을수록 신뢰도가 높아집니다. 일반적으로 연구 수가 10편 이상일 때, 깔때기 그림에서 비대칭 여부를 판단하는 것이 적절합니다. 이보다 연구 수가 적다면 해석을 자제하거나 조심스럽게 판단해야 합니다. 또한 깔때기 그림은 시각적 판단에 의존하므로 주관적 해석의 가능성이 있습니다. 이에 따라 Egger 검정Egger's test이나 Begg 검정Begg's test 등과 같은 정량적 통계 검정을 함께 사용하여 비대칭 정도를 수치화하고, 시각적 판단과 통계적 판단을 결합해 해석하길 권장합니다.

깔때기 그림이 비대칭적으로 나타날 때에는 대규모 연구만 따로 분석하거나 **Trim-and-Fill 기법**을 통해 추정한 보정된 효과 크기adjusted pooled effect size를 함께 제시함으로써 출판 편향 가능성에 대응할 수 있습니다. Trim-and-Fill 기법의 Trim 단계에서는 비대칭의 원인이 되는 연구(주로 효과 크기가 지나치게 큰 연구)들을 임시로 제거trim하여 분포를 대칭에 가깝게 조정합니다. 이후 제거하고 남은 연구들로 깔때기 그림을 다시 그려서 중심선을 새로 계산합니다. Fill 단계에서는 제거한 연구를 단순히 되돌려 놓는 것이 아니라, 새로 계산한 중심선을 기준으로 대칭되는 위치에 제거된 연구 수만큼 가상의 연구를 추가fill하고 이를 반영하여 효과 크기를 다시 계산한 보정된 통합 효과 크기를 산출합니다. 다만 새로 추가된 연구들은 통계적 추론을 기반으로 얻은 가상의 결과이므로 실제 연구 결과와는 차이가 있을 수 있습니다. 따라서 이 방법의 한계와 특징을 충분히 고려하여 연구 결과를 신중히 해석할 필요가 있습니다. 참고로 추가 분석한 내용에 대해서는 "출판 편향 가능성을 고려하여 보정하면, 이와 같은 효과 크기가 나올 수 있습니다." 정도로 기술하는 것이 좋습니다.

Egger 검정의 의미

Egger 검정 Egger's test은 메타분석에서 출판 편향을 정량적으로 평가하기 위해 사용되는 회귀 기반 통계 검정입니다. 이 검정에서는 각 연구의 효과 크기를 해당 연구의 표준오차로 나눈 값을 종속변수로 설정하고, 표준오차 자체를 독립변수로 설정하여 회귀분석을 수행합니다. 만약 회귀식의 절편intercept이 0과 유의하게 다르면 깔때기 그림이 비대칭적임을 의미합니다. 또한 소규모 연구들이 효과 크기를 과대평가했거나, 효과가 없는 연구들이 출판되지 않았을 가능성을 의미합니다.

Egger 검정의 결과는 보통 p-값을 기준으로 해석합니다. 일반적으로 p-값이 0.05 미만이면 출판 편향의 가능성이 있다고 판단하고, 0.05 이상이면 출판 편향의 명확한 증거가 없다고 판단합니다. 다만 연구 수가 적거나 연구 간 이질성이 클 때는 Egger 검정의 신뢰도가 낮아질 수 있으므로, 깔때기 그림을 통한 시각적 평가나 다른 보조 검정(Begg 검정, Trim-and-Fill 기법 등)과 함께 해석하는 것을 권장합니다.

메타분석의 결과를 해석할 때, 지금까지 설명한 이질성 평가, 민감도 분석, 출판 편향 등의 요소를 하나씩 꼼꼼하게 검토하면 보다 투명하고 설득력 있는 결론에 도달할 수 있습니다. 예를 들어 메타분석의 결과를 다음과 같이 정리했다고 해봅시다.

“우리 메타분석에서 A 치료는 위약 대비 유의한 효과가 있었습니다(OR 2.0, 95% CI 1.5−2.5). 이 결과는 이질성이 낮아 신뢰할 만하며(I^2=10%), 민감도 분석에서도 결과가 안정적이었습니다. 깔때기 그림도 대칭적이어서 출판 편향의 우려가 크지 않았습니다.”

이 결과를 보고 여러분들은 분석 결과가 비교적 견고하고 신뢰할 만하다고 받아들일 수 있습니다. 반대로 연구 간 이질성이 높고 출판 편향 가능성도 의심된다면, 결론 부분에서 “결과 해석에 신중함이 필요하며 추가 연구가 요구됩니다.”라고 명시해야 합니다. 다시 말해 메타분석에서는 ‘효과가 있다/없다.’라는 결론만 제시하는 것이 아니라, 결과를 뒷받침하는 근거의 견고함robustness과 한계까지 함께 설명하는 것이 중요합니다. 메타분석은 근거중심의학(EBM)의 강력한 도구이지만, 제대로 된 근거로 평가하거나 해석하지 않으면 오히려 잘못된 확신을 줄 수 있으므로 이러한 부분을 균형 있게 서술하는 것이 연구자의 올바른 자세입니다.

SECTION

4.6 근거의 확신도 평가의 이해

근거의 확신도 certainty of evidence는 '결과가 얼마나 신뢰할 만한가?'를 평가하는 항목으로서, 숲 그림에서 통계적으로 얼마나 유의미한 결과를 보였는지와는 다른 개념입니다. 근거의 확신도는 해당 결과를 실제로 얼마나 신뢰할 수 있는지, 그리고 임상에 적용할 수 있는지를 정량적으로 평가하기 위한 개념입니다. PRISMA 가이드라인이 개정되면서, 연구자가 분석을 통해 얻은 결과에 대해 근거의 확신도를 평가하도록 권장하고 있습니다. 근거의 확신도 평가는 임상진료지침 개발에서는 필수적인 과정이지만, 메타분석 논문에서는 최근에 권장되고 있는 항목으로 필수는 아닙니다.

가장 널리 사용되고 있는 근거의 확신도 평가 도구는 **GRADE**(Grading of Recommendations, Assessment, Development and Evaluations) 시스템입니다. GRADE 시스템은 각 결과마다 근거의 확신도를 '높음', '중등도', '낮음', '매우 낮음'의 4단계로 분류하며([표 4-3] 참고), 이 4단계의 등급은 편향 위험 risk of bias, 비일관성 inconsistency, 부정확성 imprecision, 간접성 indirectness, 출판 편향 publication bias의 5가지 요소를 기반으로 결정합니다. GRADE 시스템에 대한 자세한 내용은 [부록 A3]에서 설명하겠습니다.

표 4-3 GRADE의 등급에 대한 정의

등급	정의
높음(high, Ⅰ)	• 현재 근거가 매우 신뢰할 만하여, 추후 새로운 연구가 나와도 효과추정치에 대한 확신도가 변할 가능성이 매우 낮음 • 연구 결과를 임상에 적용해도 높은 신뢰를 가질 수 있음
중등도(moderate, Ⅱ)	• 현재 근거가 비교적 신뢰할 만하지만, 추후 새로운 연구가 효과추정치에 대한 확신도에 중요한 영향을 미쳐 효과추정치가 변할 가능성이 있음 • 연구 결과를 임상에 적용할 수 있으나 다소 주의가 필요함

▶ 다음 페이지에 계속

등급	정의
낮음(low, Ⅲ)	• 현재 근거의 신뢰도가 낮아서, 추후 새로운 연구가 효과추정치에 대한 확신도에 중요한 영향을 미쳐 효과추정치가 크게 변할 가능성이 높음 • 결과 해석 시 주의가 필요하며, 임상 적용에는 제한적임
매우 낮음(very low, Ⅳ)	• 현재 근거가 매우 불확실하며, 이 근거만으로는 효과에 대한 어떤 추정도 매우 불확실함 • 추후 새로운 연구 결과에 따라 효과추정치가 완전히 달라질 수 있으며, 임상 적용에는 매우 제한적임

이제 GRADE 시스템을 기반으로 근거수준 평가를 수행하는 도구에 대해 살펴보겠습니다. 일반적으로 근거수준 평가는 **GRADEpro GDT** Guideline Development Tool와 같은 온라인 도구를 활용해 수행합니다. GRADEpro GDT는 연구자가 임상연구, 체계적 문헌고찰, 메타분석 결과에 대한 근거수준 평가를 체계적이고 일관되게 수행할 수 있도록 지원하는 도구입니다. 이 도구는 WHO, Cochrane, NICE 등 전 세계의 가이드라인 제작자들이 채택한 GRADE 시스템을 표준화하여 누구나 쉽게 활용할 수 있도록 제작되었습니다.

일반적으로 연구자는 각 주요 결과에 대해 GRADE 기반 근거수준 평가를 실시한 후, 그 결과를 표로 제시합니다. 이때 GRADEpro GDT를 사용하면 이러한 평가 결과를 정리하여 'Summary of Findings Table'을 체계적으로 작성할 수 있습니다.

여기서 잠깐 ▶ 유사한 용어 정리(효과 크기, 이질성, 근거의 강건성, 근거의 확신도)

비슷한 용어들이 많아 헷갈릴 수 있으므로, 핵심 개념을 깔끔히 정리하겠습니다.

- **효과 크기** effet size : 한 논문의 연구 결과에서 중재군이 비교군에 비해 평균차이(MD), 오즈비(OR), 상대위험도(RR) 등에서 보이는 차이를 말합니다. 효과 크기가 표준편차의 2배 이상 차이가 있는 경우(즉 정규분포에서 95% 신뢰구간을 벗어난 경우)에는 중재군이 비교군보다 통계적으로 우월하다고 판단합니다.

- **이질성** heterogeneity : 여러 논문의 각 효과추정치(MD, OR, RR 등)와 표준편차를 근거로 논문 간 차이가 얼마나 큰지를 평가하는 개념입니다. 차이가 크다면 연구 간 이질성이 존재한다고 판단합니다.

- **근거의 강건성** robustness of evidence : 논문 한 편에 따라 전체 결과의 통계적 의미가 있고 없음이 바뀌는지를 확인하는 개념입니다. 분석 대상 논문들 중 효과 크기가 큰 논문을 제외해도, 통합추정치와 통계적 의미가 크게 변하지 않으면 근거의 강건성이 있다고 판단합니다.

- **근거의 확신도** certainty of evidence : 각 논문의 연구 설계(무작위 대조 임상시험, 후향적 환자-대조군 연구 등)와 연구 방법의 정확성을 평가하여, 해당 논문이 신뢰할 만한지를 판단하는 기준입니다.

표 4-4 효과 크기, 이질성, 근거의 강건성, 근거의 확신도의 비교

항목	효과 크기	이질성	근거의 확신도	근거의 강건성
분석 대상	논문 각각	모든 논문	논문 각각	모든 논문
평가 항목	효과의 존재 여부	연구 간 일관성	근거의 질	결과의 안정성
의미	효과가 통계적으로 유의한지($p < 0.05$)	연구들 간의 효과 크기 차이가 얼마나 다른지	연구 방법을 얼마나 신뢰할 수 있는지	여러 논문의 일관된 결론인지
근거의 질과 관련성	관련 없음	간접 관련 (질 낮은 연구는 타 연구와 이질적)	직접 관련 (평가 항목)	간접 관련 (질 낮은 연구는 타 연구와 효과 크기가 상이함)

SECTION

4.7 자료 유형에 따른 숲 그림 결과 해석

이제 앞서 살펴본 내용을 바탕으로 자료 유형별로 작성된 숲 그림의 결과를 해석해봅시다. 이 절에서는 2장에서 다룬 이분형 자료, 연속형 자료, OR, RR, HR 자료, 단일군 전후 비교 자료 기반의 메타분석과 개별 환자 자료 메타분석, 진단검사 정확도 메타분석, 누적 메타분석, 유전체 메타분석, 네트워크 메타분석에 관한 숲 그림 결과를 살펴보고자 합니다.

이분형 자료 메타분석의 결과 해석

이분형 자료란 사건의 발생 여부처럼 2가지 결과 중 하나만 나오는 자료를 의미합니다. 예를 들어 수술 후 합병증 발생 여부(있음/없음), 생존 여부(사망/생존), 치료 반응(반응/무반응) 등이 흔히 사용되는 자료입니다. 이분형 자료를 활용한 메타분석에서는 일반적으로 상대위험도(RR), 오즈비(OR)가 효과 크기로 사용됩니다.

사례 4-1 척추전이암 환자의 수술+방사선치료와 방사선 단독 치료 후에 대한 6개월 생존율

[그림 4-6]의 연구는 척추전이암metastatic spinal tumor 환자에 대한 수술+방사선치료DDSR+RTx와 방사선 단독 치료RTx alone의 6개월 후 생존자 수를 비교한 메타분석 결과를 보여줍니다. 여기서 주요 지표는 상대위험도(RR)이며, 각 연구와 전체 통합 결과에 대한 95% 신뢰구간(95% CI)과 고정 효과 모형에서의 가중치(W(fixed))도 함께 제시되어 있습니다.

먼저 개별 연구들의 결과를 보면 5편 중 'Zaikova, 2011'의 연구에서는 효과추정치의 신뢰구간의 하한이 1보다 커서, 통계적으로 유의하게 수술+방사선치료가 더 우월합니다. 그러나 나머지 4편은 신뢰구간의 하한이 1보다 작고 상한이 1보다 커서, 개별 연구 수준에서는 통계적으로 유의한 차이가 없다고 판단할 수 있습니다.

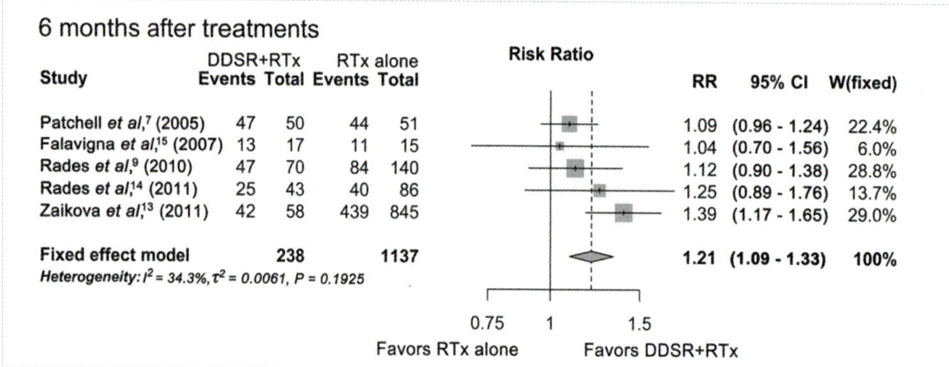

그림 4-6 이분형 자료에 대한 숲 그림의 예[6]

반면, 5편의 연구를 통합한 메타분석 결과에서는 통합추정치가 1.21이므로 수술+방사선치료가 방사선 단독 치료보다 더 우월하고, 신뢰구간의 하한이 1보다 크므로 두 치료법의 차이는 통계적으로 유의하다고 판단할 수 있습니다. 다시 말해 수술+방사선치료가 방사선 단독 치료보다 6개월 생존율에서 통계적으로 유의하게 우월함을 확인할 수 있습니다. 이 사례는 연구 개별로는 통계적 유의성을 확인하기 어려운 경우라도, 메타분석을 통해 충분한 환자 수를 확보하면 유의미한 결과를 도출할 수 있음을 보여줍니다.

이 메타분석의 이질성 지표를 보면 I^2=34.3%는 40% 이하이고, τ^2=0.0061은 1보다 작으며, χ^2의 p= 0.192는 0.1보다 크므로 낮은 이질성을 보입니다. 따라서 고정 효과 모형을 사용하는 것이 적절합니다.

여기서 잠깐 ▶ 개별 연구가 모두 통계적으로 유의한 경우 메타분석의 의미와 한계

만약 메타분석에 포함된 개별 연구들의 효과추정치와 신뢰구간이 'Zaikova, 2011'처럼 모두 통계적으로 유의한 차이를 보였다면, 당연히 메타분석 결과 역시 유의한 차이를 보일 것입니다. 즉 개별 연구 단계에서 이미 우월한 치료법임이 입증된다면 메타분석 결과는 매우 명확합니다. 그러나 역설적으로 이러한 상황에서 메타분석을 통해 새롭게 얻게 될 과학적 지식은 제한적일 수 있습니다. 메타분석이 필요한 이유는 보통 이미 발표된 연구들이 결과는 일관된 경향을 보이나 통계적으로 유의한 차이가 없는 경우에 있습니다. 만약 모든 개별 연구에서 통계적으로 유의한 차이가 확인되었다면, 메타분석도 동일한 결과를 제시하므로, 추가적인 분석보다는 한 단계 더 나아가 임상진료지침으로 개발하는 것이 더 좋습니다.

이분형 자료는 메타분석에서 가장 간단한 형태의 자료이므로, 처음 메타분석을 시도한다면 이러한 형태의 자료로 분석해보는 것을 권장합니다.

6 출처 : Chang-Hyun Lee et al. Direct decompressive surgery followed by radiotherapy versus radiotherapy alone for metastatic epidural spinal cord compression: a meta-analysis. Spine (Phila Pa 1976). 2014; 39(9):E587-92.

연속형 자료 메타분석의 결과 해석

연속형 자료에 대한 메타분석에서는 두 집단 간 효과를 비교하기 위해 평균차이(MD) 또는 표준화된 평균차이(SMD)를 사용합니다. 평균차이는 두 집단의 평균값 차이를 논문에 사용된 단위 그대로 표현하는 지표입니다. 예를 들어 중재군의 평균 통증 점수가 3점이고, 대조군의 평균 통증 점수가 5점이라면 (평균차이)=3−5=−2가 됩니다. 이처럼 평균차이가 음수인 경우는 중재군에서 통증이 더 많이 감소했음을 의미합니다.

사례 4-2 척추측만증에 대한 장분절유합술과 단분절유합술의 치료 효과

[그림 4-7]은 장분절유합술Long fusion과 단분절유합술Short fusion의 치료 효과를 2가지 지표를 기준으로 비교한 결과입니다. 여기서 2가지 지표는 'Cobb 각도 변화'와 'Oswestry 장애 지수(ODI)Oswestry Disability Index'입니다.

Study	Long fusion Mean	SD	Total	Short fusion Mean	SD	Total	Weight	Weighted Mean Difference IV, Random, 95% CI
Cobb angle (°) change in the coronal plane								
Cho 2008	-15.6	5.77	22	-6.2	5.09	28	26.1%	-9.40 [-12.46, -6.34]
Liu 2012	-25.2	4.19	25	-8.5	2.52	13	27.0%	-16.70 [-18.84, -14.56]
Wang 2010	-15.8	13.5	39	-13.6	9.86	34	23.2%	-2.20 [-7.58, 3.18]
Zhang 2011	-22.8	9.09	15	-16.6	6.02	31	23.7%	-6.20 [-11.26, -1.14]
Total (95% CI)			101			106	100.0%	**-8.94 [-15.33, -2.55]**

Heterogeneity: Tau² = 38.22; Chi² = 38.78, df = 3 (P < 0.00001); I² = 92%
Test for overall effect: Z = 2.74 (P = 0.006)

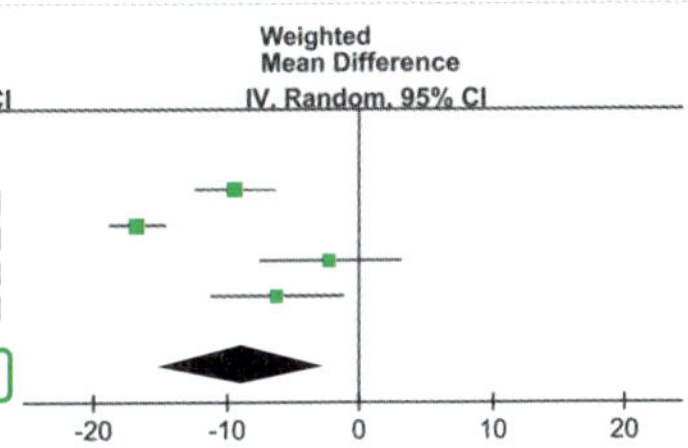

Study	Long fusion Mean	SD	Total	Short fusion Mean	SD	Total	Weight	Weighted Mean Difference IV, Random, 95% CI
Oswestry disability index								
Cho 2008	-23.2	15.3	22	-16.7	24.8	28	19.4%	-6.50 [-17.69, 4.69]
Liu 2012	-31.8	17.74	25	-20.3	20.98	13	17.9%	-11.50 [-24.86, 1.86]
Transfeldt 2010	-0.8	27.8	20	-15.2	27	43	17.1%	14.40 [-0.21, 29.01]
Wang 2010	-43	7.72	39	-51	7.27	34	23.4%	8.00 [4.56, 11.44]
Zhang 2011	-61.6	10.75	15	-49.4	9.81	31	22.2%	-12.20 [-18.64, -5.76]
Total (95% CI)			121			149	100.0%	**-1.70 [-13.04, 9.65]**

Heterogeneity: Tau² = 140.23; Chi² = 39.05, df = 4 (P < 0.00001); I² = 90%
Test for overall effect: Z = 0.29 (P = 0.77)

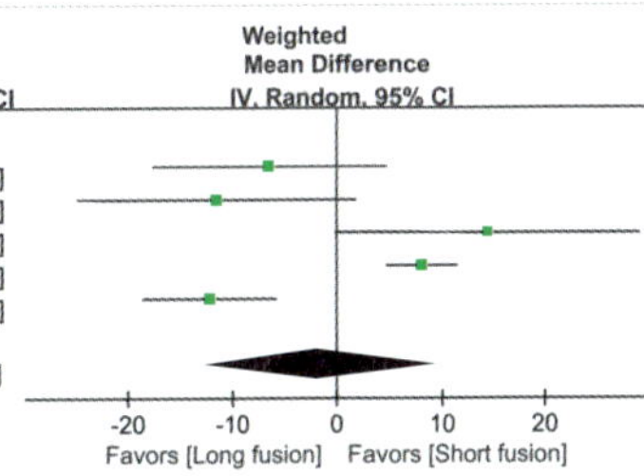

그림 4-7 연속형 자료에 대한 숲 그림의 예[7]

7 출처 : Chang-Hyun Lee et al. Short Limited Fusion Versus Long Fusion With Deformity Correction for Spinal Stenosis With Balanced De Novo Degenerative Lumbar Scoliosis: A Meta-analysis of Direct Comparative Studies. Spine (Phila Pa 1976). 2017; 42(19):E1126-E32.

첫 번째 분석인 Cobb 각도 변화는 척추 변형이 얼마나 교정되었는지를 나타내는 지표로, 여기서는 총 4편의 연구를 IV 방법과 임의 효과 모형으로 분석했습니다. 첫 번째 숲 그림을 보면 통합추정치와 신뢰구간인 마름모가 중심 무효선에서 완전히 벗어나 좌측에 있어, 전체적으로 장분절유합술이 단분절유합술에 비해 유의미하게 더 큰 교정 효과를 보임을 알 수 있습니다. 이는 [그림 4-7]의 왼쪽 표에서 박스 표기한 부분의 내용인 '평균차이=−8.94°, 95% CI=[−15.33, −2.55], p=0.006'을 확인해도 됩니다. 이 결과는 장분절유합술이 척추 변형 교정에 더욱 효과적이라는 의미입니다. 다만 이 분석에서는 매우 높은 수준의 이질성(I^2=92%, τ^2=38.22, χ^2의 $p<0.00001$)이 관찰되었으며, 이는 연구마다 교정 효과의 편차가 상당히 크다는 점을 시사합니다.

두 번째 분석인 Oswestry 장애 지수(ODI)는 척추 수술 후 일상생활에서의 기능적 장애 정도를 평가한 지표입니다. 5편의 연구를 분석한 결과, 두 수술 사이에서 통계적으로 유의한 차이가 관찰되지는 않았습니다(평균차이=−1.70, 95% CI=[−13.04, 9.65], p=0.77). 즉 기능적 회복 측면에서 장분절유합술이 단분절유합술보다 더 우수하다고 단정하기는 어렵습니다. 또한 이 분석에서도 높은 수준의 이질성(I^2=90%, τ^2=140.23, χ^2의 $p<0.00001$)이 관찰되었으며, 이는 연구마다 환자 특성, 수술 범위, 추시 기간, 고정 범위 등 여러 요인의 차이가 크다는 것을 의미합니다.

결론적으로 장분절유합술은 척추 변형 교정에서는 우수한 기능적 결과를 보이지만, 환자의 기능적 개선에서는 단분절유합술과 유의한 차이를 보이지 않는다고 할 수 있습니다.

그러나 메타분석의 필요성 측면에서 살펴보면 조금 다른 관점을 제시할 수 있습니다. Cobb 각도 변화에 대한 4편의 연구 중 3편의 개별 연구에서 이미 통계적으로 유의한 차이를 보고하고 있어, 개별 연구 단계에서도 장분절유합술의 우수성이 충분히 입증된 상태입니다. 즉 이 메타분석이 새로운 결론을 제시하지는 않습니다. 따라서 Cobb 각도 변화만 고려했을 때, 이 메타분석은 의미가 없다고 볼 수 있습니다.

반면에 ODI를 비교한 메타분석의 경우, 총 5편의 연구 중 3편은 장분절유합술이 더 우수한 기능적 결과를 보였다고 보고했으나, 나머지 2편은 오히려 단분절유합술이 더 우수하다고 보고했습니다. 이러한 상반된 결과가 나올 때는 우선 각 연구가 동일한 평가 도구로 설계되었는지를 검토해야 합니다. 만약 동일하게 연구를 설계했음에도 불구하고 결과가 엇갈렸다면, 각 연구에서 환자 특성, 수술 범위, 추시 기간, 고정 범위 등의 차이가 결과에 영향을 미쳤을 가능성이 있는지 확인해야 합니다. 더 나아가 이러한 변동성을 탐색하고 결과의 안정성을 확인하기 위해 민감도 분석을 수행하며, 그 결과를 본문에 함께 기술해야 합니다.

OR, RR, HR 자료 메타분석의 결과 해석

OR, RR, HR은 사건 발생 가능성을 비율로 나타낸 값이므로, 이와 같은 자료에 대한 메타분석에서는 비율형 지표의 특성을 고려한 해석이 필요합니다. 만약 비교군의 사건 발생 가능성이 낮으면 OR, RR, HR 값이 0과 1 사이에 위치하고, 반대로 사건 사건 발생 가능성이 높으면 OR, RR, HR 값이 1 이상에서 무한대로 확장됩니다. 즉 이 값들은 기준값 1을 중심으로 좌우 대칭이 아니며, 분포 자체도 기준값을 중심으로 좌우 대칭인 정규분포normal distribution와 다른 형태를 띱니다. 이러한 비대칭 분포 때문에 메타분석에서는 OR, RR, HR 값에 로그(log) 변환을 취한 뒤 분석을 수행합니다. 로그 변환을 취하면 비율값(OR, RR, HR)의 분포가 정규분포에 가까운 대칭 형태를 띠게 되고, 이상값outlier의 영향을 줄일 수 있으며, 신뢰구간 계산도 간편해져 결과에 대한 해석이 명확해집니다. 요약하면 'OR, RR, HR 분포가 정규성을 따르지 않기 때문에, log(OR, RR, HR)을 이용해 분석의 안정성과 정확성을 확보한다.'라고 이해할 수 있습니다.

각 연구의 log(OR, RR, HR) 값은 표준오차에 따라 가중치가 부여되어 통합되고, 그 결과는 숲 그림 형태로 제시됩니다. 숲 그림에는 각 연구의 OR, RR, HR 값과 95% 신뢰구간이 표시되며, 그림의 아래쪽에는 메타분석을 통해 산출된 OR, RR, HR의 통합추정치가 제시됩니다. 그러나 논문을 읽는 독자들에게 OR, RR, HR과 같은 비율값은 익숙하지만, 로그 변환을 취한 값은 직관적으로 이해하기 어려울 수 있습니다. 따라서 최종 결과는 다시 지수 변환(exp)을 취하여 원래의 OR, RR, HR 형태로 복원해 제공하길 권장합니다. 신뢰구간(CI) 역시 로그값을 기준으로 계산한 뒤 모두 지수 변환하여 제시합니다. 그러면 OR, RR, HR은 1을 기준선으로 하여 1보다 크면 위험이 증가했다고 판단하고, 1보다 작으면 위험이 감소했다고 판단합니다. 뿐만 아니라 신뢰구간이 1을 포함하는지의 여부만으로도 효과의 방향성과 유의성을 직관적으로 판단할 수 있습니다.

사례 4-3 **후복막육종 환자에 대한 방사선치료 후 수술과 수술 단독 치료 후의 재발 위험도**

[그림 4-8]은 후복막육종Retroperitoneal Sarcoma과 그 하위 유형인 지방육종Liposarcoma을 대상으로, 방사선치료 후 수술PreopRT+Surgery을 하는 경우와 수술 단독 치료Surgery only를 하는 경우의 재발 위험률을 비교한 메타분석입니다.

첫 번째 분석에서 후복막육종 환자를 대상으로 한 6편의 연구를 통합한 결과를 보면 'Chouliaras, 2019'의 연구만이 HR>1로 수술 단독 치료의 재발 위험률이 더 낮게 나타났고, 나머지 5편의 연구에서는 모두 방사선치료 후 수술의 재발 위험률이 더 낮게 나타났습니다.

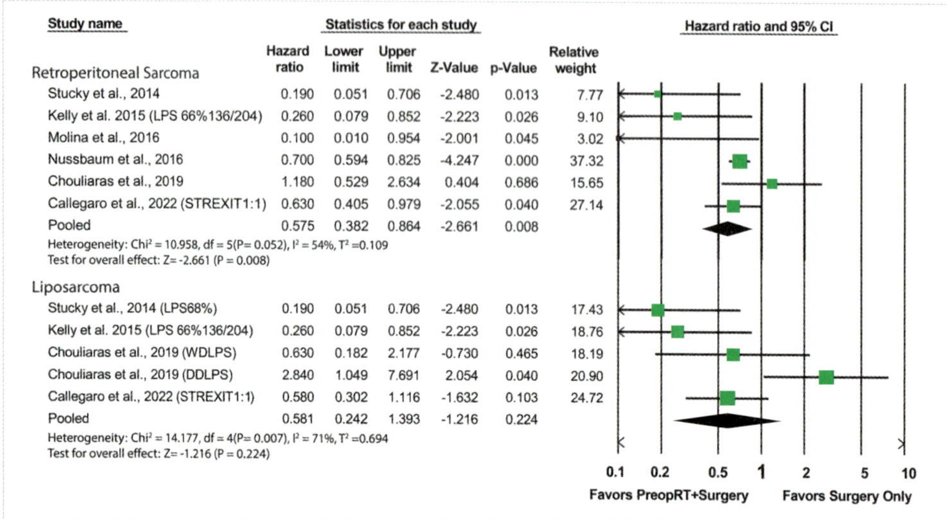

그림 4-8 비율 자료(OR, RR, HR)에 대한 숲 그림의 예[8]

두 번째 분석에서는 후복막육종 중 지방육종Liposarcoma만을 대상으로 했습니다. 이 분석에서는 총 5편의 연구 중 2편('Stucky, 2014', 'Kelly, 2015')이 방사선치료 후 수술에서 유의하게 낮은 재발 위험률을 보고했습니다. 'Chouliaras, 2019(WDLPS)'와 'Callegaro, 2022'의 연구에서는 방사선치료 후 수술의 재발 위험률이 각각 0.630과 0.580으로 더 낮은 경향을 보이긴 했지만, 95% 신뢰구간이 각각 [0.182, 2.177]과 [0.302, 1.116]으로 무효선을 통과하여 통계적으로 유의한 결과는 아닙니다. 반면 'Chouliaras, 2019(DDLPS)'의 연구에서는 수술 단독 치료가 오히려 유의하게 낮은 재발 위험률을 제시하여 상반된 결과가 확인되었습니다. 따라서 '지방육종에 국한해서는 방사선치료 후 수술이 수술 단독 치료에 비해 재발 위험률을 유의하게 감소시킨다고 보기 어렵다.'는 결론에 도달합니다. 이는 '후복막육종 중에서도 지방육종의 경우에는 방사선치료 후 수술이 효과적이지 않을 수도 있다.'라고 해석할 수 있습니다.

이질성 평가에서도 이러한 차이가 드러납니다. 전체 후복막육종 분석의 이질성 지표는 $I^2=54\%$로 연구 간 결과의 일관성이 중간 수준인 반면, 지방육종만 분석한 경우에는 $I^2=71\%$로 이질성이 높은 편이어서 연구 간 결과가 서로 다름을 보여줍니다. 그 이유는 지방육종은 악성도에 따라 큰 차이를 보이는데, 비교적 양호한 분화 지방육종과 매우 악성인 역분화 지방육종이 서로 다른 결과를 보이기 때문입니다. 이 연

8 출처 : Young-Rak Kim et al. Preoperative radiotherapy combined with surgery versus surgery alone for primary retroperitoneal sarcoma: a meta-analysis. Sci Rep. 2025; 15(1):1345.

구는 종양 아형에 따라 두 치료의 효과가 서로 다를 수 있음을 보여줍니다. 특히 지방육종의 경우 개별 환자 특성을 고려한 맞춤형 접근이 필요하다는 결론을 시사합니다. 이와 같이 연구 간 이질성이 크게 나타나는 상황에서는 임의 효과 모형을 선택하는 것이 바람직합니다.

단일군 전후 비교 자료 메타분석의 결과 해석

대조군 없이 단일군의 치료 전후 변화를 분석하는 방법은, 단일군에 대한 '두 시점의 평균차이'를 계산한다는 점에서 두 집단의 평균차이를 분석하는 환자-대조군 연구와 유사합니다. 이러한 방법은 한 집단 내에서 치료로 인해 얼마나 변화가 발생했는지를 정량적으로 평가하는 데 유용합니다.

사례 4-4 요추협착증에 대한 내시경 수술 전후의 ODI 변화

[그림 4-9]는 요추협착증에 대한 내시경 수술 전후의 Oswestry 장애 지수(ODI)Oswestry Disability Index 변화를 보여줍니다. 치료 전후의 장애 지수 차이는 [그림 4-9]의 표에 있는 'Difference in means'에 기재되어 있습니다.

Group by Time point	Study name	Difference in means	Standard error	Variance	Lower limit	Upper limit	Z-Value	p-Value	Relative weight
6-month follow-up									
	Torudom, 2016	40.90	3.41	11.65	34.21	47.59	11.98	0.00	29.18
	Kim, 2017	41.36	3.25	10.53	35.00	47.72	12.74	0.00	32.28
	Hwang, 2017	39.38	2.97	8.83	33.56	45.20	13.26	0.00	38.53
	Total	40.46	1.84	3.40	36.85	44.08	21.94	0.00	
		Heterogeneity: $I^2<0.1\%$, $T^2<0.01$, $p<0.001$							
12-month follow-up									
	Torudom, 2016	41.90	3.00	8.99	36.02	47.78	13.98	0.00	14.68
	Eum, 2016	42.90	1.38	1.89	40.20	45.60	31.20	0.00	69.78
	Eun, 2017	39.27	2.91	8.49	33.56	44.98	13.47	0.00	15.54
	Total	42.19	1.15	1.32	39.94	44.44	36.73	0.00	
		Heterogeneity: $I^2<0.1\%$, $T^2<0.01$, $p<0.001$							
	Overall	41.71	0.98	0.95	39.80	43.62	42.77	0.00	
		Heterogeneity: $I^2<0.1\%$, $T^2<0.01$, $p<0.001$							

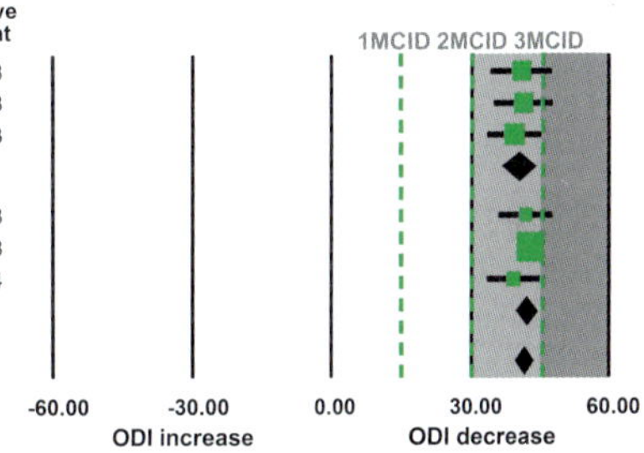

그림 4-9 단일 환자군 비교 자료에 대한 숲 그림의 예[9]

9 출처 : Chang-Hyun Lee et al. The efficacy of conventional radiofrequency denervation in patients with chronic low back pain originating from the facet joints: a meta-analysis of randomized controlled trials. Spine J. 2017; 17(11): 1770-80.

[그림 4-9]에서는 치료 후 6개월, 12개월의 추적관찰 시점별로 장애 지수 감소 효과를 정량적으로 비교하고 있으며, 각 시점의 숲 그림은 평균 변화량과 95% 신뢰구간을 시각적으로 표현합니다. 또한 숲 그림에는 '**임상적으로 중요한 최소한의 차이**(MCID)Minimal Clinically Important Difference'를 나타내는 기준선도 함께 표시되어 있어, 치료 후 호전된 정도가 임상적으로 유의미한 차이 이상으로 일어났는지 한눈에 판단할 수 있습니다.

수술 후 6개월 시점에 대한 연구는 총 3편이 포함되었고, 통합된 평균 장애 지수 감소는 40.46점(95% CI, 36.85~44.08)으로 나타났습니다. 모든 연구에서 장애 지수에 대한 MCID 값이 2배 이상 감소하여, 이는 내시경 수술이 요추협착증 환자의 장애 지수 감소에 충분히 의미 있는 효과를 보였음을 시사합니다. MCID는 환자가 실제로 '체감할 수 있는' 최소한의 임상적 개선 정도를 의미합니다. 예를 들어 어떤 치료 결과가 통계적으로 유의하더라도, 통증이 0.001% 정도로 아주 조금 감소했다면 환자 입장에서는 큰 의미가 없을 것입니다. 특히 대규모 연구에서는 아주 작은 차이도 통계적 유의성을 가질 수 있으므로, '통계적 유의성'과 '임상적 의미'는 구분해서 봐야 합니다. 장애 지수 정도를 평가하는 데 자주 사용되는 ODI 점수의 경우 전체 점수 범위는 0~100점이고, ODI의 MCID는 15점으로 알려져 있습니다. 즉 ODI 점수가 최소 15점 이상 감소해야 환자가 실제로 요통이 호전됐다고 느낄 가능성이 높습니다.

수술 후 12개월 시점에 대한 연구는 총 3편이 포함되었고, 통합된 평균 장애 지수 감소는 42.19점(95% CI, 39.94~ 44.44)으로 감소된 ODI 점수는 유지되고 있었습니다. 이 값은 통계적으로 유의할 뿐만 아니라, MCID를 넘어서서 임상적 의미까지 충분히 갖는다고 해석할 수 있습니다. 이 결과는 장기적으로도 장애 지수가 호전되어 유지될 수 있음을 시사합니다. 종합적으로 볼 때, 본 메타분석은 요추협착증에 대한 내시경 수술을 할 경우 ODI 점수가 감소하여, 수술 후 12개월까지도 높은 효과가 유지될 수 있다는 점을 확인할 수 있습니다.

그러나 단일군 연구의 결과를 해석할 때는 주의가 필요합니다. 이 경우 대조군이 없기 때문에 위약placebo 효과, 자연 회복, 시간 경과에 따른 효과 등의 교란변수confounding variable를 통제할 수 없습니다. 따라서 '통증의 개선이 있다.'라는 결론을 내릴 수는 있지만, 통증 개선의 원인이 내시경 수술 때문이라고 단정하기는 어렵습니다. 또한 치료 효과가 있는 연구만 보고되는 출판 편향의 가능성도 있으므로, 깔때기 그림을 반드시 확인해야 합니다.

개별 환자 자료 메타분석의 결과 해석

개별 환자 자료 메타분석(IPD – MA)Individual Participant Data Meta-Analysis의 결과는 2가지 방법으로 해석할 수 있습니다. 첫 번째는 1단계 접근법one-stage approach으로, 모든 환자의 데이터를 합친 후 다변량 회귀 모형multivariate regression model이나 혼합 효과 모형mixed-effects model을 사용하여 하나의 통합 모형에서 직접 추정치를 산출하는 방식입니다. 이 방법은 공변량 조정이나 상호작용 효과 탐색 등의 정교한 분석이 가능하다는 장점이 있습니다. 두 번째는 2단계 접근법two-stage approach으로, 먼저 각 연구별로 동일한 분석 절차를 적용해 효과 크기를 추정한 뒤, 그 결과를 다시 메타분석 기법으로 통합하는 방식입니다. 이를 통해 기존 메타분석과 동일하게 연구별 추정치를 숲 그림 형태로 시각화하며 전체 효과를 제시할 수 있습니다.

사례 4-5 **척추전이암 환자에 대한 Tomita 점수와 Tokuhashi 점수의 기대여명 예측 비교**

[그림 4-10]은 척추전이암 환자의 예후 예측에 사용되는 Tomita 점수체계와 Tokuhashi 점수체계의 진단 정확도 및 생존 예측력을 비교 분석한 결과를 시각화한 그래프입니다.

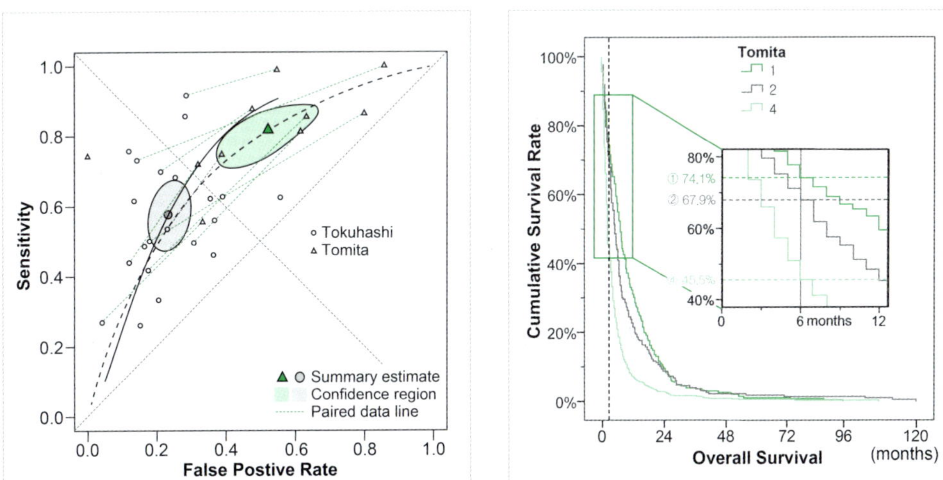

(a) Tomita와 Tokuhashi의 비교 (b) Tomita 점수체계의 생존곡선

그림 4-10 개별 환자 자료 메타분석 결과의 예[10]

10 출처 : Chang-Hyun Lee et al. Which one is a valuable surrogate for predicting survival between Tomita and Tokuhashi scores in patients with spinal metastases? A meta-analysis for diagnostic test accuracy and individual participant data analysis. J Neurooncol. 2015; 123(2):267-75.

[그림 4-10(a)]는 요약 수신자 조작 특성(SROC)Summary Receiver Operating Characteristics 곡선을 활용하여 두 점수체계의 민감도sensitivity와 위양성률false positive rate을 비교한 그래프입니다. 여기서 위양성률은 '1-특이도'와 같습니다. 그래프 중앙에 위치한 큰 삼각형(▲)과 원(◎)은 각각 Tomita 점수와 Tokuhashi 점수의 요약추정치summary estimate를 나타내며, 주변에 분포한 두 타원은 각각 해당 추정치의 신뢰구간confidence region을 나타냅니다.

일반적으로 그래프의 왼쪽 상단 꼭짓점에 가까울수록 진단 정확도가 우수한데, 두 점수체계는 왼쪽 상단 꼭짓점으로부터 비슷한 거리에 위치하여 전반적인 정확도는 유사해 보입니다. 그러나 그래프를 세부적으로 보면 Tomita 점수(▲)의 요약추정치는 Tokuhashi 점수(◎)보다 상대적으로 오른쪽 상단에 위치하여, 민감도는 높지만 특이도specificity는 낮다고 볼 수 있습니다. 반면에 Tokuhashi 점수(◎)의 요약추정치는 상대적으로 왼쪽 하단에 위치하여, 민감도는 낮지만 특이도는 높다고 볼 수 있습니다. 또한 각 연구에서 두 점수체계를 연결한 초록색 점선(쌍 자료를 연결하는 선paired data line)을 보면, 모두 일관되게 우상향 패턴을 보인다는 것을 알 수 있습니다. 이는 동일한 연구 내에서 Tomita 점수체계가 Tokuhashi 점수체계보다 민감도는 높아지고 특이도는 낮아지는 경향이 일관되게 나타난다는 의미로, 두 진단법의 특성 차이를 분명하게 보여주는 결과입니다.

[그림 4-10(b)]는 Tomita 점수체계의 여러 평가항목 중 '원발성 종양primary tumor에 따른 점수(1점, 2점, 4점)'[11]가 실제 생존 예후를 얼마나 잘 반영하는지를 Kaplan-Meier 생존곡선으로 제시한 그래프입니다. 이러한 분석은 출판된 논문에 제시된 요약값만으로는 수행할 수 없으며, 연구자들이 제공한 개별 환자 원자료를 이용할 때 가능합니다. 생존곡선을 보면 Tomita 점수 1점군은 6개월 생존율이 74.1%로 가장 높았고, 2점군은 67.9%, 4점군은 45.5%로 점수가 높아질수록 생존율이 순차적으로 감소하는 경향을 보였습니다. 참고로 이 책에 그림을 따로 넣지는 않았지만 Tokuhashi 점수체계의 경우, 이러한 점수 순서와 상관없이 생존율이 뒤섞여 나타나는 양상을 보였습니다. 따라서 원발성 종양 항목에 대해 Tomita 점수체계는 정확하고, Tokuhashi 점수체계는 부정확하다는 사실을 알 수 있습니다.

한편, 개별 환자 자료 메타분석은 자료 수집 및 협력 과정이 복잡하고 시간이 많이 소요되며, 일부 연구로부터 자료를 확보하지 못하면 편향이 발생할 수 있다는 어려움이 있습니다. 이와 같은 이유로 연구자 간 협력과 신뢰 구축이 반드시 필요하고, 해당 분야의 전문가와 함께하면 원자료 확보에 큰 도움이 됩니다.

11 이 점수체계에는 원래 3점이 존재하지 않습니다.

그럼에도 불구하고 개별 환자 자료 메타분석은 신뢰도가 가장 높은 분석 방법으로서, 메타분석의 최적표준gold standard으로 평가받고 있습니다. 개별 환자 수준의 정보를 활용해 정교한 효과 추정, 예측요인 분석, 하위군 분석을 수행할 수 있다는 큰 장점이 있지만, 원자료 확보와 자료의 품질관리 등이 어렵다는 단점이 있습니다.

진단검사 정확도 메타분석의 결과 해석

진단검사 정확도 메타분석(DTA-MA)Diagnostic Test Accuracy Meta-Analysis은 다양한 연구에서 보고된 진양성(TP)True Positive, 진음성(TN)True Negative, 위양성(FP)False Positive, 위음성(FN)False Negative 자료를 이용해 민감도, 특이도, 우도비likelihood ratio 등을 계산하고, 이를 통합하여 진단검사의 전체적인 정확도를 평가하는 통계적 방법입니다.

각 연구에서 산출된 민감도와 특이도를 2개의 숲 그림으로 나타낸 결합된 숲 그림coupled forest plot으로 시각화하면 민감도와 특이도의 개별 연구 결과와 통합 결과를 직관적으로 비교할 수 있습니다. 메타분석 결과에서 전체 연구의 민감도와 특이도를 통합pooling할 때는 일반적으로 이변량 모형bivariate model 또는 계층적 요약 수신자 조작 특성(HSROC)Hierarchical Summary ROC 모형을 사용합니다. 또한 이 모형들을 이용해 민감도와 특이도를 통합하여 하나의 그래프에 나타낸 것을 요약 수신자 조작 특성(SROC)Summary ROC 곡선이라 하며, 이 곡선아래면적(AUC)Area Under the Curve은 진단검사의 종합적인 구분 능력을 의미합니다. 일반적인 해석 기준은 다음과 같습니다.

- $0.9 \le$ AUC : 매우 우수한 진단력
- $0.7 \le$ AUC < 0.9 : 양호한 진단력
- AUC < 0.7 : 제한적인 진단력

사례 4-6 요추 척추경 나사 오삽입을 진단하는 유발근전도(tEMG) 검사의 진단 정확도 분석

[그림 4-11]은 요추 척추경 나사lumbar pedicle screw 삽입 시, 나사가 척추경 안에 있지 않고 척추경 바로 옆에 있는 신경을 압박하는 경우를 찾기 위해, 나사가 신경을 압박하는 잘못된 위치에 있는 경우를 전기 신호로 진단하는 유발근전도(tEMG) 검사가 얼마나 정확한지를 평가한 연구들의 메타분석 결과입니다.

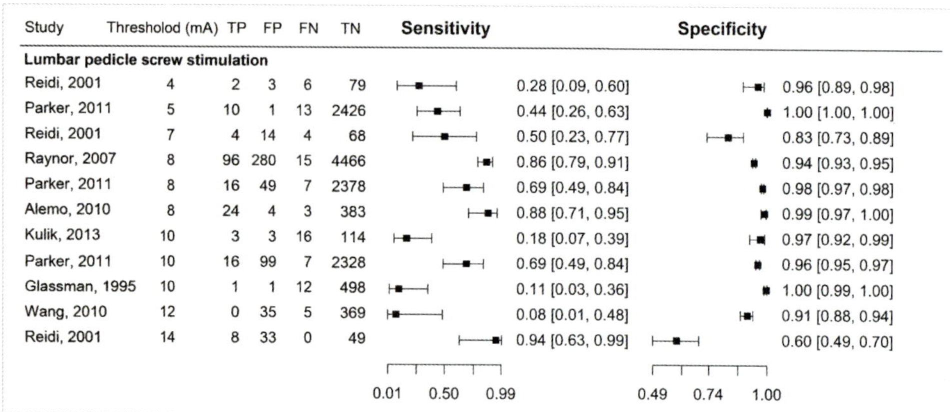

(a) 결합된 숲 그림coupled forest plot

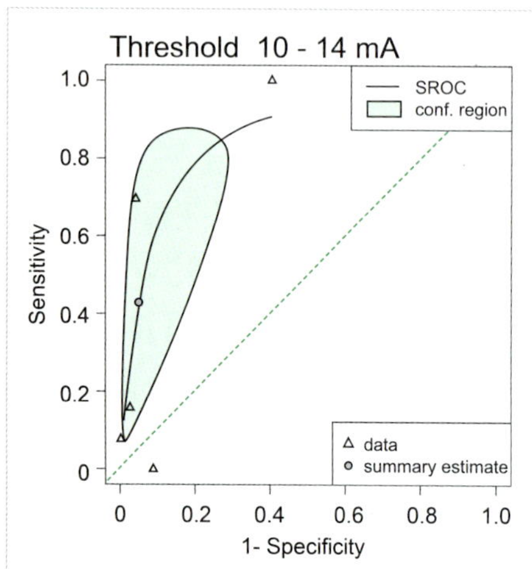

(b) SROC 그래프

그림 4-11 진단검사 정확도 메타분석 결과의 예[12]

[그림 4-11(a)]의 결합된 숲 그림coupled forest plot을 보면, 민감도sensitivity는 0.11에서 0.94까지 연구마다 큰 차이를 보였으며, 평균적으로 0.60 미만인 연구가 많았습니다. 민감도의 정의를 고려하면 이는 위음성(FN) 자료가 많다는 의미로, 실제로 많은 연구에서 나사가 잘못 삽입된 경우를 놓칠 가능성이 상당히 높음을 시사합니다.

12 출처 : Chang-Hyun Lee et al. Can triggered electromyography thresholds assure accurate pedicle screw placements? A systematic review and meta-analysis of diagnostic test accuracy. Clin Neurophysiol. 2015; 126(10):2019-25.

반면, 특이도specificity는 대부분의 연구에서 0.90 이상으로 매우 높게 나타났습니다. 특이도의 정의를 고려하면 위양성(FP) 자료가 거의 없다는 의미로, 검사에서 양성으로 판정되면 대부분 실제로 나사 오삽입이 존재함을 시사합니다.

[그림 4-11(b)]의 SROC 그래프는 '1-(특이도)'축(X축)과 '민감도'축(Y축)에서 각 연구의 결과 분포를 보여주며, 진단검사의 전체적인 정확도를 평가합니다. SROC 곡선도 ROC 곡선과 마찬가지로, 곡선 아래의 면적(AUC)이 클수록, 그리고 곡선이 왼쪽 상단에 위치할수록 진단검사의 성능이 우수함을 의미합니다. [그림 4-11(b)]를 보면 각 연구의 특이도는 모두 높지만, 민감도는 다양하게 나타납니다. 또한 그림에서 각 연구를 나타내는 삼각형이 대부분 Y축(민감도) 근방에 분포하고 있습니다. 요약추정치summary estimate의 경우 민감도는 0.5~0.6 정도로 나타나고, 특이도는 0.9~1.0 정도로 나타납니다.

따라서 이 메타분석의 결과는 유발근전도(tEMG) 검사가 요추 척추경 나사 삽입의 정확도를 평가할 때, 특이도는 매우 우수하지만 민감도는 일정하지 않고 경우에 따라 낮을 수 있음을 보여줍니다. 높은 특이도 덕분에 제대로 삽입된 나사를 잘못 삽입된 것으로 판단(위양성)하여 재확인해야 하는 번거로움은 거의 없습니다. 그러나 낮은 민감도로 인해 일부 잘못 삽입된 나사는 놓칠 가능성(위음성)이 있습니다. 그래서 검사의 민감도를 높이기 위해 전기자극 강도를 높여 신경이 전기신호에 더 민감하게 반응하도록 하는 방법 등을 제안할 수 있습니다.

누적 메타분석의 결과 해석

누적 메타분석cumulative meta-analysis은 연구가 발표된 순서대로 하나씩 메타분석에 포함시키며, 누적된 효과 크기의 변화를 시간순으로 추적하는 분석 기법입니다. 이 방법을 통해 특정 개입이나 진단법에 대한 증거가 언제부터 일관되게 나타났는지, 결과가 어떻게 안정화되었는지를 시각적으로 확인할 수 있습니다. 또한 누적 메타분석은 중간 시점에서 이미 충분한 근거가 형성되어 추가 연구가 필요하지 않았던 시점을 추정하는 데에도 유용합니다.

사례 4-7 척추 질환 환자에 대한 고식적 수술 방식과 새로운 수술 방식의 결과 비교

[그림 4-12]는 척추 질환 환자에 대한 고식적 수술 방식Control과 새로운 수술 방식Intervention의 치료 결과 차이를 비교한 누적 메타분석 결과입니다. 그림에서 왼쪽 표에는 각 연구의 누적 평균차이와 관련 통계치가 제시되어 있고, 오른쪽 숲 그림에는 누적 평균차이와 95% 신뢰구간이 시각적으로 표현되어 있

습니다. 여기서 하나 주의할 점이 있습니다. 일반적인 숲 그림에서는 각 행(가로선)의 수치가 해당 연구 하나의 결과를 의미하지만, 누적 메타분석에서는 각 행의 수치가 해당 시점까지의 모든 연구를 포함한 누적된 결과를 의미합니다.

예를 들어 [그림 4-12]에서 ❶의 'Study E, 2014'가 위치한 행의 효과 크기와 신뢰구간은 'Study E, 2014'의 연구에 대한 단독 결과가 아니라, 'Study A, 2010'부터 'Study E, 2014'까지의 총 5개 연구를 통합한 누적 효과추정치입니다.

Study name	Cumulative statistics						
	❷ Point	Standard error	Variance	❸ Lower limit	Upper limit	Z-Value	p-Value
Study A, 2010	12.000	4.977	24.770	2.245	21.755	2.411	0.016
Study B, 2011	10.852	3.986	15.887	3.040	18.665	2.723	0.006
Study C, 2012	7.128	2.780	7.729	1.679	12.577	2.564	0.010
Study D, 2013	6.846	2.557	6.537	1.835	11.857	2.678	0.007
❶ Study E, 2014	3.563	4.082	16.665	-4.438	11.564	0.873	0.383
Study F, 2015	1.057	3.956	15.650	-6.696	8.811	0.267	0.789
Study G, 2016	0.437	3.029	9.175	-5.500	6.374	0.144	0.885
Study H, 2017	0.362	2.485	6.175	-4.509	5.232	0.146	0.884
Study I, 2018	0.650	2.200	4.839	-3.662	4.961	0.295	0.768
Study J, 2019	0.524	1.857	3.450	-3.117	4.165	0.282	0.778
Study K, 2020	0.501	1.663	2.766	-2.758	3.761	0.301	0.763
Study L, 2021	0.598	1.514	2.291	-2.369	3.564	0.395	0.693
Pooled	0.598	1.514	2.291	-2.369	3.564	0.395	0.693

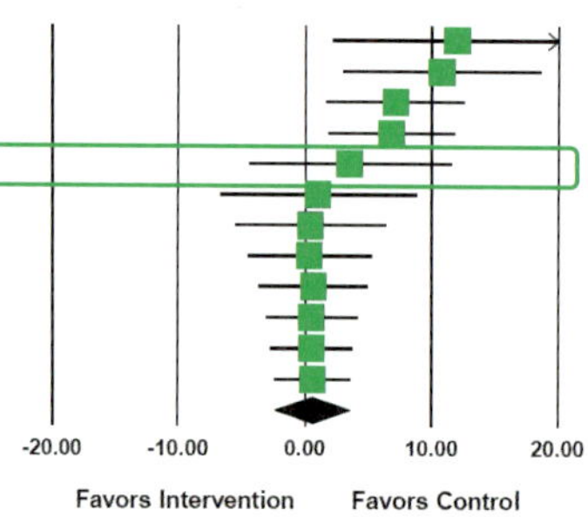

Study A, B, C, D, E의 결과를 모두 더한 결과

그림 4-12 누적 메타분석 결과의 예

2010년부터 2013년까지 출판된 4편의 연구들에서는 고식적 수술 방식이 새로운 수술 방식보다 치료 효과가 크다는 방향의 결과가 나타났습니다. [그림 4-12]에서 ❷의 Point 열을 보면 당시 평균차이는 6.8~12.0으로 크고, ❸을 보면 첫 번째 연구 이후의 누적 결과에 대한 95% 신뢰구간의 하한이 0보다 커서 고식적 수술 방식이 유의미하게 더 좋은 결과를 보였다고 해석할 수 있습니다.

그러나 'Study E, 2014'의 연구 이후 누적 메타분석을 수행하면 통계적 차이는 사라지고, 시간이 지나면서 추가 연구가 포함될수록 누적 평균차이는 점점 더 줄어듭니다. 이에 따라 전체 종합 효과추정치는 평균차이 0.598(95% CI=[−2.369, 3.564])과 p=0.693으로 나타나 결과가 통계적으로 유의하지 않음을 보여줍니다. 즉 시간이 흐르면서 새로운 수술 방식에 대한 결과가 좋아짐에 따라, 2014년 연구 논문 이후부터는 두 치료법의 치료 결과에 통계적으로 유의한 차이가 없다고 결론내릴 수 있습니다.

유전체 메타분석의 결과 해석

유전체 메타분석genomic meta-analysis의 가장 큰 장점은 개별 연구에서 탐지하기 어려운 작은 효과도 정밀하게 확인할 수 있고, 동시에 여러 연구 간 결과 차이의 원인을 탐색할 수 있다는 것입니다. 그러나 유전체 메타분석을 하기 위해서는 자료의 표준화, 플랫폼 간의 차이 조정, 생물학적 해석에 대한 깊은 이해가 필요하며, 결과의 합성과 해석 과정에서도 주의가 요구됩니다. 유전체 메타분석의 결과를 해석할 때 고려해야 할 4가지 주요 요소는 다음과 같습니다.

▪ 이질성 평가

유전체 연구는 연구마다 민족, 지역, 환경 요인 등이 서로 다르기 때문에 연구 간 결과의 차이가 크게 나타날 수 있습니다. 특히 유전자와 질병의 연관성은 민족에 따라 다르게 나타나는 상황이 많으므로, 이질성이 관찰된다면 소그룹 분석이나 메타회귀를 통해 차이의 원인을 탐색하는 것이 중요합니다.

▪ 하디-바인베르크 평형 여부 확인

하디-바인베르크 평형(HWE) Hardy-Weinberg Equilibrium은 인구 집단에서 대립유전자와 유전자형의 비율이 세대를 거쳐 일정하게 유지되는 이상적인 상태를 의미하며, 대조군이 모집단을 정상적으로 반영하고 있는지를 평가하는 핵심 기준입니다. 만약 연구에 포함된 대조군이 HWE를 만족하지 않는다면 표본 추출 과정의 문제, 유전자형 판독의 오류, 모집단 구조의 불균형과 같은 요인이 존재했을 가능성이 있습니다. 이러한 이유로 HWE를 만족하지 않는 연구는 메타분석에 그대로 포함하지 않고, 별도로 분석하거나 민감도 분석을 통해 이 연구가 전체 결과에 미치는 영향을 평가하는 과정이 필요합니다.

▪ 유전 연구 모형 선택에 따른 해석 차이

동일한 유전형 자료라도 연구자가 적용하는 유전 연구 모형에 따라 결과 해석이 달라질 수 있습니다. 따라서 어떤 모형을 사용했는지, 그 선택의 근거가 무엇인지를 명확히 이해하고 해석해야 합니다. 유전 연구 모형으로는 대립유전자 모형, 우성 및 열성 모형, 이형접합 및 동형접합 모형 등이 있습니다. 각 모형에 대한 자세한 설명은 [표 4-5]에 있습니다. 표에서 A와 a는 같은 위치에 있는 서로 다른 대립유전자를 나타냅니다.

표 4-5 유전 연구 모형의 종류

유전 연구 모형	비교 방식	해석 기준	설명
대립유전자 모형 (allele model)	'A' vs 'a'	OR>1일 때, 대립유전자 A가 있으면 질병 위험 증가	AA, Aa, aa를 따로 나누지 않고, 대립유전자 자체의 빈도를 비교
우성 모형 (dominant model)	'AA+Aa' vs 'aa' (A가 1개 이상인 경우와 A가 없는 경우를 비교)	OR>1일 때, 대립유전자 A가 하나라도 있으면 질병 위험 증가	A가 1개만 있어도 위험이 증가한다고 가정
열성 모형 (recessive model)	'aa' vs 'Aa+AA' (a가 2개인 경우와 a가 1개 이하인 경우를 비교)	OR>1일 때, 대립유전자 a가 2개 있어야 질병 위험 증가	질병 위험이 나타나려면 a가 2개 필요하다고 가정
이형접합 모형 (heterozygote model)	'Aa' vs 'AA'	OR>1일 때, 이형접합자(Aa)가 있으면 질병 위험 증가	Aa의 독립적 효과를 평가
동형접합 모형 (homozygote model)	'AA' vs 'aa'	OR>1일 때, 대립유전자 AA 혹은 aa가 있어야 질병 위험 증가	두 유전자형(AA, aa)을 비교

■ 출판 편향 확인

유전체 연구는 특히 소규모 연구에서의 유의미한 결과만 출판되는 경향이 강합니다. 따라서 깔때기 그림이나 Egger 검정 등을 활용해 출판 편향 여부를 반드시 확인해보는 것이 좋습니다.

이와 같은 요소들을 종합적으로 고려해야만 유전체 메타분석의 결과를 정확하고 신중하게 해석할 수 있으며, 작은 효과 크기라도 신뢰성 있게 평가할 수 있습니다.

사례 4-8 두개내 상의세포종과 척수 상의세포종의 발병 유전자 차이

[그림 4-13]은 두개내(IC)IntraCranial 상의세포종ependymoma(뇌종양)과 척수 상의세포종spinal ependymoma(척수종양)에서 특징적으로 나타나는 유전적 이상을 평가한 연구 결과를 보여줍니다. 여기서 주요 분석 대상은 다음 3가지입니다.

❶ *NF2* 유전자가 위치한 22번 염색체의 이형접합성의 상실(LOH 22)Loss Of Heterozygosity 22

❷ *NF2* 유전자 돌연변이NF2 gene mutation의 여부

❸ *NF2* 유전자가 코딩하는 종양 억제 단백질인 Merlin의 발현 손실

이를 통해 연구에서는 유전자, 염색체, 단백질 수준에서 *NF2* 유전자의 관련 변화를 종합적으로 평가하고 있습니다.

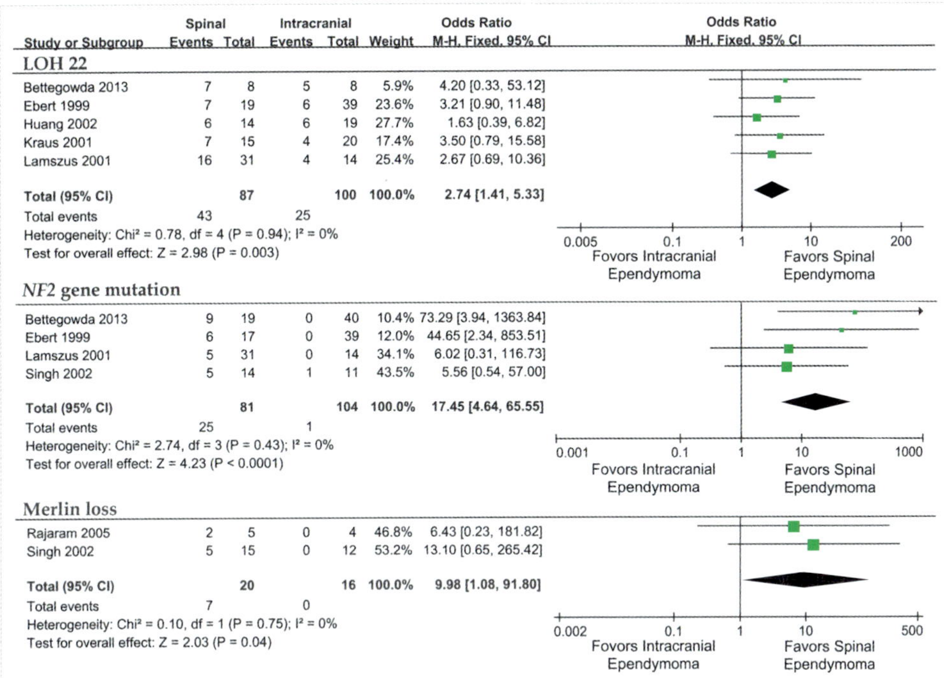

그림 4-13 유전체 메타분석 결과의 예

첫 번째 숲 그림을 해석하면 LOH 22에 관한 5개의 연구를 통합한 메타분석에서 통합 오즈비(OR)Odds Ratio는 2.74[1.41, 5.33]으로 나타났습니다. 이 결과는 LOH 22가 뇌종양보다 척수종양에서 약 2.7배 더 자주 발견됨을 시사하며, $p=0.003$으로 통계적으로도 유의함을 의미합니다.

두 번째 숲 그림을 해석하면 *NF2* 유전자 돌연변이에 대한 분석에서는 4편의 연구가 포함되었고, 통합 오즈비(OR)는 17.45[4.64, 65.55]로 매우 높게 나타났습니다. 이 결과는 *NF2* 유전자 변이가 뇌종양보다 척수종양에서 약 17배 더 자주 발견됨을 시사하며, $p<0.0001$로 통계적으로도 매우 유의함을 의미합니다.

세 번째 숲 그림을 해석하면 Merlin 단백질 발현의 손실은 2편의 연구에서 분석되었으며, 통합 오즈비(OR)는 9.98[1.08, 91.80]으로 나타났습니다. 이 결과는 *NF2* 유전자 변이뿐 아니라 단백질 발현의 손실도 척수종양에서 더 자주 발견됨을 시사하며, $p=0.04$로 통계적으로도 유의함을 의미합니다.

본 분석에서는 *NF2* 유전자가 위치한 22번 염색체, *NF2* 유전자의 변이, 그리고 *NF2* 유전자가 만드는 Merlin 단백질에 이르기까지, *NF2* 유전자와 관련한 전반적인 유전적 특성을 포괄적으로 검토했습니다. 개별 연구 수준에서는 통계적으로 유의하게 보고된 연구가 *NF2* 변이 관련 연구 2편에 불과했지만, 메타분석을 통해 종합한 결과에서는 척수 상의세포종에서 나타나는 LOH22, *NF2* 변이, Merlin 소실 양상이 두개내 상의세포종의 *NF2* 변이와는 구별될 가능성이 있음을 시사합니다.

유전체 메타분석은 오랫동안 여러 비판에 직면해 왔습니다. 특히 후보 유전자 연구candidate gene studies 시대에는 대부분의 연구가 소규모였고, 통계적으로 유의하더라도 재연성이 낮은 경우가 많았습니다. 또한 많은 유전체 메타분석에서 HWE 위반, 잘못된 유전 연구 모형 사용, 다중 비교 보정 누락, 인종 이질성 무시 등의 질적 결함이 존재했기 때문에, 과거 메타분석 결과의 신뢰도에 대한 의문이 제기되었습니다.

그러나 최근 유전체 메타분석은 대규모의 GWAS Genome-Wide Association Study 자료를 기반으로 수만 명 이상의 표본을 확보하여 충분한 통계적 검정력을 갖추고 있습니다. 또한 Bonferroni 보정, 거짓 발견율(FDR)False Discovery Rate 조정 등의 엄격한 통계 기준이 적용되며, HWE 평형 여부나 유전 연구 모형의 일치성도 분석 전 단계에서 철저히 검토됩니다. 더 나아가 최근 연구에서는 단순히 유전자와 질병의 연관성에 그치지 않고, 해당 유전자의 단일염기 다형성(SNP)Single Nucleotide Polymorphisms이 어떤 생물학적 경로를 통해 영향을 미치는지를 함께 분석하는 사례가 늘어나고 있습니다. 이러한 변화는 유전체 메타분석이 과거의 한계를 반성하고, 더욱 정밀하고 의미 있는 결론을 제공하는 방향으로 발전하고 있음을 보여줍니다.

네트워크 메타분석의 결과 해석

네트워크 메타분석(NMA)Network Meta-Analysis은 3가지 이상의 치료법을 동시에 비교할 수 있는 고급 통계 기법입니다. 기존의 쌍 비교pairwise comparison 메타분석은 'A vs B'와 같은 1대 1 비교만 가능하지만, 네트워크 메타분석은 A, B, C 등 3가지 이상의 치료법을 직접 비교 또는 간접 비교하여 서로의 상대적 효과를 평가하는 방법입니다. 이를 통해 각 치료법의 효과를 순위화rank하고, 가장 효과적인 치료법을 추정할 수 있습니다. 네트워크 메타분석을 정확하게 수행하고 해석하기 위해서는 먼저 **간접 비교**indirect comparison, **이행성**transitivity, **일관성**consistency이라는 3가지 핵심 개념을 필수로 이해해야 합니다.

표 4-6 네트워크 메타분석의 핵심 개념

개념	정의	설명	중요한 이유
간접 비교 (indirect comparison)	직접 비교할 수 없는 두 중재를, 공통 비교군을 이용해 간접적으로 비교하여 상대적 효과를 추정	'A vs C' 연구는 없지만, 'A vs B'와 'B vs C' 연구가 있으면 A와 C를 비교할 수 있음	직접 비교 자료가 부족해도 여러 치료법 간 순위를 만들 수 있음
이행성 (transitivity)	간접 비교가 타당하려면, 비교하고자 하는 연구들은 중재 방법 이외의 모든 중요한 요소가 유사해야 함	'A vs B' 연구의 환자군과 'B vs C' 연구의 환자군의 중요한 특성이 비슷해야 'A vs C'의 간접 비교가 타당함	이행성이 깨지면 간접 비교 자체가 이루어질 수 없음
일관성 (consistency)	직접 비교 결과와 간접 비교 결과가 서로 일치하는 정도	'A vs C' 직접 비교가 있을 때, 간접 비교('A vs B'와 'B vs C' → 'A vs C')와 결과가 비슷해야 신뢰할 수 있음	일관성이 없으면 네트워크 메타분석 결과를 신뢰할 수 없음

네트워크 메타분석의 결과를 해석하려면 보통 다음과 같은 3가지 시각 자료를 함께 확인해야 합니다.

■ 네트워크 도표

네트워크 도표 network diagram 에서는 각 치료법을 동그라미 모양의 노드 node 로 표시하고, 두 치료법 사이에 직접 비교 연구가 있으면 선 edge 으로 연결합니다. 이때 동그라미가 클수록 해당 치료군의 환자 수가 많음을 의미하고, 선이 굵을수록 직접 비교 연구가 많음을 의미합니다. 간혹 간접 비교를 점선으로 표시하는 경우도 있습니다.

■ 효과 크기 비교표와 숲 그림

효과 크기 비교표와 숲 그림에는 'A vs B', 'A vs C', 'B vs C' 등 모든 치료법 조합의 효과 크기(예 OR, RR, MD 등)와 신뢰구간이 정리되어 있습니다. 만약 효과 크기가 1보다 크면 둘 중 앞의 치료법이 더 효과적이며, 신뢰구간이 1을 포함하지 않으면 통계적으로 유의한 차이가 있다고 해석합니다.

■ 중위 순위와 SUCRA 값

순위확률도표 rankogram 는 각 중재 연구가 각각 1등, 2등, …의 특정 순위를 차지할 확률을 보여줍니다. 그러나 이 도표만으로는 메타분석의 결과를 직관적으로 이해하기 어려울 수 있어, 실제 논문에서는 **중위 순위**median rank와 **누적순위확률 곡선아래면적**(SUCRA)Surface Under the Cumulative Ranking Curve 값을 함께 제시하는 경우가 많습니다.

중위 순위는 순위확률도표에서 도출한 중앙 순위 값으로, '어떤 중재 연구가 중위값을 기준으로 몇 등인지', '95% 신뢰구간에서 어느 순위 범위에 해당하는지'를 요약해줍니다. SUCRA 값은 순위확률 도표의 면적을 0~1 사이의 값으로 요약한 지표로, 값이 클수록 해당 중재 연구가 상위(특히 1위)에 위치할 가능성이 높습니다. 예를 들어 어떤 치료법의 SUCRA 값이 0.9이면, 해당 치료법은 거의 항상 1위에 가까운 성능을 갖는다는 의미입니다.

네트워크 메타분석은 직접 비교 연구와 간접 비교를 모두 활용하여 일관된 치료 효과추정치를 산출합니다.

사례 4-9 특정 질환 환자에 대한 치료 약제의 종류별 효과 비교

[그림 4-14]는 특정 질환 환자에게 사용되는 여러 종류의 치료 약제에 대한 효과를 비교한 연구들의 현황을 보여주는 네트워크 도표입니다. 그림에서 A는 위약을 나타내고, B~W는 서로 다른 치료 약제를 나타냅니다. A의 동그라미가 가장 크므로, 해당 약제에 대한 치료군의 환자 수가 가장 많음을 알 수 있습니다. 또한 A와 R을 연결하는 선이 가장 두꺼우므로, 위약 A와 약제 R 사이의 직접 비교 연구가 많음을 알 수 있습니다. 반면에 약제 M과 N, O와 P, P와 Q 등의 사이에는 연결선이 없는데, 이는 각각 두 약제 사이의 직접 비교 연구가 없으며 다른 약제를 매개로 한 간접 비교만 가능함을 의미합니다.

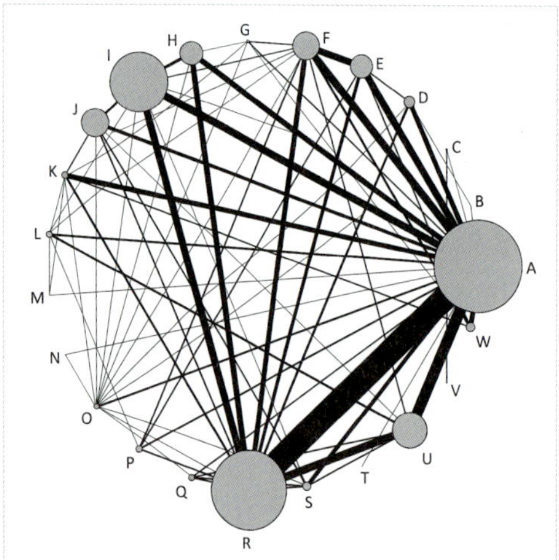

그림 4-14 위약(A)과 약제(B~W)의 비교 연구에 대한 네트워크 도표

[그림 4-15]는 위약(A)과 다른 약제(B~W) 사이의 직접 비교 연구들에 대한 효과 크기 비교를 숲 그림으로 나타낸 것입니다. 세로축의 0은 무효선을 나타내고, 세로 점선 2개는 임상적으로 중요한 최소한의 차이(MCID)를 나타냅니다.

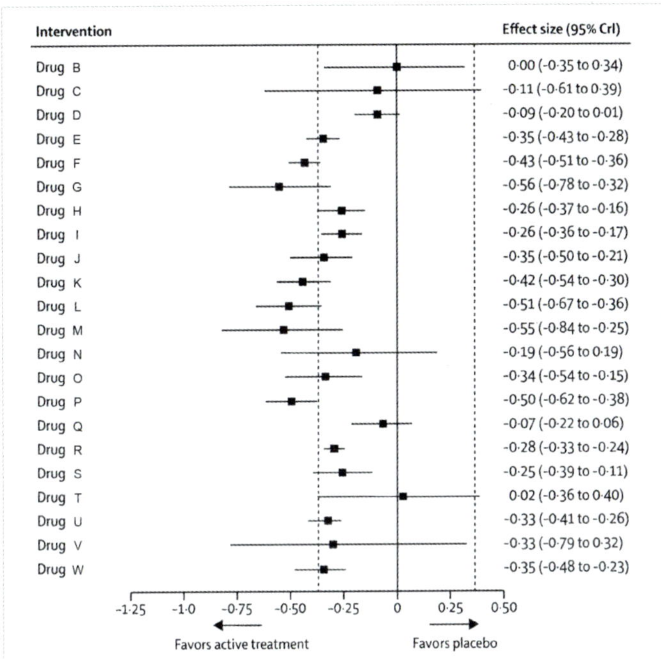

그림 4-15 위약과 다른 약제 사이의 효과 크기를 비교한 숲 그림

[그림 4-16]은 SUCRA 값과 중위 순위median rank를 보여줍니다. 여기서 숲 그림 형태로 나타낸 부분은 각 연구의 중위 순위를 시각적으로 보여줍니다. 예를 들어 'Drug G'의 중위 순위는 2등이고 95% 신뢰구간은 1~10등입니다. 중위 순위 옆의 Probability to reach MCID는 치료 효과가 MCID에 도달할 확률로, 'Drug G'의 경우 100%입니다. 참고로 SUCRA 값이 100%이면 항상 1등으로 해석하고, SUCRA 값이 0%이면 항상 꼴등으로 해석할 수 있습니다. 'Drug G'의 SUCRA 값은 93%로, 효과가 가장 좋은 약제일 가능성이 매우 높습니다. 그다음으로는 'Drug L(92%)', 'Drug P(91%)', 'Drug M(90%)'의 순서로 나타납니다. 이처럼 네트워크 메타분석은 여러 약제 간 상대적 효과와 비교 우위를 평가할 때 매우 유용합니다.

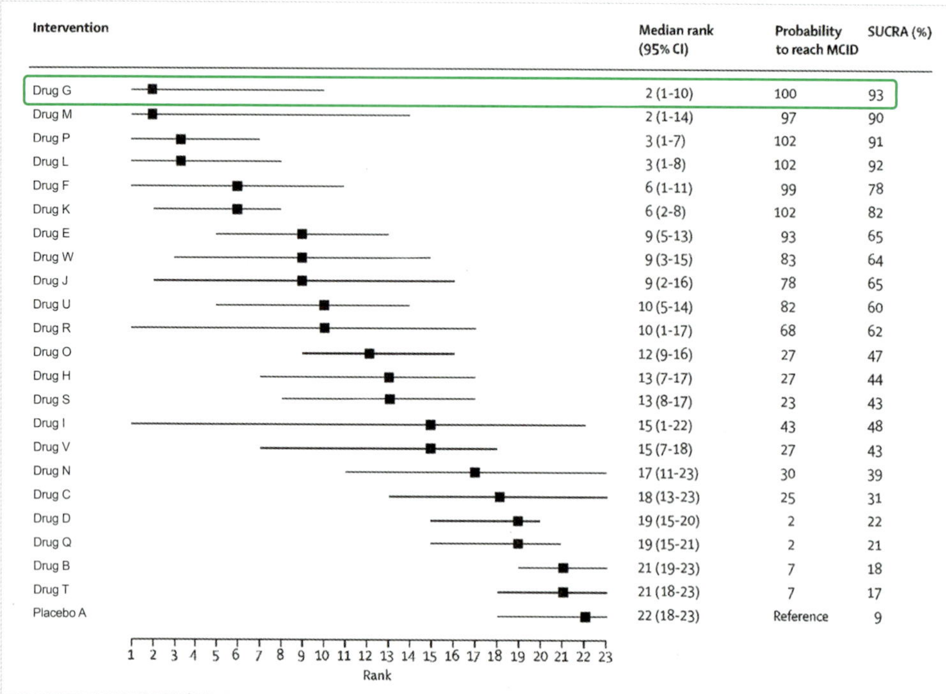

그림 4-16 중위 순위median rank와 SUCRA 값

그러나 네트워크 메타분석에는 간접 비교 결과가 포함되므로, 항상 직접 비교만큼 신뢰할 수 있는 것은 아닙니다. 특히 직접 비교와 간접 비교 결과가 충돌할 경우, 일관성 검정consistency test이나 노드 분할 분석node-splitting analysis을 통해 간접 비교의 타당성을 검토하는 것이 중요합니다.

결론적으로 네트워크 메타분석은 여러 치료법(예 진통제)을 동시에 비교하고 순위를 매길 수 있는 강력한 도구이지만, 그 결과를 해석할 때는 항상 비교의 신뢰도, 통계적 일관성, 임상적 타당성을 함께 고려해야 합니다.

CHAPTER 05

논문 원고를 작성해볼까요

CONTENTS

지금까지의 모든 분석 작업을 완료한 여러분께 큰 박수를 보냅니다. 이제 남은 작업은 분석 과정을 글로 정리하는 것입니다. 메타분석 논문 작성은 코호트 연구 등의 일차연구와는 달리 처음에는 다소 익숙하지 않을 수 있지만, 정해진 작성 원칙과 템플릿을 활용하면 오히려 더 수월하게 진행할 수 있습니다.

저는 NEJM, Lancet 등 주요 저널에 실린 메타분석 논문을 참고하여 저만의 템플릿을 제작했으며, 논문을 작성할 때마다 약간씩 변형하여 사용합니다. 변형하는 이유는 수정 없이 템플릿을 그대로 사용할 경우 유사도 검색 프로그램에서 특정 논문과 높은 유사도를 보일 수 있기 때문입니다. 영문 교정 업체나 ChatGPT와 같은 대형 언어 인공지능 모델을 이용하여 단어와 문장 구조를 적절히 변형하면 논문 간 유사도를 낮출 수 있습니다.

이 장에서는 메타분석 논문을 작성하는 팁과 중요한 지침을 함께 살펴보겠습니다.

SECTION

5.1 PRISMA 체크리스트의 이해와 적용

메타분석 논문을 작성할 때는 반드시 **PRISMA**Preferred Reporting Items for Systematic Review and Meta-Analysis 체크리스트를 참고해야 합니다. PRISMA 체크리스트는 체계적 문헌고찰과 메타분석을 투명하고 일관되게 보고할 수 있도록 마련된 27개 항목의 체크리스트로, 세부적이고 구조화된 지침을 제공합니다. 이 체크리스트에 따라 항목별로 내용을 채워나가면 자연스럽게 논문의 기본 골격이 갖추어지므로 초심자에게 큰 도움이 될 것입니다.

저널에 따라 논문 투고 시 PRISMA 체크리스트 제출을 요구하기도 하니, 처음부터 이를 염두에 두고 원고를 작성하면 누락되는 부분 없이 보다 완성도 높은 논문을 준비할 수 있습니다. PRISMA 체크리스트의 각 항목에 대한 세부 내용은 [표 5-1]에 정리했습니다. [부록 A5]에는 PRISMA 체크리스트의 원문도 함께 수록했으니 참고하길 바랍니다.

PRISMA 흐름도flow diagram와 체크리스트에서 강조하는 핵심은 연구 과정의 완전한 재연 가능성입니다. 즉 논문에서 제시하는 연구 방법을 그대로 따른다면 누구라도 동일한 결과에 도달할 수 있어야 하며, 이를 위해 모든 단계가 명확하고 투명하게 보고되어야 합니다.

5.2~5.8절에서는 PRISMA 체크리스트 항목의 번호에 'P'를 붙여 순서대로 설명하고, 실제 논문에서 활용할 수 있는 예문도 함께 제공합니다. 예문 중 '[ ]' 부분은 여러분의 연구 주제에 맞게 수정하여 사용하면 되고, 괄호 [ ] 안에서 '/'로 구분된 표현은 상황에 맞게 하나를 선택하면 됩니다.

표 5-1 PRISMA 체크리스트

주제	번호	세부 내용
		제목
제목	1	본 연구가 체계적 문헌고찰 또는 메타분석임을 명확히 밝힙니다.

▶ 다음 페이지에 계속

주제	번호	세부 내용
		초록
구조화된 초록	2	가능한 경우, 다음 내용을 포함한 구조화된 초록을 제공합니다. '배경, 목적, 자료원, 선정 기준, 연구 대상, 중재, 연구의 질, 자료 합성 방법, 결과, 제한점, 결론, 연구 결과의 의의, 체계적 문헌고찰 등록 번호'
		서론
연구의 필요성	3	현재까지 알려진 근거를 바탕으로 본 연구가 필요한 이유를 작성합니다.
연구 목적	4	PICO(연구 대상, 중재, 대조, 결과) 형식으로 연구 목적과 핵심 질문을 명확히 제시합니다.
		방법
선정 기준	5	선정 기준으로 명시된 연구 특성(예 PICO, 추적관찰 기간)과 보고 특성(예 연도 제한, 언어, 출판 상태 등)을 기술하고, 분석을 위해 연구를 어떻게 분류했는지 설명합니다.
정보 출처	6	검색에 사용된 모든 데이터베이스, 등록 자료, 웹사이트, 참고문헌 등을 기술하고 검색일을 명시합니다.
검색 전략	7	검색 제한을 포함해 각 데이터베이스의 전체 검색 전략을 제시하여 검색을 재연할 수 있게 합니다.
문헌 선택 과정	8	포함 기준 충족 여부를 판단한 절차와 독립 심사자의 수, 자동화 도구 사용 여부 등을 설명합니다.
자료 수집 과정	9	자료 추출 방식(예 시범 평가 후 확정된 추출 양식, 독립적 중복 추출 등)과 연구자에게 자료를 요청하고 확인한 절차를 기술합니다.
자료 항목	10a	[결과변수] 수집한 주요 결과변수들을 정의하고, 어떤 기준으로 결과를 선택했는지 설명합니다.
	10b	[기타변수] 중재, 참여자 특성, 자금 지원 등의 기타변수들을 정의하고, 불명확한 정보에 대해 적용한 가정을 설명합니다.
연구의 편향 위험 평가	11	개별 연구의 편향 위험 평가 방법(연구 단위 또는 결과변수 단위로 수행되었는지 여부 포함)과 평가 결과를 자료 합성에 반영한 방식을 기술합니다.
효과 측정 척도	12	각 결과에 대해 사용된 효과 크기(예 위험비, 평균차이 등)를 명시합니다.
자료 합성	13a	각 분석에 포함할 연구를 결정한 절차를 설명합니다.
	13b	누락값 처리, 자료 변환 등 분석을 위한 준비 방법을 설명합니다.
	13c	개별 연구 또는 종합 결과를 표, 그림과 같이 시각적으로 제시한 방법을 설명합니다.
	13d	사용한 통합 분석 방법(예 메타분석 모형, 이질성 평가, 소프트웨어 등)을 설명합니다.
	13e	이질성 원인을 탐색한 방법(예 하위군 분석, 메타회귀 등)을 설명합니다.

▶ 다음 페이지에 계속

주제	번호	세부 내용
	13f	결과의 견고성을 확인하기 위한 민감도 분석 방법을 설명합니다.
보고 편향 평가	14	보고 편향(결과 누락)의 위험을 평가한 방법을 설명합니다.
근거의 확신도 평가	15	결과에 대한 근거수준 또는 확신도를 평가한 방법을 설명합니다.
결과		
연구 선택	16a	연구의 선별, 선정 및 최종 포함의 각 단계에서 평가된 연구 수, 그리고 제외된 연구 수와 제외 이유를 PRISMA 흐름도와 함께 제시합니다.
	16b	포함 기준에 부합했으나 제외된 연구들을 인용하고 제외 이유를 설명합니다.
연구 특성	17	포함된 연구로부터 추출된 자료의 특성(예 연구 규모, PICO, 추적관찰 기간 등)과 서지 정보를 제시합니다.
연구의 편향 위험	18	개별 연구의 편향 위험 평가 결과를 보고합니다.
연구 결과	19	모든 결과에 대한 개별 연구의 요약추정치, 효과추정치, 신뢰구간 등을 제시합니다.
결과 통합 분석	20a	각 분석에 포함된 연구들의 특성과 편향 위험을 요약합니다.
	20b	통합 분석의 효과 크기 및 결과(요약추정치, 신뢰구간, 이질성 정도) 등을 보고합니다.
	20c	이질성의 원인을 조사한 모든 분석 결과를 제시합니다.
	20d	민감도 분석의 결과를 보고하여 통합 결과의 견고성을 평가합니다.
보고 편향	21	보고 편향으로 인한 결과 누락의 위험성을 평가하여 보고합니다.
근거의 확신도	22	각 결과에 대한 근거수준 또는 확신도 평가 결과를 제시합니다.
고찰		
고찰	23a	기존의 다른 근거들과 비교하여 연구 결과를 해석합니다.
	23b	개별 연구 수준, (중재) 결과 수준(예 편향 위험), 체계적 문헌고찰 수준(예 문헌 확보의 불완전성, 보고 편향 등)에서의 한계를 고찰합니다.
	23c	체계적 문헌고찰 수행 과정 자체의 한계를 논의합니다.
	23d	임상, 정책, 향후 연구에 대한 시사점을 제시합니다.

▶ 다음 페이지에 계속

주제	번호	세부 내용
		기타 정보
연구 등록 및 프로토콜 공개	24a	PROSPERO 등의 체계적 문헌고찰 연구 등록 정보(등록처, 번호 등)를 보고하거나 미등록 시 사유를 명시합니다.
	24b	리뷰 프로토콜의 접근 경로를 제시하거나, 미작성 사실을 명시합니다.
	24c	등록 정보 또는 프로토콜에서 수정된 사항을 설명합니다.
지원	25	재정적·비재정적 지원과 자금 제공자의 역할을 명확히 기술합니다.
이해 상충	26	저자의 이해 상충 여부를 명시합니다.
자료, 코드 및 기타 문서의 가용성	27	자료, 분석 코드, 추출 양식 등 공개 가능한 자료의 제공 위치를 보고합니다.

SECTION

5.2 제목 : PICO와 메타분석임을 명시

[P1] 제목

메타분석 논문의 **제목**title은 보통 PICO[1] 구조를 그대로 반영하여, 'A 치료법 versus B 치료법 in C 결과 for D 질환'과 같은 형태로 작성합니다. [그림 5-1]은 이와 유사한 형태로 작성한 논문 제목의 예시입니다.

A: Phenytoin / B: levetiracetam / C: prophylaxis for postcraniotomy seizure / D: no history of seizures

Phenytoin versus levetiracetam as prophylaxis for postcraniotomy seizure in patients with no history of seizures A systematic review and meta-analysis

그림 5-1 메타분석 논문 제목의 예

PRISMA 가이드라인에서는 논문 제목에 메타분석임을 명시할 것을 권장하기 때문에 'A meta-analysis'를 부제로 붙이거나, 'A meta-analysis of ~'로 제목을 시작하는 방식이 자주 사용됩니다. 일부 논문에서는 제목을 'A systematic review and meta-analysis'로 작성하기도 하지만, 메타분석 과정 자체에 체계적 문헌고찰이 포함되어 있어 이는 중복된 표현이라는 견해가 있습니다. 반대로 체계적 문헌고찰과 메타분석을 별도의 절차로 보고 둘 다 제목에 명시해야 한다고 주장하는 경우도 있으므로, 저널과 분야의 성향에 따라 선택하면 됩니다.

1 1장에서 언급했듯이, PICO는 Patients(연구 대상), Intervention(중재군), Control(대조군), Outcome(결과)의 앞글자를 따서 만든 약어로, 핵심 질문을 설정하기 위한 대표적인 구조입니다.

여기서 잠깐 ▶ systematic과 systemic의 용어 혼동 사례

논문 심사 과정에서 종종 'systematic review'를 'systemic review'로 잘못 표기한 사례를 발견합니다. 이는 진단학에서 사용하는 systemic review(계통적 문진을 의미)라는 용어와 혼동한 결과입니다. 소화기계digestive system 혹은 호흡기계respiratory system처럼 'systemic'이라는 표현을 자주 사용할 때 흔히 하는 실수이며, 체계적 문헌고찰의 정확한 영어 표현은 'systematic review'입니다.

논문 제목을 작성할 때, 참고할 수 있는 예문은 다음과 같습니다.

- The [Clinical Implications and Complications] of [Anterior] Versus [Posterior Surgery] for [Multilevel Cervical Ossification of the Posterior Longitudinal Ligament]; An Updated Systematic Review and Meta-Analysis

  [다분절 경추 후종인대 골화증]에 대한 [전방 접근술]과 [후방 접근술]의 [임상적 의미와 합병증]을 비교한 최신 체계적 문헌고찰 및 메타분석

- [Laminoplasty] versus [laminectomy and fusion] for [multilevel cervical myelopathy]: a meta-analysis of [clinical and radiological outcomes]

  [다분절 경추 척수병증]에 대한 [후궁성형술]과 [후궁절제술 및 유합술]의 [임상적 및 방사선학적 결과]를 비교한 메타분석

- Assessing the Efficacy of [Romosozumab] in [Postmenopausal Osteoporosis]: A Systematic Review and Meta-analysis

  [폐경 후 골다공증]에 대한 [로모소주맙]의 효과 평가: 체계적 문헌고찰 및 메타분석

SECTION 5.3 초록 : 구조화된 요약을 효과적으로 기술

[P2] 구조화된 초록

초록abstract은 가급적 본문에서 이미 작성한 문장을 활용해 요약하는 것이 좋습니다. 따라서 초록을 먼저 작성하기보다는 본문을 모두 완성한 뒤 퇴고 과정에서 핵심 내용을 추려 초록을 작성하는 방식을 권장합니다.

저널마다 차이는 있지만 대부분 초록의 분량을 250~300단어로 제한하므로 불필요한 단어를 줄이는 것도 중요합니다. 예를 들어 신뢰구간을 '95% CI, 20.14 to 0.51'로 작성하면 5단어로 계산되지만, '(95% CI, 20.14−0.51)'로 작성하면 3단어로 줄일 수 있습니다. 단어 수를 줄이기 위해 PubMed, Embase, Cochrane 등의 데이터베이스에서 검색했다는 기본적인 내용은 초록에서는 생략해도 무방합니다. PROSPERO 등록 여부와 번호를 문장으로 기술할 때 초록의 허용 단어 수를 초과하는 경우, 초록의 마지막에 '(PROSPERO, CRD420XXXXX.)' 정도로만 간단히 작성해도 충분합니다.

초록에서는 연구 목적objective 및 배경background, 연구 방법method, 연구 결과result, 결론conclusion을 간략히 작성합니다. 연구 목적 및 배경에는 연구 질문과 비교 대상을 명확히 제시합니다. 연구 방법에는 연구 대상, 비교군, 연구 설계, 데이터베이스 검색 방법 등을 구체적으로 기술합니다. 연구 결과에는 참여 연구 수, 대상자 수, 주요 결과와 통계치를 포함한 결과를 간결하게 제시합니다. 결론에서는 연구 결과의 의미와 향후 연구의 필요성을 함께 기술합니다.

초록을 작성할 때, 참고할 수 있는 예문은 다음과 같습니다.

❶ 연구 목적 및 배경objective and background

- This study aimed to evaluate [the timing that reduce EBL] in [spinal metastasis surgery] through a meta-analysis.

  본 연구는 메타분석을 통해 [척추전이암 수술]에서 [출혈량을 감소시키는 수술 시점]을 평가하고자 했습니다.

- The aim of this study is to compare [hybrid constructs] with [traditional fusion-only constructs] for [the incidence of adjacent segment degeneration and clinical outcomes] in patients with [degenerative lumbar diseases].

  본 연구의 목적은 [퇴행성 요추 질환] 환자에 대한 [하이브리드 고정술]과 [기존 유합술(단독 고정술)] 간의 [인접 분절 퇴행 발생률 및 임상적 결과]를 비교하는 것입니다.

❷ 연구 방법 methods

- We systematically reviewed randomized clinical trials (RCTs) comparing [the use of balanced crystalloids] with [saline] in [critically ill adults].

  본 연구는 [성인 중환자]를 대상으로 [균형 결정질 용액]과 [생리식염수]를 비교한 무작위 대조 임상시험(RCT)을 체계적으로 고찰했습니다.

- We searched PubMed, Embase, and the Cochrane Library (search done on April 9, 2025) for randomized trials that assessed [bivalirudin] versus [heparin] in patients [planned for PCI].

  본 연구에서는 [경피적 관상동맥 중재술(PCI)을 받을 예정인 환자]를 대상으로 [비발리루딘]과 [헤파린]을 비교한 무작위 대조 임상시험을 찾기 위해 PubMed, Embase, Cochrane Library를 2025년 4월 9일에 검색했습니다.

❸ 연구 결과 results

- A total of [number] studies involving [number] participants were analyzed, revealing a significant improvement in [outcome] (SMD = X.XX, 95% CI: X.XX to X.XX).

  총 [00]편의 연구에서 [00]명의 대상자를 분석했더니, [결과]에서 유의한 개선이 나타났습니다(SMD = X.XX, 95% CI: X.XX-X.XX).

❹ 결론 conclusion

- These findings suggest that [intervention] may be beneficial for [population], although further research is warranted.

  이러한 결과는 [중재법]이 [연구 대상]에게 유익할 수 있음을 시사하지만, 향후 추가적인 연구가 필요합니다.

- This review was registered with PROSPERO(CRD420XXXXXXX).

  본 문헌고찰은 PROSPERO에 등록되었습니다(CRD420XXXXXXX).

SECTION

5.4 서론 : 연구 배경·필요성·목적을 논리적으로 구성

메타분석 논문의 **서론**introduction은 왜 이 메타분석이 필요하며 그 목적이 무엇인지를 논리적으로 설득하는 부분입니다. 서론은 보통 3개의 문단으로 구성되는데, 각 문단에서는 연구 배경, 연구의 필요성, 그리고 연구 목적을 밝힙니다.

우선 첫 번째 문단에서는 '연구 배경으로 해당 주제 분야의 전반적인 현황'을 간략히 소개합니다. 여기에 들어갈 내용은 메타분석에 포함된 일차연구들의 서론 내용과 완벽히 일치합니다. 따라서 최종 선정된 연구들의 서론을 모두 읽고 공통되는 핵심 내용을 정리하면 효과적으로 연구 배경을 구성할 수 있습니다. 또한 여러 연구에서 발췌한 주옥같은 문장을 인용하면 문단의 완성도를 높일 수 있습니다.

[P3] 연구의 필요성

연구의 필요성rationale은 서론의 두 번째 문단에 작성합니다. 여기서는 기존 연구들의 한계점을 근거로 하여 '메타분석이 필요한 이유'를 설명합니다. 보편적으로 제시되는 기존 연구의 한계점은 다음 3가지입니다.

❶ 표본이 작은 소규모 연구들만 있어 근거수준이 낮다.

❷ 여러 연구가 발표되었으나 각각 상반된 결론을 주장하여 결과를 재정리할 필요가 있다.

❸ 최근 대규모 연구 결과가 발표되어 근거를 재정리할 필요가 있다.

기존 연구의 한계점을 기반으로 연구의 필요성을 작성할 때, 참고할 수 있는 예문은 다음과 같습니다.

- Although numerous studies have investigated [lumbar fusion techniques], there is still no consensus on the most effective approach.

  여러 연구가 보고되었음에도 불구하고, [요추 유합술 방법]의 가장 효과적인 접근법에 대해서는 여전히 합의가 이루어지지 않았습니다.

- Previous research on [minimally invasive spinal surgery] has shown mixed results, making it difficult for clinicians to make informed decisions.

  [최소침습 척추 수술]에 관한 기존 연구들의 결과가 일관되지 않아 임상의들이 명확한 결정을 내리는 데 어려움이 있습니다.

- Despite its growing popularity, the long-term effectiveness of [dynamic stabilization] remains unclear.

  [동적 고정술]은 임상에서 점차 널리 사용되고 있으나, 그 장기적 효과성은 아직 명확하게 규명되지 않았습니다.

- Although recent large-scale clinical trials have reported new findings, a systematic review and meta-analysis summarizing the latest evidence has not yet been conducted.

  최근 대규모 임상시험에서 새로운 결과가 발표되었음에도 불구하고, 이 최신 근거를 종합적으로 정리한 체계적 문헌고찰 및 메타분석은 아직 수행되지 않았습니다.

- To date, no systematic synthesis has been conducted to compare [navigation-assisted] versus [freehand pedicle screw placement techniques].

  [내비게이션 보조 방식]과 [자유 수기 방식의 척추경 나사 삽입술]을 직접 비교한 체계적 종합 연구는 현재까지 시행된 바 없습니다.

[P4] 연구 목적

연구 목적objectives은 서론의 세 번째 문단에 작성하며, PICO 구조를 활용해 연구 대상(P), 중재군(I), 대조군(C), 결과(O)를 명확히 기술하여 이 연구가 어떤 질문에 답하는지를 간결하고 선명하게 제시해야 합니다. 이때 '본 연구는 기존 문헌들을 종합하여 ○○○를 평가하고자 합니다.'와 같이 연구 목적을 분명하게 밝히는 문장이 반드시 포함되어야 합니다.

특히 연구 목적에는 가설이나 연구 질문을 구체적으로 명시하는 것이 좋습니다. 예를 들어 '우리는 A 치료와 B 치료의 C 질환에 대한 생존율을 비교한 코호트 연구들을 메타분석 기법을 이용해 평가했습니다.'와 같이 연구의 핵심 질문을 명확하게 제시할 수 있습니다.

또한 결론은 반드시 연구 목적에서 제시한 질문에 대한 직접적인 답변이어야 합니다. 실제로 일부 논문에서 연구 목적은 'A의 효과에 영향을 미치는 요인 분석'인데, 결론은 'A는 효과적인 치료입니다.'와 같이 서로 다른 범위를 다루는 오류가 발생하기도 합니다. 이러한 불일치를 피하기 위해, 연구 목적과 결론의 논리적 연결성을 항상 점검해야 합니다.

연구 목적을 작성할 때, 참고할 수 있는 예문은 다음과 같습니다.

- This study aims to systematically review randomized controlled trials comparing [minimally invasive surgery] with [open surgery] in adults with [lumbar spinal stenosis], focusing on [postoperative pain and functional outcomes].

  본 연구는 [요추 척추관 협착증] 성인 환자를 대상으로 [최소침습 수술]과 [개방 수술]을 비교한 무작위 대조 임상시험을 체계적으로 고찰하며, 특히 [수술 후 통증과 기능적 결과]에 초점을 두고자 했습니다.

- We conducted a meta-analysis to evaluate the effectiveness of [biologic therapy] versus [conventional NSAIDs] in [improving disease activity] in patients with [ankylosing spondylitis].

  본 메타분석은 [강직성 척추염] 환자에서 [질병 활성도 개선]에 대한 [생물학적 제제]와 [기존 NSAIDs]의 효과를 비교·평가하기 위해 수행되었습니다.

- The objective of this meta-analysis is to compare [the rate of complications] between [navigation-assisted] and [freehand pedicle screw insertion] in [spinal fusion surgeries].

  본 메타분석의 목적은 [척추 유합술]에서 [내비게이션 유도 방식]과 [자유수기 방식] 간 [합병증 발생률]의 차이를 비교하는 것입니다.

- This meta-analysis aims to assess the benefits of [postoperative rehabilitation programs] compared with [standard care] in patients undergoing [lumbar fusion], using outcomes such as [pain scores and physical function].

  본 메타분석은 [요추 유합술]을 받은 환자에 대해 [표준 치료] 대비 [수술 후 재활 프로그램]의 효과를 평가하고자 하며, 평가 지표로 [통증 점수 및 신체 기증]과 같은 결과 지표를 사용하고자 합니다.

- We aim to evaluate the effectiveness of [interspinous process devices] compared to [decompression surgery] in patients with [lumbar spinal stenosis], based on data from randomized trials.

  본 연구의 목적은 [요추 척추관 협착증] 환자를 대상으로 [극돌기 간 장치]와 [감압 수술]의 효과를 무작위 대조 임상시험 자료를 통해 평가하는 것입니다.

SECTION

5.5 방법 : 문헌 검색에서 자료 합성까지의 표준 절차

PRISMA 체크리스트의 가장 많은 항목이 **연구 방법**methods 영역에 해당됩니다. 연구 방법은 연구의 설계도와 같으므로 창의적인 표현보다는 정형화된 순서에 따라 명확하게 기술하는 것이 중요합니다. 이에 따라 연구 방법에 쓰이는 대부분의 문구가 유사하므로, 제공된 템플릿에 여러분의 연구에 맞는 키워드, 검색 데이터베이스, 중재·비교군 정보 등만 교체하여 사용하면 됩니다.

[P5] 선정 기준

선정 기준eligibility criteria 항목에서는 포함 기준inclusion criteria과 제외 기준exclusion criteria을 명확하게 제시해야 합니다. 포함 기준에는 일반적으로 연구 설계, 대상 환자군, 중재군, 비교군, 결과변수, 언어, 출판 연도 등이 포함됩니다. 제외 기준에는 중복 연구, 추적관찰 기간이 짧은 연구, 증례 보고, 특정 언어로만 출판된 연구 등이 포함됩니다. 이때 각 기준을 설정한 이유를 간단히 언급하면 더 좋습니다. 예를 들어 '2000년 이후 영어로 출판된 논문만 포함했습니다.'라고 기준을 제한했다면, 해당 기간과 언어를 선택한 근거를 제시하는 게 좋습니다.

선정 기준 작성 시 흔히 발생하는 오류 중 하나는 포함 기준에 '19세 이상'을 작성하고, 제외 기준에 '19세 미만'을 작성하여 사실상 동일한 기준을 중복 기술하는 경우입니다. 또한 메타분석에서 현실적으로 불가능해 보이는 지나치게 제한적인 조건을 설정하는 것도 피해야 합니다. 예를 들어 '85세 이상의 성인을 대상으로 했습니다.'라는 조건의 경우 환자의 원자료를 분석하는 일차연구에서는 연구 대상자 중 85세 이상만을 선별하면 가능하지만, 이미 발표된 연구를 통합하는 메타분석에서는 일차연구에서 정한 환자 선정 기준이 85세가 아닌 65세일 경우 원자료의 저자들에게 연락하여 85세 이상의 자료를 별도로 받아야만 분석이 가능합니다. 다시 말해 메타분석 논문의 저자가 일차연구의 선정 기준과 다른 기준을 선정하는 것은 현실적으로 어렵습니다.

선정 기준을 작성할 때, 참고할 수 있는 예문은 다음과 같습니다.

❶ PRISMA 가이드라인에 관한 예문

- This systematic review and meta-analysis was conducted in accordance with the Preferred Reporting Items for Systematic Reviews and Meta-Analyses (PRISMA) 2020 guidelines.

  본 체계적 문헌고찰 및 메타분석은 PRISMA 2020 가이드라인에 따라 수행했습니다.

❷ 연구 포함 기준에 관한 예문

- Randomized clinical trials(RCTs) were eligible for inclusion if they recruited [major trauma patients]; these trials compared [balanced crystalloid solutions] with [saline].

  [중증외상 환자]를 모집하고 [균형 결정질 용액]과 [생리 식염수]를 비교한 무작위 대조 임상시험(RCT)을 포함했습니다.

- Randomized controlled trials(RCTs) comparing [surgical intervention] with [conservative treatment] for [lumbar disc herniation] in [adults aged 18 years or older] were included.

  [18세 이상의 성인]을 대상으로 [요추 추간판 탈출증]에 대해 [수술적 치료]와 [보존적 치료]를 비교한 무작위 대조 임상시험(RCT)만 포함했습니다.

- Studies were eligible if they assessed the efficacy of [minimally invasive spine surgery techniques] in patients with [degenerative lumbar conditions].

  [퇴행성 요추 질환] 환자에 대한 최소침습 척추 수술 기법의 효과를 평가한 연구만 포함했습니다.

- We included prospective cohort studies evaluating [postoperative outcomes] in patients undergoing [spinal fusion for scoliosis].

  [척추측만증]으로 척추 유합술을 받은 환자의 [수술 후 결과]를 평가한 전향적 코호트 연구를 포함했습니다.

- Inclusion criteria required studies to report at least one of the following outcomes: [pain reduction, functional improvement, or complication rates.]

  포함 기준은 [통증 감소, 기능 개선, 합병증 발생률] 중 적어도 하나 이상의 결과를 보고한 연구로 설정했습니다.

- We included studies that utilized validated outcome measures such as [the Oswestry Disability Index(ODI) or Visual Analog Scale(VAS) for pain].

  통증을 평가하기 위해 [ODI 또는 VAS]와 같이 검증된 평가 도구를 사용한 연구를 포함했습니다.

❸ 연구 제외 기준에 관한 예문

- Nonrandomized trials, trials of [patients who were not critically ill], and trials in which there was concern about scientific misconduct were excluded.

  비무작위 연구, [중환자가 아닌 환자]를 대상으로 한 연구, 그리고 과학적 부정행위 의혹이 있는 연구는 제외했습니다.

- Exclusion criteria encompassed studies with non-human studies, and those lacking a control group.

  동물 실험 연구, 대조군이 없는 연구를 제외 기준에 포함했습니다.

- We excluded case reports, editorials, and conference abstracts without full-text availability.

  전체 원문을 확인할 수 없는 증례 보고, 사설, 학회 초록은 제외했습니다.

- Studies focusing solely on pediatric populations (under 18 years) were excluded to maintain homogeneity.

  연구 대상의 일관성을 유지하기 위해 18세 미만의 소아만을 대상으로 한 연구는 제외했습니다.

❹ 검색 프로토콜에 관한 예문

- The full protocol is included in the Supplementary Appendix.

  전체 프로토콜은 보충 부록에 포함되어 있습니다.

[P6] 정보 출처

정보 출처information sources에는 어떤 검색 데이터베이스를 사용하여 어떤 플랫폼을 통해 언제 검색했는지를 명확히 기술해야 합니다. 다시 말해 단순히 검색 데이터베이스 이름만 나열하는 것은 불충분하며, 사용한 검색 플랫폼 이름과 검색 완료 시점을 함께 명시해야 합니다.

정보 출처 작성 시 흔히 발생하는 오류로는 필수 검색 데이터베이스core database인 PubMed, Embase, Cochrane Central을 하나라도 누락하는 경우, 검색 출처를 너무 모호하게 기재하거나 생략하는 경우, 그리고 검색 완료 시점을 누락한 경우가 있습니다. 문헌은 시간이 지날수록 지속적으로 축적되므로, 검색 완료 시점을 명시해야 그 날짜 이후에 출판된 연구가 포함되지 않은 것이 검색 오류가 아닌 연구 시점의 한계임을 분명히 할 수 있습니다. 따라서 검색 당시의 날짜를 정확히 기록하는 것이 매우 중요합니다.

정보 출처를 작성할 때, 참고할 수 있는 예문은 다음과 같습니다.

- A comprehensive search was performed in PubMed, Embase, Cochrane Central Register of Controlled Trials, [Web of Science, and Cumulative Index to Nursing and Allied Health Literature(CINAHL)] from inception to [June 03, 2025], independently by two separate reviewers.

  두 검토자가 독립적으로 PubMed, Embase, Cochrane Central, [Web of Science 및CINAHL 데이터베이스]에서 검색 데이터베이스의 초기 구축 시점부터 [2025년 6월 3일]까지 포괄적으로 문헌을 검색했습니다.

- We searched PubMed, Embase, and Cochrane CENTRAL from inception to [December 31, 2024.]

  PubMed, Embase, Cochrane CENTRAL에서 초기 구축 시점부터 [2024년 12월 31일]까지의 정보를 검색했습니다.

- The literature search was last updated on [March 10, 2025].

  문헌 검색은 [2025년 3월 10일]에 최종적으로 수행했습니다.

[P7] 검색 전략

메타분석 논문은 기본적으로 PRISMA 가이드라인에 맞추어 **검색 전략**search strategy을 수립하기 때문에, 메타분석 논문의 검색 전략은 대부분 동일합니다. 다만 연구 주제에 따라 핵심 키워드와 검색식의 일부 요소는 달라질 수 있습니다.

검색 전략을 작성할 때, 참고할 수 있는 예문은 다음과 같습니다. 아래 예문을 참고하여 여러분의 연구 주제에 맞게 키워드를 대체하고, 필요에 따라 검색 전략에 추가하거나 제외해야 할 항목을 수정하여 사용하면 됩니다.

❶ 주제어key words에 관한 예문

- The search strategy included multiple medical subject heading (MeSH) terms and keywords for [balanced crystalloid solution] and [normal saline], as well as sensitive search filters to identify RCTs.

  검색 전략에는 [균형 결정질 용액]과 [생리 식염수]에 대한 MeSH 용어와 키워드가 포함되었으며, 무작위 대조 임상시험(RCT)을 식별하기 위한 민감한 검색 필터도 함께 적용했습니다.

- The search terms included combinations of Medical Subject Headings (MeSH) and free-text terms related to ["Treat A", "Treat B", "Disease C"].

  검색어는 ["A 치료", "B 치료", "C 질환"]과 관련된 MeSH 용어 및 자유어의 조합으로 구성했습니다.

- The target of the search was to obtain articles that met the following inclusion criteria: direct comparison between [Treat A] and [Treat B] for [Disease C]; assessment of [Outcome 1, 2, and 3]; and result presentation in a form that allowed quantitative synthesis.

  검색 목표는 다음 포함 기준을 충족하는 연구를 얻는 것입니다. : [C 질환]에 대해 [A 치료]와 [B 치료]를 직접 비교한 연구, [결과 1, 2, 3]을 평가한 연구, 그리고 양적 종합 분석이 가능한 형태로 결과를 제시한 연구

❷ 검색 제한에 관한 예문

- We limited the search to human studies with no restrictions on language, publication date, or publication status.

  검색 범위는 인간을 대상으로 한 연구로 한정했으며 언어, 출판 연도, 출판 상태에 대해서는 크게 제한을 두지 않았습니다.

- Only studies published in English were considered for inclusion.

  영어로 출판된 논문만 포함 대상으로 고려했습니다.

- No language restrictions were applied during the selection process.

  문헌 선정 과정에서 언어 제한은 적용하지 않았습니다.

- Articles written in languages other than English were excluded due to lack of translation resources.

  번역 자원의 부족으로 인해 영어 이외의 언어로 작성된 논문은 제외했습니다.

❸ 추가 검색에 관한 예문

- We searched the reference lists of relevant primary research and review articles, trial registries, and published abstracts.

  관련 주요 연구 및 리뷰 논문의 참고문헌 목록, 임상시험 등록부, 출판된 초록을 추가로 검색했습니다.

- We included additional studies identified by screening the reference lists of relevant reviews.

  관련 문헌고찰의 참고문헌 목록을 검색하여 추가 연구를 포함했습니다.

[P8] 문헌 선택 과정

문헌 선택 과정selection process은 단순히 포함할 연구와 제외할 연구를 나열하는 단계가 아니라, 검색된 문헌 중 어떤 연구를 어떤 이유로 포함 또는 제외했는지를 체계적이고 투명하게 제시하여 재연 가능하게 하는 과정입니다.

메타분석에서 공통적으로 적용되는 제외 기준(예 비교 연구가 아닌 단일군 연구, 표준편차 누락 등 주요 자료 불충분, 중복 보고 등)은 대부분 유사하므로, 제시된 예문을 연구 주제에 맞게 적절히 수정하여 사용하면 됩니다. 주제 특성에 따라 결정되는 제외 사유(예 특정 질환군 미포함, 특정 수술 기법 아님 등)는 원문 검토full-text review 이후에 구체적으로 기술해야 합니다.

문헌 선택 과정을 작성할 때, 참고할 수 있는 예문은 다음과 같습니다.

❶ 독립 평가자에 관한 예문

- With the aid of a reference management system, a minimum of two investigators independently screened all retrieved references for inclusion on the basis of the study title and abstract.

  참고문헌 관리 시스템의 도움을 받아, 최소 2명의 연구자가 검색된 논문의 제목과 초록을 바탕으로 포함 여부를 독립적으로 평가했습니다.

- A minimum of two reviewers retrieved and reviewed for inclusion the full text of articles deemed possibly eligible.

  가능성이 있다고 판단된 논문의 원문을 최소 2명의 평가자가 확보하여 포함 여부를 평가했습니다.

- Two reviewers independently screened all titles and abstracts using predefined inclusion criteria.

  두 평가자가 사전에 정의된 포함 기준을 바탕으로 모든 제목과 초록을 독립적으로 검토했습니다.

- Two independent reviewers ([e.g. A. B. and C. D.]) screened titles, abstracts, and full texts.

  두 평가자 [A. B.와 C. D.]가 독립적으로 제목, 초록 및 원문을 평가했습니다.

- Two reviewers independently screened titles and abstracts for eligibility, followed by full-text assessment of potentially relevant studies.

  두 평가자가 제목과 초록을 독립적으로 검토하여 적격성을 평가했고, 이후 관련성이 있을 가능성이 있는 연구의 원문을 평가했습니다.

❷ 언어, 중복 자료, 초록만 있는 연구의 선택 여부에 관한 예문

- We included all reports, including studies reported only as abstracts.

  초록으로만 발표된 연구를 포함한 모든 보고서를 포함했습니다.

- We included only the largest study was included if there were overlapping study populations.

  연구 대상이 중복되는 경우에는 가장 큰 규모의 연구만 포함했습니다.

❸ 의견 불일치를 해결하는 방식에 관한 예문

- We resolved disagreement during review process by discussion with a third reviewer and by consensus.

  평가자 간 의견 불일치는 제3의 평가자와의 토론 및 합의를 통해 해결했습니다.

- Full-text articles were retrieved and reviewed for eligibility by the reviewers, and discrepancies were resolved through consensus or third-party adjudication.

  평가자들은 원문들을 확보하여 적격성을 검토했으며, 의견 불일치는 합의 또는 제3자의 중재를 통해 해결했습니다.

- Disagreements were resolved by consensus or a third reviewer ([E. F.]).

  의견 불일치는 합의 또는 제3의 평가자 [E. F.]를 통해 해결했습니다.

- Discrepancies were resolved through discussion or consultation with a third reviewer.

  의견 불일치는 토론 또는 제3의 평가자와의 상담을 통해 해결했습니다.

[P9] 자료 수집 과정

자료 수집 과정data collection process은 표준화된 절차를 따르기 때문에 대부분의 메타분석에서 유사한 형태를 갖습니다. 따라서 기본적인 과정을 설명하는 문장은 공통 구조에 따라 작성하되, 본 연구의 특이적인 변수나 결과 지표는 연구자가 미리 정의한 자료 추출 양식에 근거하여 구체적으로 기술해야 합니다.

자료 수집 과정을 작성할 때, 참고할 수 있는 예문은 다음과 같습니다.

❶ 독립적이고 표준화된 자료 추출에 관한 예문

- Two investigators, not affiliated with the included studies, independently extracted data from each included trial using a standardized data collection form.

  포함된 연구와 무관한 두 연구자가 표준화된 자료 수집 양식을 사용하여 각 연구에서 독립적으로 자료를 추출했습니다.

- We extracted all available data as outlined in the protocol, including characteristics of the included studies, design, details of the population enrolled (including demographic data), details of the study interventions (including [balanced crystalloid] compared with [saline]), and [outcomes].

  프로토콜에 따라 포함된 연구의 특성, 설계, 등록된 인구의 세부사항(인구통계학적 정보 포함), 중재의 세부사항([균형 결정질 용액]과 [생리 식염수] 비교 포함), 결과 등 이용 가능한 모든 자료를 추출했습니다.

- A standardized data collection form was used to extract the following data: [first author, publication year, study design, sample size, patient characteristics, interventions, outcomes, and duration of follow-up.]

  표준화된 자료 수집 양식을 이용해 다음 자료를 추출했습니다. : [제1저자, 출판 연도, 연구 설계, 표본 크기, 환자 특성, 중재, 결과, 추적관찰 기간]

- After training and calibration, paired reviewers independently abstracted data from each eligible trial using a pretested data extraction form. Reviewers discussed and resolved any disagreements; a third reviewer adjudicated any remaining disagreements if necessary.

  교육 및 조정 과정을 거친 후, 두 평가자가 사전 검토된 자료 추출 양식을 사용하여 각 적격 연구로부터 독립적으로 자료를 추출했습니다. 평가자들은 논의를 통해 모든 의견 차이를 조율했으며, 필요한 경우 제3의 평가자가 최종 판단을 내렸습니다.

- A pre-piloted and calibrated extraction form was used to ensure consistency across reviewers.

  평가자 간 일관성을 보장하기 위해 사전 시험 및 조정된 추출 양식을 사용했습니다.

- Two reviewers independently extracted data using a prepiloted, standardized extraction form.

  두 평가자가 사전 검토된 표준화된 추출 양식을 이용해 자료를 독립적으로 추출했습니다.

- Two reviewers independently extracted data from each included study using a standardized data collection form.

  두 평가자가 표준화된 자료 수집 양식을 이용해 포함된 각 연구로부터 자료를 독립적으로 추출했습니다.

- All data were entered into Microsoft Excel and verified by a second reviewer for accuracy.

  모든 자료는 Microsoft Excel에 입력되었으며, 정확성 확인을 위해 두 번째 평가자가 검토했습니다.

❷ 누락된 자료의 처리 방법에 관한 예문

- Data specified in the protocol that were not available from the trial reports were requested from the corresponding authors of the included studies. We resolved discrepancies in the data extracted by the two reviewers by discussion.

  프로토콜에 명시되었으나 논문에 보고되지 않은 자료는 해당 논문의 책임 저자에게 요청했습니다. 평가자 간 자료 차이는 논의를 통해 해결했습니다.

- When outcome data were missing or unclear, study authors were contacted via email for clarification.

  결과 자료가 누락되었거나 불명확한 경우, 연구 저자에게 이메일로 확인을 요청했습니다.

- We attempted to obtain missing data from the study authors. We did not impute missing data.

  누락된 자료는 연구 저자에게 요청했으며, 결측치에 대한 대체값을 임의로 입력하지는 않았습니다.

[P10] 자료 항목

자료 항목data items에서는 여러분이 메타분석에서 분석하고자 하는 '**결과변수**outcome variable'와 '**기타 변수**other variable'를 명확히 작성해야 합니다. 이를 작성할 때는 각 자료 항목에 대한 명확한 정의, 측정 방법, 측정 시기(예 여러 시간점 중 가장 긴 추적관찰 기간을 선택)를 분명하게 제시해야 합니다. 또한 평가 척도가 다양한 경우(예 평균, 중위수 등)에는 이를 어떻게 변환·통합하여 분석에 사용했는지에 대한 처리 방법도 함께 기술해야 합니다. 자료 항목에서 흔히 발생하는 오류로는 2가지가 있습니다.

첫째, 자료 항목을 'pain'이나 'function'과 같이 모호한 용어로 기술하고, 구체적인 정의나 평가 도구 등을 명시하지 않은 상황입니다. 이때 'pain' 대신 'Visual Analogue Scale', 'Numeric Rating Scale' 등의 통증 평가 도구를 기술하거나, 보편적 평가 도구로 3단계(나쁨, 보통, 좋음) 혹은 5단계(매우 나쁨, 약간 나쁨, 보통, 약간 좋음, 매우 좋음)의 평가를 했다고 기술해야 합니다. 그렇지 않으면 서로 다른 도구로 평가된 자료를 잘못 통합할 위험이 있습니다.

둘째, 결과가 측정된 시간 지점을 명확하게 구분하지 않는 경우입니다. 예를 들어 '수술 후 3개월 vs 12개월'처럼 전혀 다른 시점의 결과를 동일한 시기의 결과로 처리하거나, 연구마다 보고된 여러 시점 중 어떤 시점을 분석에 사용했는지 명시하지 않으면 결과 간 이질성이 증가하게 됩니다.

자료 항목에 대한 내용을 작성할 때, 참고할 수 있는 예문은 다음과 같습니다.

❶ 자료 수집 방법에 관한 예문

- A standardized data collection form was used to extract the following data: [first author, publication year, study design, sample size, patient characteristics, interventions, outcomes, and duration of follow-up.]

  표준화된 자료 수집 양식을 이용해 다음 자료를 추출했습니다. : 제1저자, 출판 연도, 연구 설계, 표본 크기, 환자 특성, 중재, 결과, 추적관찰 기간

- The data extraction sheet included study design, participant characteristics, intervention details, outcomes measured, and follow-up duration.

  자료 추출 양식에는 연구 설계, 참가자 특성, 중재의 세부사항, 측정된 결과, 추적관찰 기간이 포함되었습니다.

- We extracted information on study design, sample size, population characteristics, interventions, comparators, outcomes, and follow-up duration.

  연구 설계, 표본 크기, 인구 특성, 중재 및 대조군, 결과 지표, 추적관찰 기간에 대한 정보를 추출했습니다.

- We extracted data on study characteristics (author, year, country, and study design), participant characteristics (mean age, sex, and diagnosis), interventions, comparators, and all reported primary and secondary outcomes.

  연구 특성(저자, 연도, 국가, 연구 설계), 참가자 특성(평균 연령, 성별, 진단), 중재 및 비교군, 보고된 모든 1차 및 2차 결과 자료를 추출했습니다.

- The primary outcome was postoperative back pain measured using the Visual Analog Scale(VAS) at the longest follow-up. Secondary outcomes included complication rate, operative time, blood loss, and radiographic fusion.

  1차 결과는 최종 추적관찰 시점에 VAS로 측정한 수술 후 요통이었습니다. 2차 결과로는 합병증 발생률, 수술 시간, 출혈량, 방사선학적 유합률 등이 포함되었습니다.

- Primary outcomes included [all-cause mortality, treatment-related adverse events, and quality of life measures]. Secondary outcomes such as [operative time, length of hospital stay, and radiographic fusion rate] were also collected when available.

  1차 결과에는 [전체 사망률, 치료 관련 부작용, 삶의 질 평가 등]을 포함했습니다. [수술 시간, 입원 기간, 방사선학적 유합률 등]과 같은 2차 결과도 가능한 경우 추출했습니다.

❷ 여러 시점에서 보고된 결과의 선택 기준에 관한 예문

- When multiple time points were reported, we prioritized the longest available follow-up for each outcome.

  여러 시점의 결과가 보고된 경우, 각 결과변수에 대해 가장 긴 추적관찰 기간의 값을 우선적으로 사용했습니다.

- For studies reporting outcomes at multiple time points, we prioritized the final follow-up value.

  여러 시점의 결과가 보고된 경우, 최종 추적관찰 시점의 값을 우선적으로 선택했습니다.

- The primary outcome was [all-cause mortality at 90 days]. For trials in which this was not available, we used reported mortality at the point nearest to (before or after) [90 days].

  1차 결과는 [90일 전체 사망률]이었으며, 해당 시점의 결과가 없는 경우에는 [90일]과 가장 가까운 (90일 이전 또는 이후) 시점의 사망률을 사용했습니다.

- Definitions for each outcome were recorded as stated in the original studies, and no attempt was made to standardize outcome definitions across studies.

  각 결과변수의 정의는 원 연구에 명시된 그대로 기록했으며, 연구 간 정의를 통일하려는 시도는 하지 않았습니다.

[P11] 연구의 편향 위험 평가

편향 위험risk of bias은 연구의 설계, 수행 과정, 결과 보고 방식에서 발생할 수 있는 체계적인 오류systematic error를 의미합니다. 편향 위험은 연구 결과의 신뢰도를 저하시킬 수 있으므로, 메타분석에서는 각 연구의 편향 위험을 체계적으로 평가하는 과정이 필수입니다.

편향 위험 평가는 일반적으로 검증된 도구를 이용해 수행하며, 연구 설계에 따라 적절한 평가 도구를 선택해야 합니다. 연구에 따라 다음과 같은 평가 도구를 주로 활용합니다.

- **무작위 대조 임상시험(RCT) :** ROB 2.0
- **비무작위 중재 연구(NRSI) :** RoBANS 2.0
- **관찰 연구(코호트 연구, 환자-대조군 연구 등) :** NOS
- **진단검사 정확도 연구 :** QUADAS-2

실제로 편향 위험 평가를 할 때는 여러분의 메타분석 논문에 포함된 연구들의 설계 유형에 따라 어떤 질 평가 도구를 사용했는지 명확히 기술하면 됩니다. 또한 평가 원칙(예 평가 방식, 질 평가 도구, 평가 기준, 의견 불일치 처리 방식 등)은 PRISMA 가이드라인을 준수했다면 여기서 제시하는 예문을 그대로 적용해도 무방합니다.

연구의 편향 위험 평가에 대한 내용을 작성할 때, 참고할 수 있는 예문은 다음과 같습니다.

❶ 평가 방식 설명에 관한 예문

- Two investigators [with no affiliation with the included trials] independently assessed the risk of bias for each of the included trials using [the Cochrane Risk of Bias Tool version 2.0].

  포함된 연구와 무관한 두 평가자가 Cochrane의 ROB 2.0을 이용해 각 연구의 편향 위험을 독립적으로 평가했습니다.

- Quality assessments were conducted independently in pairs, and a consensus was reached through discussion.

  질 평가는 두 평가자가 독립적으로 수행했으며, 논의를 통해 합의에 도달했습니다.

- A summary of risk of bias assessments is presented in Supplementary Table [00] and visualized in Figure [00].

  편향 위험 평가 결과는 보조 표 [00]에 요약했으며, 그림 [00]에 시각적으로 제시했습니다.

❷ 연구 설계에 따른 질 평가 도구에 관한 예문

- The quality of controlled observational cohort studies was determined using the revised Risk of Bias Assessment tool for Non-randomized Studies(RoBANS 2.0)/Newcastle-Ottawa Scale(NOS), while that of randomized controlled trials(RCTs) was evaluated using the revised Risk of Bias(ROB 2.0) tool.

  비무작위 관찰 코호트 연구는 RoBANS 2.0 또는 NOS를 이용해 질 평가를 수행했고, 무작위 대조 임상시험(RCT)은 ROB 2.0을 이용해 질 평가를 수행했습니다.

- Risk of bias was assessed using the Cochrane Risk of Bias 2.0 tool for randomized controlled trials.

  무작위 대조 임상의 편향 위험은 Cochrane의 ROB 2.0을 이용해 평가했습니다.

- For observational studies, we applied the Newcastle-Ottawa Scale, evaluating selection, comparability, and outcome domains.

  관찰 연구는 NOS를 적용하여 선택, 비교 가능성, 결과 영역을 평가했습니다.

❸ 평가 기준 설명에 관한 예문

- We adjudicated risk of bias as low only if all domains were assessed as low risk of bias.

  모든 평가 영역이 낮은 편향 위험으로 판단된 경우에만 전체 편향 위험이 낮다고 간주했습니다.

- The overall risk of bias was judged as low when the trial had definitely or probably yes for all items, and the overall risk of bias was judged as high when there were definitely or probably no for one or more items.

  모든 항목에 대해 '그렇다.' 또는 '그럴 가능성이 높다.'로 평가된 경우, 전체 편향 위험은 낮다고 판단했습니다. 또한 하나 이상의 항목이 '아니다.' 또는 '아닐 가능성이 높다.'로 평가된 경우, 전체 편향 위험은 높다고 판단했습니다.

- Each domain was rated as low, high, or unclear risk of bias, based on the predefined criteria in the Cochrane Handbook.

  각 평가 영역은 Cochrane Handbook의 사전 정의된 기준에 따라 낮음, 높음, 또는 불확실한 편향 위험으로 분류했습니다.

❹ 의견 불일치 처리 방식에 관한 예문

- Disagreements were resolved by discussion with a third reviewer and by consensus. Clarifications regarding details of the methods of included studies were sought from corresponding authors when these were not clear in published protocols, statistical analysis plans, or trial reports.

  의견 불일치는 제3의 평가자와의 논의를 통해 합의했고 프로토콜, 통계 분석 계획서 또는 본 논문에서 명확하지 않은 사항은 교신저자에게 확인을 요청했습니다.

- Two reviewers independently evaluated risk of bias for each included study, with disagreements resolved through consensus or consultation with a third reviewer.

  두 평가자가 포함된 각 연구의 편향 위험을 독립적으로 평가했으며, 의견 불일치는 합의 또는 제3의 평가자의 중재를 통해 해결했습니다.

[P12] 효과 측정 척도

효과 측정 척도effect measures는 자료의 형태와 변수의 특성에 따라 오즈비(OR), 평균차이(MD), 위험비(HR) 등의 다양한 지표로 표현됩니다. 따라서 여러분의 연구에서 어떤 효과 측정 척도를 사용했는지 명확히 기술해야 합니다. 3장 [표 3-10]에서 설명한 바와 같이, 변수의 분포나 사건 발생 빈도 등의 특성 때문에 일반적인 방법과 다른 효과 크기(예 Peto 오즈비(POR))를 적용한 경우에는 해당 효과 크기를 선택한 이유를 간단히 설명해야 합니다.

효과 측정 척도에 대한 내용을 작성할 때, 참고할 수 있는 예문은 다음과 같습니다.

- Effect sizes were expressed as odds ratios(ORs) for binary outcomes and weighted mean differences(WMDs) for continuous outcomes with corresponding 95% confidence intervals(CIs).

  효과 크기는 이분형 결과의 경우 오즈비(OR)로, 연속형 결과의 경우 가중평균차이(WMD)로 산출했으며, 각각에 대한 95% 신뢰구간(CI)을 제시했습니다.

- We present results as ORs for binary outcomes and [mean differences] for continuous outcomes. We also present pooled effect sizes and 95% confidence intervals(CIs).

  이분형 결과는 오즈비(OR)로, 연속형 결과는 [평균차이]로 결과를 보고했으며, 통합 효과 크기와 95% 신뢰구간(CI)도 함께 제시했습니다.

- For dichotomous outcomes, odds ratios(ORs) with 95% confidence intervals(CIs) were calculated.

  이분형 결과에 대해서는 오즈비(OR)를 계산하여 95% 신뢰구간(CI)과 함께 제시했습니다.

- For continuous outcomes, we calculated mean differences(MDs) or standardized mean differences(SMDs) with 95% confidence intervals.

  연속형 결과에 대해서는 평균차이(MD) 또는 표준화된 평균차이(SMD)를 계산하여 95% 신뢰구간과 함께 제시했습니다.

- Continuous outcomes were summarized using mean differences(MDs) or standardized mean differences(SMDs) where appropriate.

  연속형 결과는 적절한 경우 평균차이(MD) 또는 표준화된 평균차이(SMD)를 이용해 요약했습니다.

- Relative risks(RRs) were calculated for dichotomous outcomes and mean differences(MDs) for continuous outcomes with their associated 95% CIs.

  이분형 결과에 대해서는 상대위험도(RR)를 계산하고 연속형 결과에 대해서는 평균차이(MD)를 계산했으며, 각각에 대한 95% 신뢰구간(CI)도 함께 제시했습니다.

- Hazard ratios(HRs) were used for time-to-event data such as overall survival or disease-free survival.

  전체 생존률이나 무병 생존률과 같은 시간-사건형 자료는 위험비(HR)를 이용해 분석했습니다.

- Time-to-event outcomes were analyzed using hazard ratios(HRs) extracted or calculated from the included studies.

  시간-사건형 결과는 포함된 연구로부터 추출하거나 계산한 위험비(HR)를 이용해 분석했습니다.

- We chose standardized mean differences(SMDs) because pain scores were reported on different scales across studies.

  통증 점수가 연구마다 서로 다른 척도로 보고되어 표준화된 평균차이(SMD)를 선택했습니다.

[P13] 자료 합성

자료 합성synthesis 단계에서는 포함된 개별 연구를 통합하기 위해 사용한 통계 기법을 상세히 기술합니다. 이 단계에서는 메타분석에서 가중치를 부여하는 방식(IV 방법, MH 방법, DL 방법 등), 분석에 사용한 모형(고정 효과 모형, 임의 효과 모형), 이질성 평가 기준(Cochrane Q 검정, I^2 검정, τ^2 검정) 등에 대해 기술하며, 선택한 각 방법에 맞는 예문을 사용하면 됩니다.

또한 분석에 사용한 통계 소프트웨어(RevMan 5, CMA 4, Stata, R 등)와 그 버전을 명확히 제시하고, 각 결과변수의 특성에 따른 효과 크기 지표(OR, RR, HR, MD, SMD 등)도 작성해야 합니다. 필요 시 추가로 실시한 하위군 분석, 메타회귀, 민감도 분석, 깔때기 그림, Egger 검정 등에 대한 결과도 함께 작성합니다.

자료 합성에 대한 내용을 작성할 때, 참고할 수 있는 예문은 다음과 같습니다.

❶ 통계 모형 선택 방법에 관한 예문

- The relative weight of each study was determined using the inverse variance method, weighting studies by the inverse of their variance.

  각 연구의 상대적 가중치는 분산의 역수로 가중치를 부여하는 IV 방법을 이용해 결정했습니다.

- For dichotomous outcomes, the [Mantel-Haenszel method] was applied under a fixed-effect model to estimate pooled odds ratios.

  이분형 결과에 대해서는 고정 효과 모형에서 [Mantel-Haenszel 방법]을 적용하여 통합 오즈비를 추정했습니다.

- We used the [Mantel-Haenszel method] to pool data, as it provides robust estimates when dealing with low event rates.

  사건 발생률이 낮은 경우에도 강건한 추정값을 제공하므로, [Mantel-Haenszel 방법]을 이용해 자료를 통합했습니다.

- We conducted a meta-analysis using a random-effects model based on the [DerSimonian-Laird method].

  [DerSimonian-Laird 방법]을 기반으로 한 임의 효과 모형을 이용해 메타분석을 수행했습니다.

- Between-study variance (τ^2) was estimated using the [restricted maximum likelihood (REML) method] within a random-effects model.

  연구 간 분산(τ^2)은 임의 효과 모형 내에서 [REML 방법]을 이용해 추정했습니다.

❷ 이질성 평가에 관한 예문

- Quantitative heterogeneity was assessed by performing a formal test of homogeneity and evaluating the proportion of total variability attributable to heterogeneity rather than to sampling error (I^2).

  정량적 이질성은 동질성에 대한 공식 검정을 수행하고, 전체 변동성 중 표본오차가 아닌 실제 이질성에 기인하는 비율(I^2)을 평가하여 산출했습니다.

- Heterogeneity across individual studies was assessed using the Cochrane Q test and Higgins I^2 statistic, with Q<0.1 or I^2>50% set as the threshold for significant heterogeneity.

  개별 연구 간 이질성은 Cochrane Q 검정과 Higgins의 I^2 통계를 이용해 평가했으며, Q<0.1 또는 I^2>50%를 유의한 이질성의 기준으로 삼았습니다.

- Heterogeneity was assessed using the I^2 statistic, with values greater than 50% indicating substantial heterogeneity.

  이질성은 I^2 통계를 이용해 평가했으며, 50%를 초과할 경우 상당한 이질성이 있는 것으로 간주했습니다.

- Random- or fixed-effects models were used according to the heterogeneity of each study.

  각 연구의 이질성 정도에 따라 임의 효과 모형 또는 고정 효과 모형을 선택해 분석을 수행했습니다.

❸ 통계 소프트웨어 설정에 관한 예문

- All statistical analyses were performed using Comprehensive Meta-Analysis software ver. 3.3 (Biostat, Englewood, NJ, USA)/ Review Manager(RevMan) version 5.4 (the Cochrane Collaboration, 2020)/ R software (version XXX, The R Foundation for Statistical Computing).

  모든 통계 분석은 Comprehensive Meta-Analysis 3.3 버전, Review Manager 5.4 버전 또는 R 소프트웨어(XXX 버전)를 이용해 수행했습니다.

- All statistical analyses were performed using [Stata 17 software (StataCorp LLC, College Station, TX)] and [the package bayesmeta in R].

  모든 통계 분석은 [Stata 17 소프트웨어]와 [R의 bayesmeta 패키지]를 이용해 수행했습니다.

- All tests were two sided, and statistical significance was set at $p<0.05$.

  모든 통계 검정은 양측 검정을 사용했으며, 유의수준은 $p<0.05$로 설정했습니다.

❹ 민감도 분석에 관한 예문

- To assess the influence of individual studies on the overall effect estimate, a leave-one-out sensitivity analysis was conducted. Each study was sequentially removed, and the meta-analysis was repeated to evaluate the robustness of the pooled result.

  개별 연구가 전체 효과 추정에 미치는 영향을 평가하기 위해 leave-one-out 방식으로 민감도 분석을 수행했습니다. 각 연구를 하나씩 순차적으로 제외하면서 메타분석을 반복하여 통합 결과의 안정성을 평가했습니다.

- Sensitivity analyses was conducted by excluding studies at high risk of bias.

  편향 위험이 높은 연구들을 제외하여 민감도 분석을 추가로 수행했습니다.

[P14] 보고 편향 평가

보고 편향 평가reporting bias assessment 방법은 시각적 접근과 정량적 접근으로 기술합니다. 시각적 방법으로는 깔때기 그림이 사용되며, 정량적 방법으로는 Egger 검정과 Begg 검정 등이 사용됩니다. 이러한 통계 검정들은 깔때기 그림의 비대칭성을 수치화하여 출판 편향의 가능성을 평가합니다. 다만 포함된 연구 수가 10개 미만인 경우에는 검정의 통계적 신뢰도가 낮아서 해석에 주의가 필요하다는 제한점을 함께 기술하는 것이 바람직합니다.

보고 편향 평가에 대한 내용을 작성할 때, 참고할 수 있는 예문은 다음과 같습니다.

- Potential publication bias was assessed using visual inspection of funnel plots and Egger's regression test.

  잠재적 출판 편향은 깔때기 그림의 시각적 평가와 Egger 회귀 검정을 통해 평가했습니다.

- bias was evaluated by funnel plot and Egger's test, with $p<0.10$ considered significant.

  출판 편향은 깔때기 그림과 Egger 검정을 통해 평가했으며, $p<0.10$을 유의수준으로 간주했습니다.

- We used funnel plots to detect asymmetry and Egger's test to statistically assess publication bias when ≥10 studies were available.

  10편 이상의 연구가 포함된 경우 깔때기 그림을 이용해 비대칭성을 평가하고, Egger 검정을 이용해 통계적으로 출판 편향을 분석했습니다.

- Funnel plots and Egger's test were used to assess the potential for publication bias.

  출판 편향 가능성을 평가하기 위해 깔때기 그림과 Egger 검정을 사용했습니다.

[P15] 근거의 확신도 평가

근거의 확신도 평가certainty of assessment 항목은 단순히 메타분석의 통합추정치 결과만 평가하는 것이 아니라, 그 결과의 신뢰도와 임상적 적용 가능성을 정량적으로 평가하기 위한 지표입니다. 이 항목은 PRISMA 가이드라인이 개정되면서 새로 추가된 것으로, 현재까지는 메타분석에서 필수로 요구되지는 않습니다. 그러나 근거의 확신도 평가를 수행했다면 아래 예문을 참고하여 그 방법을 작성합니다.

근거의 확신도 평가에 대한 내용을 작성할 때, 참고할 수 있는 예문은 다음과 같습니다.

- We used the Grading of Recommendations Assessment, Development, and Evaluation(GRADE) approach to assess the overall quality of evidence for each outcome measure.

  각 결과 지표의 전반적인 근거수준을 평가하기 위해 GRADE 접근법(권고안의 등급화, 평가, 개발 및 평가 체계)을 사용했습니다.

- The Grading of Recommendations, Assessment, Development, and Evaluation(GRADE) approach was adopted to assess certainty of evidence. Certainty of evidence from randomized trials start from high and can be rated down for risk of bias, inconsistency, indirectness, publication bias, and imprecision.

  근거의 확신도를 평가하기 위해 GRADE 접근법(권고안의 등급화, 평가, 개발 및 평가 체계)을 적용했습니다. 무작위 연구의 근거는 기본적으로 '높음'에서 시작하여 편향 위험, 불일치, 간접성, 출판 편향, 부정확성 등의 요인에 따라 하향 조정될 수 있습니다.

- The certainty of evidence for each outcome was assessed using the GRADE approach.

  각 결과에 대한 근거의 확신도는 GRADE 접근법을 이용해 평가했습니다.

- We used the GRADE framework to evaluate the overall confidence in the effect estimates, categorizing them as high, moderate, low, or very low.

  GRADE 프레임워크를 이용해 효과추정치의 전반적인 신뢰도를 평가했고, 이를 '높음', '중간', '낮음', '매우 낮음'으로 분류했습니다.

- The GRADEpro GDT software was used to generate evidence profiles and summary tables.

  GRADEpro GDT 소프트웨어를 활용하여 근거 요약표와 증거 프로파일을 생성했습니다.

- Two independent reviewers used the GRADE system to assess the strength of evidence for each key outcome.

  독립된 두 평가자가 GRADE 시스템을 이용해 각 주요 결과에 대한 근거의 신뢰도를 평가했습니다.

SECTION

5.6 결과 : 연구 선택부터 근거의 확신도까지의 구조적 보고

앞서 서론과 연구 방법을 작성한 것처럼, 연구 결과 또한 보고 형식이 정해져 있어 작성이 어렵지 않습니다. PRISMA 가이드라인의 순서를 그대로 따라가기만 해도 연구 결과를 체계적이고 완성도 높게 구성할 수 있습니다.

[P16] 연구 선택

연구 선택study selection 단계에서는 문헌 검색부터 최종적으로 포함할 논문 선정까지의 전체 과정을 투명하게 제시합니다. 여기서는 어떤 기준에 따라 몇 편의 논문을 제외했는지를 정량적 수치와 함께 명확히 보고할 것을 권장합니다. 일반적으로 '초기에 검색한 논문 편수 → 중복 제거 후 논문 편수 → 제목/초록 검토 후 제외한 논문 편수 → 원문 검토 후 최종 포함한 논문 편수'의 흐름을 시각적으로 표현하는데, 이를 나타낸 도식이 PRISMA 흐름도이며, 보통 이를 논문에서 그림 1 Figure 1 로 제시합니다.

연구 선택에 대한 내용을 작성할 때, 참고할 수 있는 예문은 다음과 같습니다.

- We retrieved a total of [1,779] studies. Figure 1 shows the results of the search and reasons we excluded studies. We included [99] studies for a total of [35,884] trial participants.

  총 [1,779]편의 논문을 검색했으며, 검색 결과와 제외 사유는 그림 1로 제시했습니다. 최종적으로 [99]편의 연구가 포함되었고, 총 참여자 수는 [35,884]명이었습니다.

- The electronic database search yielded [1,287] records. After removing duplicates, [965] titles and abstracts were screened.

  전자 데이터베이스 검색으로 [1,287]개의 기록이 확인되었고, 중복을 제거한 후 [965]개의 제목 및 초록이 선별되었습니다.

- Figure 1 presents the study selection process. Our search identified [812] unique records. After title and abstract screening, reviewers assessed [25] full texts, [two] of which proved eligible. This systematic review ultimately included [99] randomized trials.

  그림 1은 연구 선택 과정을 나타냅니다. 검색을 통해 [812]개의 고유 기록을 확인했고, 제목 및 초록 검토 후 [25]편의 원문을 평가했으며, 이 중 [2]편이 포함 기준에 부합했습니다. 본 체계적 문헌고찰은 최종적으로 [99]편의 무작위 임상시험을 포함했습니다.

- The initial literature search identified [579] studies: [87] in PubMed, [445] in Embase, [32] in the Web of Science, and [15] in the Cochrane Central Register of Controlled Trials. Of these, [75] duplicate studies and [202] case reports, review articles, letters, technical notes, and patents were excluded. The full text of the remaining [114] studies was reviewed, and [101] studies were excluded because [they lacked direct comparative analyses] (n=[34]); [included only postRT] (n=[26]); and did not include descriptions of the mean, median, 95% CI, or number of patients (n=[13]). Finally, [13] studies were included in this meta-analysis. The detailed results of the selection process are shown in Fig. 1.

  초기 문헌 검색 결과 총 [579]편의 논문이 확인되었으며, PubMed에서 [87]편, Embase에서 [445]편, Web of Science에서 [32]편, Cochrane Central에서 [15]편이 검색되었습니다. 이 중 중복 논문 [75]편과 증례 보고, 리뷰, 서신, 기술 노트, 특허 등의 [202]편이 제외되었습니다. 남은 [114]편의 원문을 검토한 결과 직접 비교 분석이 없는 연구(n=[34]), postRT만 포함한 연구(n=[26]), 평균, 중위수, 95% 신뢰구간, 환자 수가 기술되지 않은 연구(n=[13]) 등 총 [101]편이 제외되었습니다. 최종적으로 [13]편의 논문이 본 메타분석에 포함되었으며, 자세한 선택 과정은 그림 1에 제시했습니다.

- [Eighty-four] articles were excluded after full-text review for reasons such as inappropriate population, lack of comparator, or insufficient outcome data.

  원문 검토 이후 [84]편의 논문이 제외되었으며, 제외 사유는 부적절한 연구 대상, 비교군의 부재, 결과 자료의 부족 등이었습니다.

- After full-text review of [112] potentially relevant articles, [28] studies met the inclusion criteria and were included in the meta-analysis.

  관련이 있을 것으로 판단된 [112]편의 논문의 원문을 검토한 결과, [28]편이 포함 기준을 충족하여 메타분석에 포함되었습니다.

- A list of excluded full-text articles with reasons for exclusion is provided in Supplementary Table [S2].

  원문 검토 후 제외된 논문과 제외 사유는 보조 표 [S2]에 제시했습니다.

[P17] 연구 특성

연구 특성study characteristics 항목에는 메타분석에 포함된 각 연구의 주요 특성을 체계적으로 제시합니다. 여기서는 통합추정치를 기술하지는 않으며, 오직 포함된 연구들의 기본 정보를 정리하는 데 목적이 있습니다. 포함된 연구의 특성 항목은 일반적으로 다음과 같습니다.

❶ 저자명 및 출판 연도

❷ 연구 수행 국가 및 연구 환경(예 병원, 지역사회 등)

❸ 연구 설계(예 RCT, 코호트 연구, 환자-대조군 연구 등)

❹ 연구 대상의 인구학적 정보(예 연령, 성별, 진단명, 표본 수 등)

❺ 중재 및 비교군의 구체적인 내용

❻ 추적관찰 기간 및 주요 결과 측정 시점

❼ 측정한 결과 지표

이 정보들은 일반적으로 표 형태로 요약하여 제시하며, 독자가 각 연구의 설계, 연구 대상, 중재 특성 등을 한눈에 파악할 수 있도록 구성합니다. 이미 자료 추출 양식에 따라 정보를 파일로 정리해 두었다면, 이를 바탕으로 손쉽게 표를 작성할 수 있으며, 해당 표는 보통 'Table 1. Characteristics of included studies'와 같은 제목으로 논문에 삽입됩니다.

연구 특성에 대한 내용을 작성할 때, 참고할 수 있는 예문은 다음과 같습니다.

- The included studies comprised randomized controlled trials and prospective cohort studies conducted between [2005 and 2021].

  포함된 연구들은 [2005년과 2021년] 사이에 수행된 무작위 대조 임상시험과 전향적 코호트 연구로 구성되어 있습니다.

- Included studies were published between [2005 and 2023] and were conducted in the United States, Europe, and Asia.

  포함된 연구들은 [2005년과 2023년] 사이에 출판되었으며, 각 연구는 미국, 유럽, 아시아에서 수행되었습니다.

- Most studies enrolled adults undergoing [lumbar spine surgery] for [degenerative conditions], with sample sizes ranging from [45 to 732] participants.

  대부분의 연구는 [퇴행성 척추질환]으로 [요추 수술]을 받은 성인을 대상으로 했으며, 표본 수는 [45명에서 732명]까지 다양했습니다.

- Table 1 summarizes the characteristics of the included studies, including author, publication year, study design, patient population, interventions, comparators, and outcomes.

  표 1은 포함된 연구들의 주요 특성을 요약한 것으로, 저자명, 출판 연도, 연구 설계, 대상자 특성, 중재군, 대조군, 결과 지표 등이 포함되어 있습니다.

- The characteristics of the included studies are shown in Table 1.

  포함된 연구들의 특성은 표 1에 제시되어 있습니다.

- Table 1 summarizes the study characteristics, including design, sample size, interventions, comparators, and primary outcomes.

  표 1은 연구 설계, 표본 수, 중재, 대조군, 주요 결과 지표를 포함한 연구 특성을 요약합니다.

[P18] 개별 연구의 편향 위험

개별 연구의 편향 위험risk of bias in studies 항목에는 각 연구 자체의 내적 타당성internal validity과 평가 결과를 제시합니다. 연구자가 사전에 계획한 질 평가 도구(예 ROB, RoBANS 등)에 따라 수행한 개별 연구의 편향 위험을 평가하고 그 결과를 구체적으로 기술해야 합니다. 본문에서는 주요 평가 결과를 간략히 요약하고, 상세한 평가는 질 평가 도표 형태로 제시하는 것이 일반적입니다.

개별 연구의 편향 위험에 대한 내용을 작성할 때, 참고할 수 있는 예문은 다음과 같습니다.

- Risk of bias was low in [8] studies, high in [3] studies, and unclear in [4] studies.

  편향 위험은 [8]편의 연구에서는 낮았으며, [3]편의 연구에서는 높았고, [4]편의 연구에서는 불확실한 것으로 평가되었습니다.

- Overall, the methodological quality of the included studies was moderate to high, although some studies had limitations in outcome reporting and follow-up completeness.

  포함된 연구들의 전반적인 방법론적 질은 중간에서 높음 수준이었나, 일부 연구는 결과 보고 및 추적관찰 완결성에서 제한점이 확인되었습니다.

- Most studies had a low risk of bias for random sequence generation and allocation concealment, but several studies had unclear or high risk for blinding of outcome assessment.

  대부분의 연구는 무작위 순서 생성 및 배정 은폐 항목에서 낮은 편향 위험을 보였으나, 결과 평가의 눈가림 항목에서는 일부 연구가 불명확하거나 편향 위험이 높다고 평가되었습니다.

- [Five] studies were judged to be at high risk of bias due to lack of blinding and incomplete outcome data.

  [5]편의 연구는 눈가림 미실시와 불완전한 결과 자료로 인해 편향 위험이 높다고 판단되었습니다.

- High risk of bias in [two] studies was primarily due to lack of allocation concealment and incomplete outcome data.

  [2]편의 연구에서 편향 위험이 높다고 평가된 주요 원인은 배정 은폐의 부재와 불완전한 결과 자료였습니다.

- A summary risk of bias graph is presented in Figure [3], showing domain-specific judgments across all included studies.

  포함된 모든 연구의 항목별 편향 위험 판단을 시각적으로 보여주는 요약 그림은 그림 [3]에 제시되어 있습니다.

- The risk of bias for included randomized controlled trials is summarized in Figure [2] and Supplementary Table [3].

  포함된 무작위 대조 임상시험의 편향 위험 평가는 그림 [2]와 보조 표 [3]에 요약되어 있습니다.

- Figure [2] presents the risk of bias summary for each included randomized trial using the RoB 2.0 tool.

  그림 [2]는 RoB 2.0 도구를 사용해 포함된 무작위 임상시험 각각의 편향 위험을 요약한 결과를 보여줍니다.

[P19] 개별 연구의 결과

메타분석은 포함된 모든 연구의 결과를 통합하여 전체적인 결론을 도출하는 과정이지만, 이 과정에서 **개별 연구의 결과**results of individual studies를 제시하는 것 또한 매우 중요합니다. PRISMA 가이드라인에서는 포함된 각 연구에서 관측된 효과추정치와 신뢰구간을 구체적으로 기술할 것을 권고합니다. 이는 각 연구의 결과가 전체 분석에 어떻게 기여했는지, 어떤 연구가 효과 크기에 더 큰 영향을 미쳤는지, 그리고 연구 간 결과의 일관성이 있는지 여부를 독자가 직접 확인할 수 있도록 하기 위함입니다.

일반적으로 각 연구의 효과추정치와 신뢰구간은 두 번째 표에 정리하며, 숲 그림에서도 각 연구의 행에 기재된 수치와 그림을 통해 개별 연구의 결과를 확인할 수 있습니다. 이 항목에서 흔히 발생하는 오류로는 4가지가 있습니다.

첫째, 숲 그림은 제시했지만 각 연구 결과의 수치(예 OR=1.45, 95% CI : 1.12-1.86 등)를 본문이나 표에 명시하지 않는 경우입니다. PRISMA 가이드라인에서는 수치 자료의 명시적 제시를 요구하므로, 그림만으로 결과를 대체하는 것은 부적절합니다. 둘째, 그림과 표에 제시된 자료의 값이 서로 일치하지 않거나 단위가 상이한 경우입니다. 단위 불일치나 값의 차이는 독자의 해석을 혼란스럽게 하고 연구의 신뢰도를 저하시킵니다. 셋째, 일부 연구의 결과가 누락되고 특정 핵심 연구만 선택적으로 보고되는 경우입니다. 이는 보고 편향으로 간주될 수 있으므로 포함된 모든 연구에 대한 결과를 빠짐 없이 제시해야 합니다. 넷째, 분석 결과를 본문에 충분히 제시하지 않거나 설명 없이 그림만 제시하는 경우입니다. 시각 자료는 보조 수단이며, 본문에서 주요 결과를 간결하고 정확하게 설명하는 것이 필수입니다.

개별 연구의 결과에 대한 내용을 작성할 때, 참고할 수 있는 예문은 다음과 같습니다.

- Table [2] summarizes the main outcomes from each included study, including sample size, effect size, and precision.

  각 연구의 표본 수, 효과 크기, 정확도 등을 포함한 주요 결과는 표 [2]에 정리되어 있습니다.
- The results of each included study are presented in Table [2].

  포함된 각 연구의 결과는 표 [2]에 제시되어 있습니다.
- Effect estimates and confidence intervals for each study are displayed in the forest plot (Figure [3]).

  각 연구의 효과추정치와 신뢰구간은 숲 그림(그림 [3])에 제시되어 있습니다.
- For the primary outcome, [Study A] reported a risk ratio of [0.85(95% CI, 0.70-1.03)], while Study B reported a risk ratio of [0.78(95% CI, 0.61-1.00)].

  1차 결과에 대해 [A 연구]는 위험비 [0.85(95% CI, 0.70-1.03)]를 보고했고, B 연구는 [0.78(95% CI, 0.61-1.00)]을 보고했습니다.
- Individual study results were consistent in direction, favoring the intervention over control in most comparisons.

  개별 연구의 결과는 대부분 일관된 방향성을 보였으며, 중재군이 대조군보다 우월한 경향을 보였습니다.
- Study-level data, including number of events and sample sizes, are provided in [Supplementary Table S5].

  사건 수와 표본 크기를 포함한 개별 연구 수준의 자료는 [보조 표 S5]에 제시되어 있습니다.

[P20] 결과 통합 분석

결과 통합 분석results of syntheses 항목은 메타분석의 핵심으로, 여러 개별 연구에서 도출된 결과들을 정량적으로 통합한 결과를 체계적으로 기술해야 합니다. PRISMA 가이드라인에서는 이러한 결과 통합 분석을 총 4가지 하위 항목(P20a~P20d)으로 나누어 기술하도록 안내하고 있습니다.

[P20a] 항목에서는 메타분석에 포함된 연구들의 주요 특성과 전반적인 결과 경향을 요약해 제시합니다. 구체적으로는 연구들의 핵심 특성(연구 설계, 표본 크기, 중재·대조군 구성 등)과 질적 수준, 효과의 방향성 및 일관성 등을 종합적으로 요약합니다. 예를 들어 '총 10편의 연구 중 7편에서 중재군이 대조군보다 통계적으로 유의한 효과를 보였으며, 대부분의 연구가 중간에서 높은 질을 유지했습니다.'와 같이 서술합니다.

[P20b] 항목에서는 통합 분석의 효과 크기와 통계 결과를 보고합니다. 여기서는 각 주요 결과변수에 대해 메타분석으로 산출된 통합 효과 크기, 95% 신뢰구간, p-값, 이질성 지표(I^2, τ^2, Cochrane Q 등) 등을 보고합니다. 또한 분석에 사용한 모형(고정 효과 모형 또는 임의 효과 모형)도 함께 기술해야 하며, 숲 그림을 활용해 통합 분석 결과를 시각적으로 제시하는 것을 권장합니다.

[P20c] 항목에서는 이질성의 원인을 조사한 모든 분석 결과를 제시합니다. 통합 분석에서 이질성이 높게 나타난 경우 연구자는 그 원인을 탐색해야 하고, 필요하면 하위군 분석, 사후 분석post-hoc analyses, 메타회귀 등의 추가 분석을 수행한 뒤 그 결과를 보고해야 합니다.

[P20d] 항목에서는 특정 연구를 제외했을 때 효과 크기가 바뀌거나 통계적 유의미 여부가 바뀌는지를 확인하는, 즉 분석 결과의 강건성robustness을 확인하는 민감도 분석 결과를 기술합니다. 여기서는 중재 효과가 특정 조건에서 달라지는지 평가하고 여러 논문에서 결과가 일관되는지 등의 내용을 기술합니다.

결과 통합 분석에 대한 내용을 작성할 때, 참고할 수 있는 예문은 다음과 같습니다.

❶ [P20a] 포함된 연구들의 특성과 결과 요약에 관한 예문

- A total of 10 studies were included in the meta-analysis evaluating the effect of intervention A versus control.

  중재군 A와 대조군의 효과를 비교한 메타분석에는 총 10편의 연구가 포함되었습니다.

- The direction and magnitude of effect were consistent across most included studies.

  효과의 방향성과 크기는 대부분의 포함된 연구에서 일관성을 보였습니다.

❷ [P20b] 통합 분석의 효과 크기와 통계 결과 보고에 관한 예문

- The pooled risk ratio was 0.76 (95% CI, 0.65-0.89; I^2=42%), favoring intervention A over control.

  통합 위험비는 0.76(95% CI, 0.65-0.89; I^2=42%)으로, 중재군 A가 대조군보다 유의하게 우월한 것으로 나타났습니다.

- The pooled odds ratio for surgical site infection was 0.68 (95% CI, 0.52 to 0.89; p=0.004), indicating a significant reduction with the intervention.

  수술 부위 감염에 대한 통합 오즈비는 0.68(95% CI, 0.52~0.89; p=0.004)로, 중재가 감염 위험을 유의하게 감소시키는 것으로 나타났습니다.

❸ [P20c] 이질성의 원인 조사 결과에 관한 예문

- Heterogeneity was substantial across studies (I^2=65%), prompting a random-effects model analysis.

  연구 간 이질성이 상당하여(I^2=65%), 임의 효과 모형을 적용해 분석을 수행했습니다.

- Subgroup analysis showed that the intervention was more effective in patients under age 60 (OR 0.55, 95% CI 0.40 to 0.75).

  하위군 분석 결과, 60세 미만 환자에서 중재의 효과가 더 뚜렷했으며, 오즈비는 0.55(95% CI, 0.40~0.75)였습니다.

- Subgroup analysis by surgical technique showed that minimally invasive procedures were associated with a greater reduction in complication rates.

  수술 기법에 따른 하위군 분석 결과, 최소침습 기법이 합병증 발생률 감소와 더 높은 관련이 있는 것으로 나타났습니다.

❹ [P20d] 민감도 분석 결과에 관한 예문

- Sensitivity analysis excluding studies at high risk of bias yielded similar results (RR=0.74; 95% CI, 0.62-0.88).

  편향 위험이 높은 연구를 제외한 민감도 분석에서도 유사한 결과가 나타났습니다(RR=0.74; 95% CI, 0.62-0.88).

- Sensitivity analyses excluding high-risk studies yielded similar effect estimates (OR 0.70, 95% CI 0.53 to 0.93).

  편향 위험이 높은 연구를 제외한 민감도 분석에서도 유사한 효과추정치가 나타났으며, 오즈비는 0.70(95% CI, 0.53–0.93)이었습니다.

- Sensitivity analyses excluding studies with high risk of bias revealed consistent results, indicating the robustness of the main findings.

  높은 편향 위험을 가진 연구들을 제외한 민감도 분석에서도 일관된 결과가 확인되어, 주된 분석 결과의 견고성이 확인되었습니다.

- Leave-one-out sensitivity analysis showed that no single study significantly influenced the pooled effect size.

  각 연구를 하나씩 제외하며 수행한 분석에서 특정 단일 연구가 효과 크기에 유의미한 영향을 미치지 않았습니다.

[P21] 보고 편향

이 단계에서는 깔때기 그림과 Egger 검정, Begg 검정 등의 통계적 검정을 활용해 평가된 **보고 편향** reporting bias 결과를 제시합니다. 이러한 결과는 시각적으로 제시하거나, 본문에서 검정 통계치와 p-값 등의 수치를 함께 보고하는 방식으로 기술합니다.

보고 편향에 대한 내용을 작성할 때, 참고할 수 있는 예문은 다음과 같습니다.

❶ 출판 편향이 없는 경우에 관한 예문

- All funnel plots were symmetric, indicating absence of significant publication bias within the studies.

  모든 깔때기 그림이 대칭적으로 나타났으며, 이는 연구들 내에서 유의한 출판 편향이 없음을 의미합니다.

- There was no evidence of publication or small study bias on visual inspection of the funnel plot or by the Egger test.

  깔때기 그림의 시각적 검토와 Egger 검정 결과 모두에서 출판 편향이나 소규모 연구 효과에 대한 근거는 관찰되지 않았습니다.

- No evidence of publication bias was found based on funnel plot symmetry and Egger's test ($p = 0.15$).

  깔때기 그림의 대칭성과 Egger 검정 결과($p = 0.15$)에 기반하여 출판 편향의 근거는 발견되지 않았습니다.

❷ 출판 편향이 있는 경우에 관한 예문

- Funnel plot analysis showed slight asymmetry, raising concerns about potential publication bias.

  깔때기 그림 분석에서 약간의 비대칭성이 확인되어 출판 편향 가능성이 제기되었습니다.

- Visual inspection of the funnel plot suggested asymmetry, indicating potential publication bias.

  깔때기 그림의 시각적 평가에서 비대칭성이 관찰되어 출판 편향 가능성이 제기되었습니다.

- The observed asymmetry in the funnel plot may reflect selective outcome reporting or heterogeneity rather than true publication bias.

  깔때기 그림에서 관찰된 비대칭성은 실제 출판 편향보다는 선택적 결과 보고 또는 연구 간 이질성의 영향일 가능성이 있습니다.

❸ 깔때기 그림 사용이 제한된 경우에 관한 예문

- Due to the small number of studies ($n=4$), formal assessment of reporting bias was not conducted.

  포함된 연구 수가 적어서($n=4$), 보고 편향에 대한 공식적인 평가는 수행하지 않았습니다.

- Although funnel plot asymmetry was observed, the small number of included studies limits the interpretability of the results.

  깔때기 그림에서 비대칭성이 관찰되었으나, 포함된 연구 수가 적어 해석에 제한이 있습니다.

[P22] 근거의 확신도

근거의 확신도certainty of evidence는 GRADEGuideline Development and Evaluation 기준에 따라 평가하며, 각 주요 결과변수마다 '높음high, 중간moderate, 낮음low, 매우 낮음very low'의 등급으로 구분하여 기술합니다. 필요한 경우 확신도를 하향 조정을 한 이유(예 편향 위험, 결과의 일관성 부족, 보고 편향 가능성 등)를 간단히 서술해야 합니다. 보통 GRADE 결과 요약표를 이용해 결과 크기, 신뢰구간, 연구 수, 확신도 등급 및 하향 조정 사유를 함께 제시합니다.

근거의 확신도에 대한 내용을 작성할 때, 참고할 수 있는 예문은 다음과 같습니다.

- A summary of the GRADE assessments is provided in the Summary of Findings table (Table X).

  GRADE 평가 결과의 요약은 결과의 요약표에 제시했습니다[표 X].

- Certainty of evidence was judged using GRADE criteria and was summarized in the GRADE evidence profile.

  근거의 확신도는 GRADE 기준에 따라 평가되었으며, GRADE 근거 프로파일에 요약했습니다.

- Summary of findings tables were generated using GRADEpro GDT and are provided in [Supplementary Tables S2 and S3].

  결과 요약표는 GRADEpro GDT를 이용해 작성되었으며, 이는 [보조 표 S2와 S3]에 제시되어 있습니다.

- The quality of evidence as assessed by the GRADE criteria for [90-day mortality, incidence of acute kidney injury, and treatment with renal replacement therapy] was [high, moderate, and low], respectively

  [90일 사망률, 급성 신손상 발생률, 신대체요법 치료]에 대한 GRADE 기준에 따른 근거의 질은 각각 높음, 중간, 낮음으로 평가되었습니다.

- The GRADE approach indicated moderate certainty for the main outcome due to some inconsistency and possible publication bias.

  일부 이질성과 출판 편향 가능성으로 인해 주요 결과의 근거 확신도는 GRADE 기준에 따라 중간 수준으로 평가되었습니다.

- We downgraded the certainty of evidence for imprecision because the confidence intervals were wide and crossed the line of no effect.

  신뢰구간이 넓고 효과 없음의 기준선을 포함하여, 근거의 확신도를 부정확성으로 하향 조정했습니다.

- The certainty of evidence for the primary outcome (overall survival) was rated as moderate due to serious risk of bias.

  1차 결과(전체 생존율)에 대한 근거의 확신도는 편향 위험으로 인해 중간 수준으로 평가되었습니다.

- We downgraded the certainty of evidence to low for disease-free survival due to imprecision and inconsistency.

  무병 생존율에 대한 근거의 확신도는 부정확성과 불일치로 인해 낮음으로 하향 조정하였습니다.

- Evidence for the outcome of postoperative complications was rated very low due to high heterogeneity, publication bias, and serious imprecision.

  수술 후 합병증에 대한 근거는 이질성, 출판 편향, 심각한 부정확성으로 인해 매우 낮음으로 평가되었습니다.

SECTION

5.7 고찰 : 결과 해석 및 임상적 의미 작성

[P23] 고찰

앞서 살펴본 서론부터 연구 결과까지는 정한 주제에 대해 기계적으로 분석을 수행하는 구간으로, 연구자의 주관적 의견이 개입되어서는 안 됩니다. 하지만 **고찰**discussion 에서는 연구 결과가 기존 지식과 어떤 관계를 가지는지, 해석에 어떤 제한이 존재하는지, 그리고 임상적으로 어떤 의미를 갖는지를 심도 있게 분석하여 의견을 제시할 수 있습니다. PRISMA 가이드라인에서는 이러한 고찰 구성을 4가지 하위 항목(23a~23d)으로 나누어 기술하도록 안내하고 있습니다.

[P23a]는 연구의 주요 결과를 해석하고 다른 근거들과 비교하는 항목으로 보통 3~4문단으로 구성합니다. 첫 번째 문단에는 분석 결과를 간결하게 요약합니다. 이때 서론에서 이미 제시한 내용(해당 질환의 중요성, 빈도, 연구의 필요성 등)을 다시 반복하지 않는 것이 좋습니다. 나머지 2~3문단에서는 메타분석 연구 결과와 기존 문헌 근거를 비교한 뒤 공통점과 차이점을 분석하여 기술합니다. 여기서는 메타분석에서 도출된 주요 포인트를 3~4개로 정리한 뒤, 각 포인트를 하나의 문단으로 구성해 그 의미와 한계를 균형 있게 논의해야 합니다. 또한 수행한 메타분석 결과가 기존의 단일 연구나 이전의 메타분석 결과 또는 임상진료지침과 어떤 유사점 혹은 차이점을 갖는지 비교해야 합니다.

이제 각 포인트의 작성 순서를 알아봅시다. 먼저 해당 포인트에 대한 주요 발견을 한두 문장으로 정리한 뒤, 그 결과가 기존 연구나 임상진료지침에 어떻게 부합하거나 대립되는지를 비교해 설명합니다. 만약 결과가 불일치한다면 그 이유(예 연구 설계, 환자군 특성, 중재 내용, 추적관찰 기간 등의 차이)를 설명해야 합니다.

예를 들어 '본 메타분석에서 A 치료는 유의한 효과를 보였으며, 이 결과는 기존 단일 연구들의 혼재된 결과를 뒷받침하며 명확한 근거를 제시합니다.'처럼 기술할 수 있습니다. 또한 각 포인트를 논의할 때는 임상적 함의implications 도 함께 언급해야 합니다. 예를 들어 '따라서 A 치료를 고려하지 않던 임상의들에게 본 연구는 적용 가능성을 재검토할 근거를 제공합니다.'처럼 임상의에게 전달되는 실질적 메시지를 설명할 수 있습니다. 반대로 효과가 없거나 해로운 결과가 확인되었다면, 그에 맞는 임상적 제언을 제시해야 합니다.

[P23b] 항목에서는 포함된 연구 근거evidence들의 한계를 작성합니다. 이 항목은 자료 자체가 가진 한계를 기술하는 부분으로, 예를 들어 '후향적 연구였습니다.', '포함된 연구 수가 적습니다.', '이질성이 높았습니다.', '일부 결과는 출판 편향 가능성이 있습니다.', '관찰 연구 중심이므로 인과 추론이 제한됩니다.' 등과 같이 제시할 수 있습니다.

[P23c] 항목에서는 문헌고찰 과정review process의 한계를 작성합니다. 이 항목은 방법론적 한계를 기술하는 부분으로, 예를 들어 '(중국 전통 치료에 대한 분석에서) 영어로 작성된 논문만 포함했습니다.', '결과 평가 방식이 다양하여 이를 단순히 '좋음'과 '나쁨'로 이분화했습니다.', '두 명의 독립적인 평가자가 아닌 단일 평가자가 자료를 추출하여 평가자의 편향 가능성이 있습니다.' 등과 같이 제시할 수 있습니다. 이러한 한계를 '본 연구의 한계로는 ~가 있으므로, 결과 해석에 주의가 필요합니다.'와 같이 명확하고 정직하게 기술하면 오히려 논문의 신뢰도를 높일 수 있습니다.

[P23d] 항목에서는 본 연구의 결과가 실제 임상·정책·의사결정에 어떤 기여를 하는지에 대해 작성합니다. 또한 아직 해결되지 않은 문제, 불확실성이 남아 있는 영역, 향후 추가 연구가 필요한 부분을 구체적으로 제시해 고찰을 완성합니다.

고찰에 대한 내용을 작성할 때, 참고할 수 있는 예문은 다음과 같습니다.

❶ [P23a] 주요 결과 해석에 관한 예문

- This meta-analysis found that intervention A significantly reduced the risk of complication X compared to standard care.

  이 메타분석에서는 중재 A가 표준 치료에 비해 합병증 X의 위험을 유의하게 감소시킨다는 사실을 발견했습니다.

❷ [P23b] 연구 결과와 기존 문헌의 비교에 관한 예문

- Our findings are consistent with previous meta-analyses, which also reported improved outcomes with intervention A.

  우리의 결과는 이전 메타분석의 결과와 일치하며, 중재 A가 임상 결과를 개선시킨다고 보고했습니다.

- Unlike prior studies that showed no difference, our analysis revealed a statistically significant benefit in favor of intervention A.

  기존 연구들이 차이를 보이지 않았던 것과 달리, 본 분석에서는 중재 A의 통계적으로 유의한 이점이 확인되었습니다.

❸ [P23c] 연구의 한계에 관한 예문

- Several included studies were of low methodological quality, introducing a potential risk of bias that may affect the reliability of our pooled estimates.

  포함된 일부 연구들은 방법론적 질이 낮아 편향 위험이 존재하며, 이는 통합 효과추정치의 신뢰도에 영향을 미칠 수 있습니다.

- There was considerable heterogeneity among studies regarding patient populations, interventions, and outcome definitions, which may limit the generalizability of our findings.

  환자 집단, 중재 방식, 결과 정의에 있어 연구 간 이질성이 커서 본 연구 결과의 일반화 가능성에 제한이 있을 수 있습니다.

- Most included studies had short follow-up periods, which restricts our ability to assess long-term outcomes and durability of the intervention.

  포함된 대부분의 연구는 추적관찰 기간이 짧아 장기적인 결과 및 중재의 지속 효과를 평가하는 데 제한이 있습니다.

- The inability to access individual patient data limited our ability to conduct more detailed subgroup or meta-regression analyses.

  개별 환자의 자료를 확보할 수 없어서 보다 정밀한 하위군 분석이나 메타회귀 분석을 수행하는 데 한계가 있었습니다.

- Some outcomes, such as quality of life or functional recovery, were inconsistently reported across studies and thus could not be synthesized quantitatively.

  삶의 질이나 기능 회복과 같은 일부 결과는 연구 간 보고 방식이 일관되지 않아 정량적 통합 분석이 어려웠습니다.

- Despite efforts to minimize bias, the inclusion of observational studies may have introduced confounding factors that were not fully accounted for.

  편향을 최소화하기 위한 노력을 기울였음에도 불구하고, 관찰 연구의 포함으로 인해 완전히 통제되지 않은 혼란 요인이 작용했을 수 있습니다.

- The use of varying definitions and measurement tools across studies may have contributed to outcome variability and limited comparability.

  연구마다 서로 다른 정의와 측정 도구를 사용함에 따라, 결과의 변동성이 증가하고 비교 가능성이 제한되었을 수 있습니다.

❹ [P23d] 실용적 함의 및 미래 연구 방향에 관한 예문

- These results suggest that intervention A may be a viable option in clinical practice, but further high-quality trials are warranted.

  이 결과는 중재 A가 임상적으로 실행 가능한 선택지일 수 있음을 시사하지만, 추가적인 고품질 연구가 필요합니다.

SECTION

5.8 기타 정보

[P24] 연구 등록 및 프로토콜 공개

메타분석을 수행하기 전에 연구 계획을 사전에 **등록**registration하고, 그 계획에 따라 연구가 진행되었는지를 투명하게 보고하는 것은 연구의 신뢰도와 재연성을 높이는 중요한 절차입니다. PRISMA 가이드라인 역시 이러한 이유로 **프로토콜**protocol의 사전 등록을 권고하고 있습니다. 프로토콜을 PROSPERO 또는 OSF Open Science Framework에 등록하지 않은 경우에도, 해당 프로토콜을 다른 방식으로 출판하거나 공개했다면 그 링크나 DOI를 명시하여 제공하는 것이 바람직합니다.

PRISMA 가이드라인에서는 연구 등록 및 프로토콜 공개 구성을 3가지 하위 항목(24a~24c)으로 나누어 기술하도록 안내하고 있습니다.

[P24a] 항목에서는 연구 등록 정보를 보고합니다. PROSPERO 등의 체계적 문헌고찰 등록 플랫폼에 연구를 등록한 경우, 등록처와 등록번호 등의 관련 정보를 명확히 작성합니다. 만약 등록하지 않았다면 그 사유를 제시해야 합니다.

[P24b] 항목에서는 프로토콜의 접근 경로를 제시합니다. 작성된 프로토콜이 있다면 독자가 접근할 수 있도록 URL, DOI 등의 접근 경로를 제공해야 합니다. 만약 프로토콜을 작성하지 않았다면 그 사실을 분명히 밝혀야 합니다.

[P24c] 항목에서는 프로토콜 또는 등록 정보의 변경 사항을 작성합니다. 연구 수행 과정에서 초기 등록 정보나 프로토콜을 변경하여 분석한 경우, 어떤 부분이 어떻게 변경되었는지를 구체적으로 설명해야 합니다. 이를 통해 연구 과정의 투명성과 신뢰도를 확보할 수 있습니다.

연구 등록 및 프로토콜 공개에 대한 내용을 작성할 때, 참고할 수 있는 예문은 다음과 같습니다.

❶ [P24a] 등록 정보 보고에 관한 예문

- This systematic review was registered in the PROSPERO database (CRD42xxxxxx).

  본 체계적 문헌고찰은 PROSPERO 데이터베이스에 등록되었습니다(CRD42xxxxxx).

- We conducted this systematic review according to a prespecified protocol registered at the international prospective register of systematic reviews (PROSPERO), which was also published before data analysis.

  본 체계적 문헌고찰은 사전에 PROSPERO에 등록된 프로토콜에 따라 수행되었으며, 자료 분석 이전에 해당 프로토콜이 출판되었습니다.

❷ [P24b] 프로토콜의 접근 경로에 관한 예문

- The review protocol was developed a priori and is available at [https://www.crd.york.ac.uk/prospero/display_record.php?ID=CRD42xxxxxx].

  본 리뷰는 사전 계획된 프로토콜에 따라 수행되었으며, 해당 링크에서 열람 가능합니다.

- The review protocol was developed in accordance with PRISMA-P guidelines and is accessible at Open Science Framework (https://osf.io/abcdx/).

  이 리뷰의 프로토콜은 PRISMA-P 가이드라인에 따라 작성되었으며, Open Science Framework(https://osf.io/abcdx/)에서 열람할 수 있습니다.

- No protocol was registered prior to the conduct of this review.

  본 리뷰를 수행하기 전에 별도의 프로토콜이 등록되지 않았습니다.

- No protocol was published or made publicly available.

  별도의 프로토콜이 출판되거나 공개되지 않았습니다.

❸ [P24c] 계획 변경 여부에 관한 예문

- There were no deviations from the original protocol.

  원래의 프로토콜에서 벗어난 변경 사항은 없었습니다.

- One deviation from the original protocol was made: we included studies without control groups due to limited available data.

  원래 프로토콜에서 한 가지 변경 사항이 있었습니다. : 이용 가능한 자료가 제한적이어서 대조군이 없는 연구도 포함했습니다.

- Changes to the protocol were made after the initial search and are documented in Supplementary Table [S3].

  초기 검색 이후 프로토콜에 일부 변경이 있었으며, 변경 내용은 보조 표 [S3]에 정리되어 있습니다.

- Protocol deviations were necessary due to unforeseen variations in outcome definitions across studies.

  연구 간 결과 정의의 예상치 못한 차이로 인해 프로토콜의 일부 변경이 불가피했습니다.

[P25] 지원

연구를 수행하는 과정에서 외부 기관으로부터 재정적, 인적, 기술적 지원을 받는 경우가 존재합니다. 이러한 재정적·비재정적 지원과 자금 제공자의 역할을 명확하게 보고하는 것은 연구의 투명성을 확보하고 잠재적인 이해 상충 가능성을 평가하는 데 필수입니다.

지원에 대한 내용을 작성할 때, 참고할 수 있는 예문은 다음과 같습니다.

- The funder of the study had no role in the study design, data collection, data analysis, data interpretation, or writing of the report.

  본 연구의 연구비 제공자는 연구 설계, 자료 수집, 자료 분석, 자료 해석, 또는 보고서 작성에서 어떠한 역할도 수행하지 않았습니다.

- This work was supported by a grant from the National Institutes of Health (Grant No. R01-HL123456).

  본 연구는 미국국립보건원(NIH)의 지원을 받았습니다(과제번호: R01-HL123456).

- The funder had no role in the study design, analysis, or interpretation of data.

  연구비 제공자는 연구 설계, 분석 또는 자료 해석에서 어떠한 역할도 하지 않았습니다.

- Dr. Done reports receiving consulting fees from [MedSpine Corp], unrelated to the submitted work.

  돈 박사는 제출된 연구와는 관련이 없는 [MedSpine Corp]로부터 자문료를 받은 이력이 있습니다.

- Dr. Done has received speaking honoraria from [XYZ Spine Co.], which manufactures devices evaluated in this review.

  돈 박사는 본 리뷰에서 평가된 장치를 제조하는 [XYZ Spine Co.]로부터 강연료를 받은 이력이 있습니다.

[P26] 이해 상충

연구의 신뢰도는 단순히 통계 방법이나 연구 설계의 엄밀성에만 의존하지 않습니다. 연구자가 개인적, 경제적, 직업적 이해관계로부터 자유로운지 여부는 독자가 연구 결과를 평가하는 데 있어 중요한 판단 기준이 됩니다. 이에 따라 PRISMA 가이드라인에서는 연구자가 **이해 상충**conflict of interest 또는 **경쟁 이익**competing interests의 존재를 명확히 보고할 것을 요구합니다.

이해 상충에 대한 내용을 작성할 때, 참고할 수 있는 예문은 다음과 같습니다.

- Potential competing interests have been disclosed in accordance with ICMJE guidelines.

  잠재적인 이해 상충은 ICMJE 가이드라인에 따라 모두 공개되었습니다.

- The authors declare no competing interests.

  저자들은 보고할 이해 상충이 없음을 선언합니다.

- The authors report no conflicts of interest relevant to the content of this article.

  저자들은 본 논문의 내용과 관련한 이해 상충이 없음을 보고합니다.

- None of the authors have any financial or personal relationships that could inappropriately influence or bias this work.

  저자 중 누구도 본 연구에 부적절한 영향을 줄 수 있는 금전적 또는 개인적 이해관계를 가지고 있지 않습니다.

- One of the authors [(Dr. Done)] is the primary investigator of one included trial; this potential conflict is acknowledged and addressed in the risk of bias assessment.

  저자 중 한 명인 돈 박사는 포함된 연구 중 한 연구의 책임 연구자로 참여했으며, 이 잠재적인 이해 상충은 편향 위험 평가에서 명시하고 반영했습니다.

[P27] 자료, 코드 및 기타 문서의 가용성

현대의 메타분석은 단순히 결과를 제시하는 것을 넘어, 분석에 사용된 모든 자료가 공개되고 재연 가능해야 한다는 원칙을 따릅니다. 이에 따라 누구나 해당 메타분석의 핵심 자료에 접근할 수 있는지 여부를 보고하도록 권장하고 있습니다. 포함되는 자료로는 추출된 자료 파일(예 Excel, CSV 등), 통계분석 코드(예 R, Stata, RevMan 등의 코드), 분석 과정에서 생성된 결과(예 숲 그림, 요약표 등), 연구 프로토콜, 등록 문서 등이 있습니다.

자료, 코드 및 기타 문서의 가용성에 대한 내용을 작성할 때, 참고할 수 있는 예문은 다음과 같습니다.

- The extracted data and analytic code used in this review are available upon reasonable request from the corresponding author.

  이 리뷰에서 사용된 추출된 자료와 분석 코드는 교신저자에게 요청 시 합리적인 조건 하에 제공받을 수 있습니다.

- The statistical code used for analysis is available upon reasonable request from the corresponding author.

  분석에 사용된 통계 코드는 합리적인 요청을 통해 교신저자에게 제공받을 수 있습니다.

- Summary data and scripts used for analysis are available in an open-access repository (https://osf.io/xxxxxxx/).

  요약 자료와 분석에 사용된 스크립트는 오픈 액세스 저장소(https://osf.io/xxxxxxx/)에서 확인할 수 있습니다.

- All data, code, and extraction forms used in this review are available at Open Science Framework: https://osf.io/xxxxxxxx/.

  이 리뷰에서 사용된 모든 자료, 코드, 추출 양식은 Open Science Framework(https://osf.io/xxxxxxxx/)에서 확인할 수 있습니다.

- The dataset supporting the conclusions of this article is available in the Supplementary Materials, Table S4.

  본 논문의 결론을 뒷받침하는 데이터셋은 보조 표 S4에서 제공됩니다.

- Data supporting the findings of this study are not publicly available due to licensing restrictions from original publishers.

  본 연구의 결과를 뒷받침하는 자료는 원 출판사의 라이선스 제한으로 인해 공개적으로 제공되지 않습니다.

- No additional data, code, or materials are publicly available.

  공개적으로 이용 가능한 추가적인 자료, 코드, 재료는 없습니다.

이렇게 PRISMA 가이드라인에 따라 내용을 체계적으로 작성하다 보면, 자연스럽게 메타분석 논문의 골격이 갖추어집니다. 논문을 완성한 후에는 여러 차례 검토하며 내용의 일관성을 점검해야 합니다. 예를 들어 **서론**에 작성한 연구 목적에 대한 답이 결론에 명확하게 제시되어 있는지, **연구 방법**에 기술한 포함 기준이 실제 표 1 Table 1 의 연구 선정과 일치하는지, **고찰**에서 언급한 수치가 **연구 결과**에 작성한 내용과 동일한지 확인해야 합니다.

한편, 학술적 글쓰기 형식도 중요합니다. 시제는 과거형(예 'We searched PubMed …', 'OR was …')으로 통일하고, 수동태도 적절히 사용합니다. 특히 연구 방법에서는 'was performed' 등의 표현을 많이 사용합니다. 다만 문장이 지나치게 건조해지지 않도록, 필요한 경우 능동태를 사용하여 연구자의 해석과 주장을 명확히 제시하는 것도 좋습니다. 투고 전에는 PRISMA와 같은 체크리스트를 최종적으로 확인하여 누락된 내용이 없는지를 반드시 점검해야 합니다. 또한 논문 심사 후 수정 revision 단계에서 추가 분석이 요구될 수 있으므로, 핵심 자료와 분석 스크립트는 잘 보관해 두어 필요하면 언제든 추가 분석을 할 수 있도록 준비해 두는 것이 바람직합니다.

지금까지 메타분석 논문 작성의 기초부터 결과 해석, 원고 구성까지의 전반적인 내용을 폭넓게 살펴봤습니다. 처음에는 다소 막막하게 느껴질 수 있지만, 단계별로 차근차근 따라가며 여기서 제시한 가이드라인을 잘 활용하면 분명 훌륭한 메타분석 논문을 완성할 수 있을 것입니다.

CHAPTER 06

메타분석 논문을 비판적으로 읽어 봐요

CONTENTS

메타분석은 수십 편의 연구를 통합합니다. 여기에 계산된 요약값과 95% 신뢰구간, 깔끔한 숲 그림까지 제시되면 메타분석 결과는 마치 '과학적인 최종 결론'처럼 보여 자연스럽게 그 결과를 믿고 따라야 할 것처럼 느껴집니다. 그러나 메타분석이 항상 정확한 결론을 보장하는 것은 아닙니다. 메타분석의 핵심은 검색과 선별을 통해 연구들의 수치화된 자료를 정확하게 추출하는 것입니다. 따라서 단순히 수치만 보는 것이 아니라, 그 수치가 어떻게 만들어졌는지를 확인하는 눈을 길러야 합니다. 잘못된 수치를 합성했다면 아무리 고급통계의 화려한 그래프가 있어도 엉뚱한 결론에 도달할 수밖에 없습니다.

메타분석에 대해 비판적인 앨번 파인스타인Alvan Feinstein 박사는 "기존 연구가 제대로 수행되지 않았다면 이질적이고 결함 있는 자료들을 합치는 것이므로 메타분석은 쓸모가 없고, 기존 연구들이 잘 수행되었다면 굳이 메타분석을 할 필요가 없다."라고 지적했습니다. 그의 의견은 다소 극단적이어서 모두가 동의하지는 않았지만, 의미 없는 실적용 메타분석 논문이 적지 않다는 현실을 보여줍니다. 좋은 저널에서는 통계 전문가인 편집인을 두고, 사용한 통계 방법의 적절성과 통계의 수행 및 해석이 올바른지를 검토합니다. 따라서 독자, 편집인, 심사자의 입장에서 메타분석 논문을 읽을 때도 분석의 전 과정이 적절한지를 넓은 시야로 살펴보는 것이 중요합니다.

이 장에서는 메타분석 논문을 '믿고 따르는 대상'이 아니라 '비판적으로 읽고 해석해야 할 텍스트'로 다루고자 합니다. 비판적 읽기란 단순히 흠을 찾는 것이 아니라, 논문이 어떤 질문을 던졌고 그 질문에 얼마나 설득력 있게 답했는지를 평가하는 과정입니다. 메타분석은 강력한 도구이지만 그만큼 신중하게 읽어야 합니다. 잘 작성된 메타분석 논문과 그렇지 않은 메타분석 논문을 함께 보면, 여러분이 논문 집필 시 어느 부분에 신경을 써야 하는지도 자연스럽게 알 수 있습니다. 이 장을 통해 여러분이 숲 그림 속 작은 숫자 너머의 의미까지 읽어낼 수 있는 눈을 갖게 되길 바랍니다. 함께 읽고 의심하고 판단하는 연습을 해봅시다.

SECTION

6.1 주제의 적절성

메타분석에서 가장 중요한 출발점은 올바른 주제를 선정하는 것입니다. 1장에서 이야기한 것처럼 메타분석의 주제는 PICO 구조에 따라 대상 환자(P), 중재군(I), 대조군(C), 그리고 포함된 여러 논문에서 도출된 결과(O)를 기준으로 정해집니다. 주제가 논쟁의 여지가 있고, 자료들이 충분하여 메타분석이 가능한 시기가 되었는지 여부는 해당 분야의 전문가인 여러분이 판단해야 합니다. 또한 동일한 주제의 메타분석 논문이 이미 존재하는지 확인하고, 존재한다면 이미 출판된 메타분석 논문과 충분히 차별화되었는지를 검토해야 합니다. 특히 유전 연구를 다루는 메타분석이라면, 연구의 한계점을 정확히 인식하고 이를 반영했는지를 확인해야 합니다. 이 절에서는 주제가 적절한지를 판단하는 기준에 대해 자세히 살펴보겠습니다.

핵심 질문의 명확성 검토

주제가 적절한지를 판단하는 첫 번째 기준은 핵심 질문의 명확성입니다. 메타분석의 신뢰도와 유용성은 핵심 연구 질문이 얼마나 구체적으로 설정되었는지에 달려 있습니다. 핵심 질문을 정의할 때는 대상 환자, 중재군, 대조군의 범위가 적절하게 설정되었는지를 검토하는 것이 중요합니다.

먼저 대상 환자의 범위는 과도하게 넓거나 좁지 않아야 합니다. 중재 방법은 하나의 방법일 수도 있고 파생된 변형법까지 포함할 수도 있습니다. 이때 저자들이 연구 목적에 맞게 중재군의 범위를 적절히 정했는지 판단해야 합니다. 대조군도 치료를 안 한 경우뿐만 아니라 다양한 방식의 치료를 한 경우일 수도 있습니다. 마찬가지로 저자들이 대조군의 범위를 적절히 정했는지 판단해야 합니다.

■ 대상 환자 범위 설정의 적절성

연구 대상(대상 환자)의 범위를 정확히 설정하는 것은 쉽지 않은 문제입니다. 범위가 너무 넓으면 이질성이 커지고, 범위가 너무 좁으면 연구 수가 부족해 결론을 도출하기 어렵습니다.

한 논문의 예를 들어보겠습니다. 이 논문[1]에서는 모든 척추 질환 환자를 대상으로 척추유합술 결과에 대한 메타분석을 수행했습니다. 척추 질환에는 퇴행성 질환부터, 외상, 감염, 종양까지 수많은 병인에 의한 질환이 있는데, 질환이 다르면 수술 결과도 다른 게 당연하므로 증명이 필요하지 않습니다. 결론에서는 "척추전방전위증 환자가 다른 질환 환자보다 임상적 결과가 좋다."라고 기술했는데, 종양 환자보다 척추전방전위증 환자의 결과가 더 좋다는 것은 예측 가능하거나 실제 임상에서 의미 있는 결론이 아닙니다. 이는 마치 환자에게 수술 결과를 설명할 때, "다른 질병을 가진 환자보다 결과가 낫다."라고 상대적인 결과를 말하는 것과 같아 학술적으로도 임상적으로도 의미가 없습니다.

만약 '20~25세의 요추 추간판 탈출증으로 수술받은 환자'만 포함한 메타분석이라면, 해당 연령대의 요추 추간판 탈출증을 다른 연령대와 구별하여 분석해야 하는 임상적 이유를 충분히 설명해야 합니다. 그러나 이처럼 대상의 범위가 너무 좁아 관련 연구 수가 극히 적으면 메타분석 자체가 불가능하기도 합니다. 따라서 독자와 심사자는 대상 환자에 대한 정의가 연구 질문에 부합하면서도 결과 해석에 무리가 없도록 설정되었는지를 반드시 확인해야 합니다.

■ 중재군 범위 설정의 적절성

메타분석에서 중재 방법을 어떻게 정의하느냐에 따라 중재군의 범위가 달라지고, 이 결과에 따라 포함되는 연구와 결과 해석이 달라질 수 있습니다. 만약 연구 목적이 '전반적인 중재의 유용성에 대한 평가'라면 다양한 변형법까지 포함하는 것이 타당합니다. 그러나 '특정 기법의 우수성을 평가'하는 것이 목적이라면 변형법을 함께 묶는 것은 오히려 혼동을 일으킬 수 있습니다.

예를 들어 척추 내시경 수술 중 내시경 삽입 통로가 1개인 기존의 수술법과 내시경 삽입 통로가 2개인 최신 수술법을 비교하여 어느 방법이 더 좋은지 알아보고자 한다면, 통로가 2개인 수술법을 중재군으로 설정해야 합니다. 그러나 내시경 수술과 전통적인 개방 수술을 비교하는 연구에서는 내시경 수술의 여러 기법을 모두 합하여 중재군으로 설정해야 합니다.

■ 대조군 범위 설정의 적절성

대조군 설정은 연구 결과 해석의 기준점을 결정하는 핵심 요소입니다. 대조군이 어떻게 정의되느냐에 따라 결론이 완전히 달라질 수 있기 때문입니다. 대조군은 중재 방법을 포함하여 아무 치료도 받

1 Daniel Yavin et al. Lumbar Fusion for Degenerative Disease: A Systematic Review and Meta-Analysis. Neurosurgery. 2017; 80(5):701–715.

지 않은 집단, 위약placebo 혹은 가짜 수술sham surgery을 받은 집단, 새로운 중재 방법에 비해 고식적인 치료를 받은 집단으로 나누어 볼 수 있습니다. 다시 말해 대조군이 '치료를 받지 않았는지', '위약 혹은 가짜 수술을 받았는지', '표준 수술을 받았는지'에 따라 결론이 완전히 달라질 수 있습니다. 따라서 메타분석 논문을 읽거나 심사할 때, 메타분석에 포함된 각 논문의 대조군의 기준이 서로 다른데 이를 구별하지 않고 통합하지는 않았는지 꼭 확인해야 합니다.

예를 들어 골다공증성 압박골절의 척추성형술vertebroplasty 효과를 분석한 연구에서 대조군을 '단순 보존적 치료군'으로 정의한 경우, 대조군에 비해 뚜렷한 통증 개선 효과가 보고되었습니다. 그러나 가짜 시술sham injection을 받은 집단을 대조군으로 정의한 연구에서는 그 효과의 차이가 크게 감소했습니다.[2]

따라서 독자와 심사자는 대조군이 어떻게 정의되었는지, 그 정의가 연구 목적에 부합하는지를 반드시 확인해야 합니다. 대조군 설정이 연구의 목적과 맞지 않거나, 서로 다른 정의의 대조군을 합성한 메타분석은 결과를 신뢰해서는 안 됩니다.

동일 주제 메타분석의 출판 여부 확인

원칙적으로 한 주제에 대한 메타분석 논문이 이미 출판됐다면, 중요한 연구가 추가되었거나 기존 메타분석에 문제점이 있는 경우를 제외하고는 동일한 주제로 반복해서 메타분석을 수행하는 것이 바람직하지 않습니다. 그러나 최근 동일한 주제에 대한 메타분석이 반복적으로 발표되는 현상이 빈번히 나타나고 있습니다.

John Ioannidis 교수는 최근 메타분석의 홍수를 비판하며, 현재 생산되는 메타분석 논문 중 임상적으로 유용하고 신뢰할 수 있으며 실제 임상적 의사결정에 의미 있는 정보를 제공하는 경우는 약 3%에 불과하다고 지적했습니다. 이 3%를 제외한 나머지는 결함은 없지만 실용적 가치가 낮은 메타분석이 20%, 사실상 쓸모없는 메타분석(예 무의미한 유전자 연구)이 27%, 중복된 메타분석이 20%, 출판되지 않은 메타분석이 13%, 심각한 오류로 복구 불가능한 메타분석이 17%라고 했습니다.[3]

2 출처 : Cristina E Firanescu et al. Vertebroplasty versus sham procedure for painful acute osteoporotic vertebral compression fractures (VERTOS IV): randomised sham controlled clinical trial. BMJ. 2018; 361:k1551.

3 출처 : John P A Ioannidis. The Mass Production of Redundant, Misleading, and Conflicted Systematic Reviews and Meta-analyses. Milbank Q. 2016; 94(3):485-514.

중복된 메타분석의 문제점

특정 주제에 대해 10편 이상의 중복된 메타분석이 존재하기도 합니다. [그림 6-1]은 2020~2021년까지 2년간 요추 추간판 탈출증의 치료 방법들을 비교한 메타분석 논문의 목록으로, 매년 2~3편씩 출판되고 있습니다. 목록을 보면 네트워크 메타분석network meta-analysis이 3편 발표되었고, 요추 추간판 탈출증upper lumbar disc herniations에 대한 메타분석 논문이 2편 발표되었습니다. 그러나 두 경우 모두 논문별 결과에 큰 차이는 없었습니다.

Safety of Lumbar Interbody Fusion Procedures for Degenerative Disc Disease: A Systematic Review With Network Meta-Analysis of Prospective Studies
Chi K.-Y., Cheng S.-H., Kuo Y.-K., Lin E.-Y., Kang Y.-N.
Global Spine Journal 2021 11:5 (751-760) Cited by: 6
Embase ∨ Abstract ∨ Index Terms > View Full Text Similar records >

Surgical Outcomes for Upper Lumbar Disc Herniations: A Systematic Review and Meta-analysis
Echt M., Holland R., Mowrey W., Cezayirli P., Ramos R.D.L.G., Hamad M., Gelfand Y., Longo M., Kinon M.D., Yanamadala V., Chaudhary S., Cho S.K., Yassari R.
Global Spine Journal 2021 11:5 (802-813) Cited by: 0
Embase ∨ Abstract ∨ Index Terms > View Full Text Similar records >

Is Less Really More? Economic Evaluation of Minimally Invasive Surgery
Chung A.S., Ballatori A., Ortega B., Min E., Formanek B., Liu J., Hsieh P., Hah R., Wang J.C., Buser Z.
Global Spine Journal 2021 11:1_suppl (30S-36S) Cited by: 2
Embase ∨ Abstract ∨ Index Terms > View Full Text Similar records >

Comparison of different operative approaches for lumbar disc herniation: A network meta-analysis and systematic review
Wei F.-L., Zhou C.-P., Zhu K.-L., Du M.-R., Liu Y., Heng W., Wang H., Yan X.-D., Sun L.-L., Qian J.-X.
Pain Physician 2021 24:4 (E381-E392) Cited by: 1
Embase MEDLINE ∨ Abstract ∨ Index Terms > View Full Text Similar records >

41. Surgical outcomes for upper lumbar disc herniations: a systematic review and meta-analysis of the literature
Echt M., Holland R., Cezayirli P., Ramos R.D.L.G., Hamad M.K., Gelfand Y.J., Kinon M., Yanamadala V., Chaudhary S.B., Cho S.K., Yassari R.
Spine Journal 2020 20:9 *Supplement* (S20-)
Embase ∨ Abstract ∨ Index Terms > View Full Text Similar records >

Comparison of seven surgical interventions for lumbar disc Herniation: A network meta-analysis
Feng F., Cai Y., Li Y., Dong J., Wu Q., Fan Y., Yan H.
Chinese Journal of Tissue Engineering Research 2020 24:3 (453-459) Article Number 2095-4344(2020)03-00453-07 Cited by: 1
Embase ∨ Abstract ∨ Index Terms > View Full Text Similar records >

그림 6-1 요추 추간판 탈출증 수술법의 결과를 비교한 메타분석 논문 목록

한편 항우울제의 효과에 대한 메타분석은 2007년과 2014년 사이에만 185편이 발표되었는데, 대부분 서로를 인용하지 않고 동일한 약물에 대해 상이한 효과 크기나 부작용을 보고하여 독자에게 혼란과 정보 피로information fatigue를 주었습니다.

일부 중복된 메타분석 논문은 기존 논문의 단순 요약 수준에 그치는 경우도 많습니다. 또한 새로운 자료나 분석이 추가되지 않았음에도 '최신 메타분석updated meta-analysis'이라는 이름으로 출판되기도 합니다. 이러한 논문은 학문적 기여보다 출판 실적을 위한 목적이 크다고 의심을 받을 수 있습니다. Ioannidis 교수가 발표한 연구에 따르면, 후속 메타분석의 23%는 기존 메타분석의 저자가 다시 참여했으며, 65%는 새로운 결과를 추가하지도 않았습니다. 즉 단순히 논문 수를 늘리기 위한 반복 출판이 상당수라는 의미입니다.

중복 메타분석이 발생하는 원인은 다양하지만 출판을 위한 경쟁, 산업 후원에 따른 마케팅 목적, 연구자의 업적 쌓기 등으로 과학적 가치와는 거리가 있는 요인이 많습니다. 최근에는 상업적 출판사를 중심으로 질 낮은 메타분석 논문이 대량 생산되거나, 특정 키워드로 기존 문헌을 짜깁기하여 형식적으로만 메타분석 형태를 갖춘 논문도 다수 보고되고 있습니다.

■ 메타분석의 중복 출판 예방을 위한 노력

메타분석의 중복 출판 문제를 해결하기 위해 연구자와 학술지 편집자는 모두 다음 사항에 주의해야 합니다. 우선 연구자는 새로운 메타분석을 시작하기 전에 이미 출판된 메타분석 논문이 있는지 검사하고, PROSPERO 등의 공식 등록 시스템을 통해 동일한 주제의 진행 중인 연구가 있는지를 확인해야 합니다. 만약 동일한 주제를 다룬 기존 메타분석 논문이 존재한다면 기존 분석의 한계점, 업데이트 자료 추가, 다른 연구 설계의 포함, 새로운 분석 기법 적용 등의 학술적 차별성을 명확히 제시해야 합니다. 또한 학술지 편집자는 중복된 메타분석의 출판에 신중해야 하며, 투고 시 기존 메타분석과의 비교 설명을 요구하는 시스템을 도입할 필요가 있습니다.

유전체 메타분석에 대한 평가

과거에 '질환과 유전자 변이의 관계'를 분석하는 연구들은 고가의 유전자 검사 비용 때문에 대규모 연구가 어려웠습니다. 이러한 제약으로 인해 개별 연구들의 결과를 통합하여 신뢰도를 높이려는 유전체 메타분석이 등장했고 학계에서도 큰 기대를 모았습니다. 그러나 시간이 지나면서 유전체 메타분석의 결론은 연구마다 상이하게 나타났고, 후속 연구에서는 결과가 재연되지 않는 일이 빈번히 발생했습니다. 그 결과 한때 '유망한 후보'로 여겨졌던 수많은 유전자들이 조용히 사라져버렸습니다.

예를 들어 뼈에 생기는 질환의 발병 유전자를 규명하는 연구를 생각해봅시다. 과거에는 기술적 한계로 인해 뼈의 질병이니까 뼈와 관련 있을 것으로 추정되는 유전자 10여 개만을 선별하여 환자-대조군 연구를 수행했고, 통계적으로 유의한 차이를 보인 유전자 변이를 **후보 유전자**candidate gene로 결론지었습니다. 이러한 연구 결과들을 모아 메타분석을 수행하면 해당 유전자가 발병 유전자라는 결론에 더욱 높은 근거수준이 부여되는 것처럼 보일 수 있습니다. 그러나 이렇게 통계적으로 유의한 차이를 보이는 유전자 변이가 실제로는 수천 개에 이를 수 있으며, 그중 하나가 선택되었을 뿐 이를 발병 유전자라고 단정하기는 어렵습니다. 이러한 한계로 인해 현재는 소수의 후보 유전자에 국한하지 않고 유전자 전체를 포괄적으로 분석하는 방식을 통해 발병 유전자를 추정합니다.

위 결과는 메타분석이 통계적으로 정교해 보여도, 후보 유전자 시대의 연구는 잘못된 전제를 기반으로 수행했기 때문에 이를 통합한 메타분석도 잘못된 결론을 도출할 수 있음을 경고하고 있습니다. 유전체 메타분석이 구조적으로 어떤 문제를 안고 있었는지, 왜 비판받아야 했는지, 그리고 오늘날 우리가 메타분석을 수행할 때 무엇을 조심해야 하는지를 살펴보는 이유는 단순히 과거를 비판하기 위해서가 아니라, 반복되어서는 안 될 오류를 배우고 예방하기 위함입니다.

■ 후보 유전자 시대의 한계

1990~2000년대에는 특정 유전자 하나하나가 질병과 직접적으로 연관된다는 믿음이 널리 퍼져 있었고, 연구들도 이러한 가설을 중심으로 이루어졌습니다. 예를 들어 "5-HTTLPR 유전자 변이가 우울증을 일으킨다.", "COMT 유전자가 지능을 결정한다."와 같은 주장들이 대표적입니다. 이 시기의 연구 방식은 단순했습니다. 연구자가 특정 유전자를 질환의 '후보'로 선정하고, 환자군과 대조군을 비교하여 해당 유전자 변이의 빈도 차이를 검사했습니다. 이때 통계적으로 유의한 차이가 나타나면 '이 유전자 변이가 질환의 원인'이라는 결론의 논문을 출판했습니다.

예를 들어 비만 연구에서 지방세포와 관련된 유전자 5개를 골라 변이 빈도를 비교한 뒤, 2개의 유전자(fat 1, fat 2)에서 통계적으로 유의한 차이가 발견되면 이를 '비만 원인 유전자'로 발표하는 식입니다. 이후 다른 연구자들도 유사 연구를 할 때, 이와 같은 선행연구를 참고해 유전자 fat 1, fat 2를 포함하여 반복 연구를 수행했고, 다시 작은 표본에서 유사한 통계적 차이가 관찰되어 논문으로 보고했습니다. 여러 연구들을 통합한 메타분석을 수행하면 fat 1, fat 2는 여러 연구의 지지를 받아 '비만의 원인이 되는 유전자'라는 결론에 이르게 됩니다.

이 흐름이 그럴듯해 보이지만, 실제로는 환자군과 대조군 사이에서 통계적 차이를 보이는 유전자 변이가 수천~수만 개에 이르기 때문에 그중 2개가 유의한 것처럼 보였다고 해서 원인이라고 단정지을 수는 없습니다. 환자군과 대조군 사이에 통계적 차이를 보이는 유전자 변이가 많다는 사실은 [그림 6-2]를 보면 쉽게 이해할 수 있습니다.

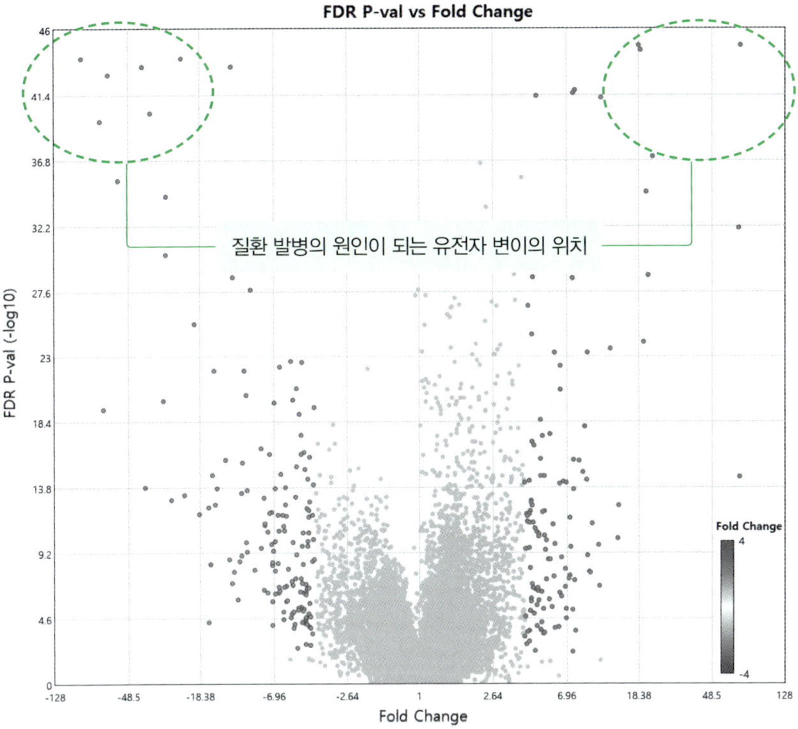

[코드 6-1]

그림 6-2 유전자 변이의 관찰 빈도 차이를 표시한 화산 분포도의 예

[그림 6-2]는 화산이 폭발하는 형태와 비슷하다고 하여 **화산 분포도**volcano plot라 합니다. 이 그림의 X축은 두 비교군 간 변이 빈도 차이fold change를 의미하며, 이를 $\log_2$ 척도로 표현합니다. 값이 오른쪽(+)으로 치우칠수록 환자군에서 변이 빈도가 더 높다는 뜻이고, 왼쪽(−)으로 치우칠수록 대조군에서 변이 빈도가 더 높다는 뜻입니다. Y축은 거짓 발견율(FDR)False Discovery Rate p-값($-\log_{10}$)으로, 값이 위로 올라갈수록 통계적 유의성이 증가함을 의미합니다. 그림 위의 점 하나하나가 하나의 유전자를 나타냅니다.

[코드 6-1]을 스캔하면 나오는 원본 그림에서 초록색과 빨간색의 점들은 모두 환자군과 대조군 사이에 통계적 차이를 보이는 유전자 변이입니다. 특히 빨간색 점은 환자군에서, 초록색 점은 대조군에서 변이 빈도가 더 유의하게 증가한 유전자 변이입니다. 회색 점은 통계적으로 유의하지 않거나 변이 빈도 차이가 크지 않은 유전자들입니다.

일반적으로 화산 분포도의 상단 좌우 모서리에 위치한 유전자들이 변이 빈도 차이와 통계적 유의성 모두에서 높은 값을 보이는, 즉 질환과의 생물학적 연관성이 높은 유전자입니다. 실제로 질환 관련 유전자를 찾기 위해서는 이 영역(상단 좌우 모서리)에서 검토가 이루어져야 합니다.

그러나 후보 유전자 시대의 연구들은 이러한 광범위한 변이를 체계적으로 탐색하지 않았고, 연구자가 임의로 선택한 몇 개의 유전자만 검사했습니다. 그리고 그중 하나라도 통계적으로 유의하면 해당 유전자 변이가 곧 질환의 원인이라고 주장했습니다. 실제로는 환자-대조군 비교에서 변이 빈도 차이를 보이는 수천 개의 유전자 중 하나를 우연히 발견한 것일 뿐 인과적 연관성을 규명한 것은 아니었습니다.

이러한 후보 유전자 연구들은 대체로 소규모 표본, 약한 통계적 근거, 강한 출판 편향에 기반해 있었고, 이후 유전체 전체를 탐색하는 연구들에서는 대부분 재연되지 않았습니다. 자연스럽게 이런 연구들을 토대로 시행된 초기의 유전체 메타분석들 또한 잘못된 근거들을 단순히 통합한 결과에 그쳐 신뢰도가 크게 떨어졌습니다. 문제는 현재도 과거 후보 유전자 시대의 유전 연구를 통합한 메타분석이 출판되고 있다는 것입니다.

■ 중국산 유전체 메타분석의 홍수

최근 PubMed에 등재된 영문 메타분석 논문을 가장 많이 생산한 국가는 중국입니다. 특히 유전학 관련 메타분석 논문은 그 비중이 매우 크며, 2014년을 기준으로 전 세계 논문의 63%가 중국에서 출판되었습니다.[4] 그러나 양적 증가와 달리, 이들 연구의 상당수는 학술적 가치가 낮거나 오히려 잘못된 정보를 제공하여 신뢰도가 낮다는 비판을 받아왔습니다.

앞서 설명했지만, 가장 큰 문제는 이미 과학계에서 사실상 폐기된 '후보 유전자' 연구를 반복적으로 다룬다는 점입니다. 초기 소규모 연구에서 유의미한 결과가 보고되었다고 하더라도, 후속 연구에서 재연되지 않으면 이는 '위양성false positive'으로 간주됩니다. 그럼에도 불구하고 많은 중국발 유전체 메타분석 논문들은 이러한 위양성을 반복하여 마치 근거가 확립된 것처럼 제시하는 경향이 있습니다. 결국 이러한 메타분석은 마치 신뢰할 수 있는 과학적 결론처럼 보이지만, 실제로는 잘못된 정보를 확산시킬 위험이 큽니다.

4 출처 : John P A Ioannidis, The Mass Production of Redundant, Misleading, and Conflicted Systematic Reviews and Meta-analyses, Milbank Q. 2016; 94(3):485-514.

유전체 메타분석의 약점 극복

유전체 메타분석이 직면한 주요 문제점으로 연구 설계의 다양성, 모집단의 이질성, 표본 수의 부족, 출판 편향, 후보 유전자 선택의 자의성, 재연성 부족 등이 있습니다. 특히 과거의 후보 유전자 시대에는 사후에 통계적으로 유의한 결과만 선택해 보고하는 관행이 흔했고, 메타분석이 이러한 잘못된 신호를 오히려 정당화하는 역할을 하기도 했습니다.

메타분석은 후보 유전자 시대에 수많은 실패를 겪었지만, 현재는 다음과 같은 발전이 이루어지면서 과거의 약점이 상당 부분 보완되고 있습니다.

- 대규모 GWAS 기반 자료의 활용
- 엄격한 통계적 보정
- 생물학적 재연성 검증

따라서 "모든 유전체 메타분석은 신뢰할 수 없다."라는 주장은 과거 사례에 기반한 일반화이며, 현재의 고도화된 분석 방법을 무시하는 편견일 수 있습니다. 다만 여전히 유전체 메타분석은 결론을 단정적으로 받아들이기보다는 가능성을 제시하는 도구로 사용해야 합니다. 특히 기전 연구나 전사체/단백체 연구 등과 통합하여 해석할 때 신뢰도가 높아집니다.

유전체학의 진화와 GWAS 기반 메타분석

최근 유전체학은 기술적·방법론적 전환점을 맞이하며 완전히 새로운 단계로 진입했습니다. 특히 대규모 GWAS Genome-Wide Association Study, WES Whole-Exome Sequencing, WGS Whole-Genome Sequencing의 등장, 질적 통제 절차의 강화 및 민감도 분석, 그리고 생물학적 기능 해석의 병행으로 인해 과거의 한계가 근본적으로 보완되고 있습니다. 현대 유전체 메타분석이 어떻게 진화했는지를 3가지 측면에서 살펴봅시다.

- **대규모 GWAS의 등장**

  과거의 소규모 연구와 달리, 최근 유전체 메타분석은 수만~수백만 명 규모의 GWAS 자료를 기반으로 진행됩니다. 이 방법들은 특정 후보 유전자를 임의로 선택하던 방식에서 벗어나, 전체 유전체를 무편향적으로 탐색하여 질병과 특정 유전자 사이의 통계적 연관성을 찾아냅니다. 일반적으로 이 과정에서 거짓 발견율(FDR) 조정, Bonferroni 보정 등의 엄격한 통계 기준을 적용하고, 동일한 변이에 대해 독립된 코호트 간 재연성을 검증합니다. 이렇게 검증된 유전자 변이만 메타분석에 포함하므로 과거보다 훨씬 신뢰할 수 있는 결과를 얻습니다.

- **질적 통제 절차의 강화 및 민감도 분석**

현대 유전체 메타분석은 결과의 신뢰도를 높이기 위해 하디-바인베르크 평형(HWE) 검토, 유전 연구 모형의 일관성 확보, 소수 인종군에 대한 하위군 분석 등의 질적 통제 절차를 강화하고 있습니다. 또한 민감도 분석을 통해 특정 연구를 포함하거나 제외했을 때의 결과 변화도 분석합니다. 이러한 절차는 분석 결과의 견고성을 평가하는 핵심 단계이며, 과거 후보 유전자 메타분석에서는 부족했던 품질 보증 체계를 제공합니다.

- **생물학적 기능 해석의 병행**

과거에는 유전자 이름을 나열하고 통계 수치만 해석하는 수준에 머물렀지만, 현대 유전체 연구는 통계 결과를 생물학적 기능 및 기전과 연계하여 해석하는 멀티 오믹스multi-omics 방향으로 확장되었습니다. 예를 들어 특정 유전자 변이가 어떤 기능을 가지는지, 단백질 기능이나 세포 신호 전달, 조직 수준의 생리적 과정에 어떤 영향을 미치는지 등을 함께 분석합니다. 즉 DNA 단계의 변이 빈도뿐 아니라, 그 변이가 전사된 RNA와 번역된 단백질 수준까지 통합적으로 해석하는 메커니즘 기반의 유전체 연구로 진화한 것입니다.

SECTION

6.2 연구 방법의 타당성

주제가 적절하게 설정되었다면, 다음 단계는 연구 방법의 타당성을 평가하는 것입니다. 메타분석에는 표준화된 절차가 존재하므로, 그 흐름에 맞춰 검토하면 누락 없이 검증할 수 있습니다. 이 절에서는 방법론 측면에서 검토해야 할 몇 가지 사항에 대해 알아봅시다.

연구 방법의 타당성 검토 도구 : AMSTAR 2

메타분석의 방법론적 질을 평가하는 대표적인 도구는 AMSTARA MeaSurement Tool to Assess systematic Reviews 2입니다. 2017년에 개발된 AMSTAR 2는 16개의 항목으로 구성되어 있습니다. 이에 대한 자세한 설명은 [부록 A4]에 정리해 두었습니다. 여기서는 AMSTAR 2의 항목 중에서 하나라도 결함이 있으면 신뢰도가 낮음low 혹은 매우 낮음critically law으로 평가되는 핵심 항목 7가지(항목 2, 4, 7, 9, 11, 13, 15)에 대해 살펴보겠습니다.

- **[항목 2] 프로토콜 사전 등록**

  연구를 시작하기 전에 해당 연구가 프로토콜(예 PROSPERO 등)에 사전 등록되었는지를 평가합니다. 이는 연구를 진행하면서 프로토콜을 바꾸어 선택적으로 보고하거나 결과를 조작하는 것을 방지하는 핵심 요소입니다.

- **[항목 4] 포괄적 문헌 검색 수행**

  PubMed, Embase, Cochrane 등의 필수(COre) 검색 데이터베이스를 대상으로 MeSH, Emtree 등과 같은 통제어를 활용해 구조화된 검색을 수행했는지 확인합니다. 또한 학위논문, 학회 초록, 출판되지 않은 문헌(회색문헌)까지 포함하여 근거의 포괄성을 확보했는지 검토합니다. 만약 검색이 충분하지 않으면 근거가 왜곡될 가능성이 큽니다.

- **[항목 7] 제외 기준의 명확성**

  전체 검토 과정에서 제외한 연구 목록을 작성하고, 제외한 기준을 명확히 작성했는지 평가합니다. 이때 기준의 타당성도 함께 검토합니다.

- **[항목 9] 개별 연구의 편향 위험 평가**

  무작위 대조 임상시험(RCT) 및 비무작위 연구에서 발생할 수 있는 다양한 편향 요소를 체계적으로 평가했는지 살펴봅니다. 또한 ROB, NOS, RoBANS 등의 적절한 도구로 포함된 개별 연구들의 편향 위험을 평가했는지 확인합니다. 그리고 평가 방법과 결과가 명확히 보고되었는지도 함께 살펴봅니다.

- **[항목 11] 메타분석 방법의 적절성 평가**

  고정 효과 모형과 임의 효과 모형을 각각 선택한 이유, 이질성 평가(Cochrane Q 검정, I^2 검정, τ^2 검정), 적절한 통계 모형 사용 여부 등을 확인합니다. 분석 방법이 부적절하면 신뢰도가 낮아집니다.

- **[항목 13] 결과 해석 및 논의에서 개별 연구의 편향 위험 고려**

  결론이 실제 자료에 기반하여 과도한 해석 없이 제시되었는지, 그리고 통계적 유의성과 함께 임상적 의미까지 적절히 고려했는지 확인합니다. 또한 결과 해석과 결론 도출 과정에서 포함된 연구들의 편향이 어떤 영향을 미쳤는지도 함께 살펴봅니다.

- **[항목 15] 출판 편향 평가**

  소규모 연구 효과나 선택적 결과 보고 등으로 인해 발생할 수 있는 출판 편향의 존재 여부를 검토하고, 그 영향에 대해 충분히 논의했는지도 함께 살펴봅니다. 또한 깔때기 그림이나 Egger 검정 등을 활용해 출판 편향 가능성을 평가했는지 확인합니다.

검색의 완전성 검토

메타분석의 신뢰도는 문헌 검색의 완전성에 따라 크게 좌우됩니다. 특히 PubMed에서만 검색한 논문은 중요한 연구를 누락했을 가능성이 큽니다. 의학·보건학 분야에서는 PubMed, Embase, Cochrane Central의 3가지 데이터베이스가 핵심이며, 최소한 이 세 곳은 반드시 검색해야 합니다.

특히 유럽권 저널은 Embase에 가장 많이 분포되어 있어, 이를 검색하지 않으면 중요한 연구가 빠져 결과 해석에 편향이 생길 수 있습니다. 따라서 검색 전략과 사용한 검색 데이터베이스가 논문에 충분히 명시되어 있는지를 반드시 확인해야 합니다.

보통 PubMed에서 100편의 논문이 검색되었다면, Embase에서는 110~130편 정도가 검색되며 이 중 약 30~50편 정도가 PubMed의 결과와 중복됩니다. 그런데 [그림 6-3]의 PRISMA 흐름도처럼 PubMed(7,112편)에서 Embase(1,387편)보다 5배 이상 많은 문헌이 검색되었다면, 이는 검색식이 적절하지 않았거나 키워드가 잘못 설정되었을 가능성이 있습니다. 또한 [그림 6-3]에서는 원문 full-text을 검토한 뒤 33편을 제외했다고 명시했으나 그 사유는 작성하지 않았습니다. 원칙적으로는 각 단계에서 제외한 문헌이 있다면, 그 제외 사유를 작성해야 합니다.

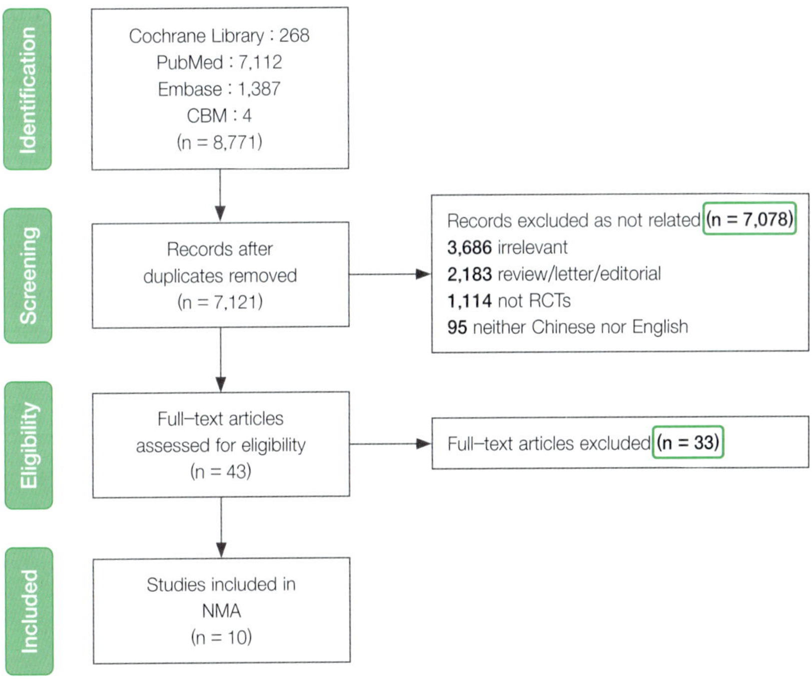

그림 6-3 문헌 검색 오류의 예[5]

5 출처 : Han Li et al. Comparative efficacy of radiofrequency denervation in chronic low back pain: A systematic review and network meta-analysis. Front Surg. 2022; 5:9:899538.

연구 선택 과정의 재연성 확인

분석에 포함할 연구를 선택하거나 평가하는 과정에서 연구자의 주관적 판단이 개입될 수 있습니다. 이를 최소화하려면 두 명 이상의 독립된 평가자가 선정 및 평가 절차에 참여해야 합니다. 일부 메타분석 논문에서는 평가자 간 일치도(예 κ 통계량 등)를 제시해 선택 과정의 재연 가능성을 보여주기도 하지만, 이는 필수가 아닙니다. 중요한 점은 연구 선택이 한 사람만의 판단에 의해 이루어진 것이 아님을 독자가 이해할 수 있도록 명확히 기술하는 것입니다.

[그림 6-3]의 PRISMA 흐름도에서는 8,771편의 논문 중 3,686편이 상관없는irrelevant 연구로 제외되었다고 보고했습니다. 이처럼 전체의 약 42%가 상관없는 연구라면 검색식 자체가 부적절했을 가능성이 매우 높습니다. 또한 어떤 이유로 몇 편의 논문이 제외되었는지 구체적으로 제시해야 재연이 가능한데, 제시된 제외 이유는 'not RCTs', 'review/letter/editorial', 'neither Chinese nor English' 정도에 그치고 있어 다른 연구가 왜 제외되었는지 확인이 불가능합니다. 더불어 제외 기준에 증례보고나 동물실험 관련 항목은 없어 이러한 연구들을 포함했는지 여부도 명확하지 않습니다. 저자가 중국어 논문까지 포함하려 한 의도는 이해되지만, 일반적으로 영어 논문만 포함하거나 모든 언어의 논문을 제한 없이 포함하는 방식이 더 타당합니다. 왜냐하면 영어 논문은 전 세계 논문을 포괄하지만, 중국어 논문은 출판 지역이 특정 국가(중국)에 국한되어 지역적 편향이 발생할 가능성이 있기 때문입니다. 같은 이유로 '영어와 한국어 논문만 포함했다.'라는 기준도 적절한 접근이라고 보기 어렵습니다.

효과 크기 선택의 적절성 평가

효과 크기의 선택은 단순한 통계적 결정이 아니라 연구 질문의 성격과 자료의 특성, 독자가 이해하기 쉬운 결과 지표까지 모두 고려한 임상적·방법론적 판단입니다. 따라서 메타분석을 평가할 때는 "왜 OR을 사용했나요?", "왜 HR로 제시했나요?", "MD 대신 SMD를 선택한 이유는 무엇인가요?"와 같은 질문을 던져야 합니다.

효과 크기는 개별 연구의 결과를 정량화하여 비교 가능한 형태로 만드는 핵심 도구이므로, 그 선택이 부적절하면 전체 분석 결과가 왜곡될 수 있습니다. 또한 일차연구들이 OR, RR 등의 서로 다른 지표로 결과를 보고한 경우, 메타분석에서 이를 하나의 효과 크기로 일관되게 통합했는지, 그리고 그 변환 절차가 통계적으로 타당했는지를 확인해야 합니다.

메타분석을 수행하다 보면 효과 크기를 OR로 보고한 연구와 RR로 보고한 연구가 동시에 포함되는 상황이 많습니다. 사건 발생률이 매우 낮다면 RR과 OR의 상호변환은 큰 문제 없이 가능하지만, 사건 발생률이 약 20% 이상으로 높아지면 OR과 RR을 서로 대체하기는 어렵습니다. 그럼에도 불구하고 저자가 이러한 차이를 무시하거나 변환의 근거를 논리적으로 제시하지 못한다면, 효과 크기 선택 과정에 문제가 있는 것으로 판단해 해당 메타분석의 신뢰도가 낮아질 수 있습니다.

질 평가의 적절성 확인

메타분석은 여러 개별 연구의 결과를 통합하여 더 큰 통계적 힘statistical power을 확보하는 방법론입니다. 그러나 포함된 연구 자체가 잘못 설계되었거나 수행 과정에서 편향이 개입되었다면, 그 결론 또한 신뢰하기 어렵습니다. 연구들이 아무리 정교하게 통합되었다고 하더라도, 기초가 되는 연구(원문)의 질이 낮다면 결과 역시 흔들릴 수밖에 없습니다. 이를 흔히 'garbage in, garbage out'이라고 표현합니다. 질이 낮은 연구가 그대로 합쳐지면 전체 분석의 타당성도 떨어질 수 있으므로, 포함된 연구들의 편향 위험을 철저히 평가하고 명확히 보고했는지 확인해야 합니다. 이 평가는 보통 그림 형태로도 제시되며, 본문에서는 PRISMA 체크리스트 [P18]에 따라 결과의 앞부분에서 기술하도록 합니다.

질 평가가 올바르게 수행되었는지를 검증하는 과정은 중요하지만 각 원문을 직접 확인해야 하므로 상당한 노력이 필요합니다. 저는 편향 위험을 평가할 때, 메타분석에 포함된 논문들의 참고문헌 목록을 훑어 논문 제목만으로 PICO 구조와 연구 설계를 1차적으로 점검합니다. 간혹 표에서는 RCT로 분류되어 ROB로 평가했다고 작성되어 있으나, 실제 논문 제목이나 설계를 보면 '코호트 연구cohort study' 또는 '환자-대조군 연구case-control study'인 사례도 있습니다. 이런 경우에는 반드시 원문을 찾아 검토해야 합니다.

이를 설명하는 대표적인 예로 Linde 등의 논문을 들 수 있습니다. Linde 등은 동종요법의 효과가 단순한 위약placebo 효과인지를 평가하기 위해 89편의 연구를 통합한 메타분석을 발표했습니다.[6] 전체 연구를 분석했을 때는 OR ≈ 2.45로 동종요법이 위약보다 효과가 있다고 결론을 내렸습니다. 그러나 방법론적 질이 높은 연구 26편만 따로 분석했더니 OR이 1.66으로 크게 낮아졌습니다.

---

6 출처 : K Linde et al. Are the clinical effects of homeopathy placebo effects? A meta-analysis of placebo-controlled trials. Lancet. 1997; 350(9081):834-43.

Linde 등은 이후 1999년에 추가 분석을 통해 '방법론적 질이 우수한 연구일수록 효과 크기는 감소하고, 질이 낮은 연구가 더 많이 포함될수록 누적 효과 크기가 커지는 경향'이 있음을 보고했습니다.[7] 이 사례는 포함된 연구의 질이 메타분석 결과를 얼마나 크게 뒤흔들 수 있는지를 보여줍니다. 따라서 메타분석 논문의 저자는 편향 위험을 객관적으로 평가하고 그 결과를 투명하게 보고해야 하며, 독자나 심사자는 저자가 이를 잘 수행했는지 면밀히 확인해야 합니다.

하위군 분석, 민감도 분석, 출판 편향 검토 확인

메타분석 논문에서는 각 연구의 편향 위험을 면밀히 평가하고, 그 결과를 분석 과정에 어떻게 반영할 것인지 명확히 기술합니다. 이를 위해 연구 질문의 특성에 부합하는 적절한 평가 도구를 선택했는지 확인해야 합니다. 또한 결론의 신뢰도를 담보하기 위해 편향 위험이 높은 연구를 어떻게 처리했는지 투명하게 보고해야 합니다.

출판 편향 역시 메타분석의 결과를 크게 왜곡할 수 있는 요소입니다. 긍정적인 결과만 선택적으로 출판되거나, 특정 결과만 발표된 경우, 편향된 결론이 나올 수 있습니다. 따라서 메타분석 논문에서는 깔때기 그림이나 Egger 검정 등을 활용해 출판 편향을 평가하고 그 결과를 제시해야 합니다. 깔때기 그림이 비대칭이거나 Egger 검정에서 유의한 결과가 나타날 경우, 보고되지 않은 부정적인 결과가 존재할 가능성을 염두에 두고 결과를 신중히 해석해야 합니다.

편향 위험이 높은 연구를 다루는 방법은 여러 가지가 있습니다. 첫째, 연구자가 해당 연구를 아예 제외하는 것입니다. 이 방법은 분석의 내부 타당성을 강화하는 장점이 있지만, 동시에 자료가 손실된다는 단점도 있습니다. 둘째, 연구를 포함하되 민감도 분석을 통해 연구의 포함 여부에 따라 결과가 어떻게 달라지는지 확인하는 것입니다. 예를 들어 편향 위험이 높은 연구의 포함 여부에 따라 최종 결과가 크게 달라진다면, 연구자는 반드시 그 사실을 독자에게 알리고 신중하게 해석하도록 유도해야 합니다. 셋째, 하위군 분석 또는 메타회귀를 통해 연구 질의 차이가 효과 크기에 어떤 영향을 주는지 탐색하는 것입니다.

그러나 실제로 출판된 메타분석 논문들 중 이러한 절차를 충분히 수행하지 않은 경우도 있습니다. 일부 연구에서는 '이용 가능한 모든 연구를 포함했다.'라는 명분 아래, 질적으로 취약한 연구까지

7 출처 : K Linde et al. Impact of study quality on outcome in placebo-controlled trials of homeopathy. J Clin Epidemiol. 1999; 52(7):631-6.

무차별적으로 합산합니다. 이 경우 표면적으로는 통계적으로 유의한 결과가 도출되더라도, 임상적으로는 신뢰하기 어려운 결론이 나올 위험이 큽니다. 예를 들어 관찰 연구와 무작위 대조 임상시험(RCT)을 구분하지 않고 합치거나, 후향적 연구에서 발생할 수 있는 선택 편향selection bias을 충분히 고려하지 않은 채 효과 크기를 산출하는 경우가 대표적입니다. 이러한 논문은 독자에게 왜곡된 결과를 전달할 위험이 있습니다.

효과 모형의 적절성 확인

메타분석에서 중요한 결정 중 하나는 효과 크기를 통합할 때 고정 효과 모형과 임의 효과 모형 중 무엇을 사용할지 선택하는 것입니다. 두 모형은 기본 전제와 적용 상황이 근본적으로 다르기 때문에 부적절하게 선택하면 전체 분석 결과가 왜곡될 수 있습니다.

고정 효과 모형은 포함된 모든 연구가 동일한 '진짜 효과'를 갖는다고 가정하며, 연구들 간 차이는 오직 표본오차에 의해서만 발생한다고 봅니다. 이러한 전제로 인해 신뢰구간이 좁아지고, p-값이 작아져 통계적 유의성을 얻기 쉬워집니다. 따라서 연구자가 원하는 결론을 얻기 위해 고정 효과 모형을 선택하는 사례도 있습니다. 그러나 실제로 연구 간 이질성이 존재하는 상황에서 고정 효과 모형을 사용하면, 결과가 과대평가되거나 결과의 실제 불확실성이 적절히 반영되지 않는 문제가 발생합니다.

반면 임의 효과 모형은 단순히 표본오차뿐 아니라 실제 효과 크기의 이질성에 의해 연구들 간 차이가 발생한다고 가정합니다. 이러한 전제로 인해 연구 환경, 대상 특성, 중재 방식, 측정 방법 등이 다양할 때, 즉 포함된 연구들 간 이질성이 클 때 임의 효과 모형이 적합합니다. 대부분의 의학·보건학 논문은 연구 간 이질성이 큰 경우가 많으므로 임의 효과 모형이 더 타당한 상황이 많습니다.

따라서 메타분석 논문을 평가할 때는 저자가 선택한 모형이 자료 특성과 연구 간 이질성 수준에 타당한지 반드시 확인해야 합니다. 또한 저자가 이질성 검정 등에 기반하여 모형 선택의 근거를 명확히 제시했는지, 모형 선택이 특정 결론을 강화하거나 조작적으로 보이지는 않는지를 확인해야 합니다. 주로 발생하는 오류는 고정 효과 모형에서는 통계적 차이가 보이나 임의 효과 모형에서는 통계적 차이가 보이지 않을 때, 이질성이 상당함에도 불구하고 고정 효과 모형을 사용하는 것입니다. 만약 모형 선택이 임의적이거나 근거 없이 이루어졌다면 해당 메타분석 결과의 신뢰도와 타당성을 의심해야 합니다. 메타분석은 단순히 수치를 합산하는 작업이 아니라, 적절한 가정 위에서 불확실성을 정직하게 검토하는 과정이기 때문입니다.

SECTION

6.3 결과에 근거한 해석

목적과 결론이 짝을 이루는지 확인

좋은 메타분석은 연구 목적과 결론이 질문과 답처럼 자연스럽게 짝을 이룹니다. 그러나 실제 논문에서는 연구자가 처음 설정한 질문과 최종 결론이 서로 어긋나는 상황이 적지 않습니다. 이러한 불일치는 연구 전체의 신뢰도를 떨어뜨리고 독자에게 잘못된 메시지를 전달할 수 있는 심각한 오류입니다.

대표적인 오류로 연구 목적은 '비교'인데, 결론은 '효과 있음'으로 일반화하는 경우가 있습니다. 즉 "어느 방법이 더 효과적인가?"라는 임상적 질문에 대해 "어떤 치료는 효과적이다."라고 답하는 것은 옳지 않습니다. 이처럼 목적과 결론이 어긋나면 그 답은 오히려 오답일 수 있습니다.

[그림 6-4]의 네트워크 메타분석 논문은 ❶과 같이 '여러 가지 고주파 신경치료(PRF, PRF-DRG, RF-FC, ERFA)의 상대적 효과를 비교'한다는 목적을 설정했는데, 실제 결론에서는 ❷와 같이 '고주파 치료는 효과적이고 안전하다.'라는 일반적인 단정으로 마무리했습니다. 이 결론은 목적과 완전히 어긋납니다. 목적에 충실했다면 '고주파 신경치료 중 PRF가 장기 추적관찰에서 가장 효과적이었다.'와 같이 서로 다른 고주파 신경치료 간 비교 결과를 제시했어야 합니다. 특히 '안전하다safe'라는 표현은 안정성에 대한 분석을 전혀 수행하지 않았음에도 단정적으로 기술한 오류입니다.

메타분석을 설계할 때는 명확한 연구 질문을 설정하고, 그에 따라 자료를 수집·분석하여 결론을 도출해야 합니다. 결론은 반드시 분석 결과에 근거하여 신중하게 도출해야 하며, 이는 연구 목적에 대한 답과 일치해야 합니다. 연구 목적과 결론이 불일치하면 논문 전체의 설득력이 떨어지고, 실제 임상에서는 부적절한 치료 선택으로 이어질 수 있습니다. 따라서 독자는 메타분석 논문을 읽을 때, 결론이 본래의 목적에 충실한지, 해석이 실제 자료에 기반하고 있는지를 반드시 확인해야 합니다.

Title:	Comparative Efficacy of Radiofrequency Denervation in Chronic Low Back Pain: A Systematic Review and Network Meta-Analysis
Type of Manuscript:	Review Article
Running Title:	Network Meta-Analysis of Radiofrequency Denervation in Chronic Low Back Pain

Abstract

Objective: A systematic review and network meta-analysis (NMA) was performed to evaluate and compare the efficacy and effectiveness of different radiofrequency (RF) denervation treatments in managing chronic low back pain (CLBP) of facet joint origin. Design: The Cochrane Library, Embase, PubMed, and China Biology Medicine were searched to identify eligible randomized controlled trials (RCTs) from January 1966 through December 2021. Interventions included conventional radiofrequency denervation (CRF), pulsed radiofrequency denervation (PRF), pulsed radiofrequency treatment of the dorsal root ganglia (PRF-DRG), radiofrequency facet capsule denervation (RF-FC), and radiofrequency ablation under endoscopic guidance (ERFA). The primary outcome was the mean change in visual analog scale (VAS) score from baseline. The rank of effect estimation for each intervention was computed using the surface under the cumulative ranking curve. Results: A total of 10 RCTs with 715 patients met the inclusion criteria. The reviewed RCTs provided evidence of fair to moderate quality, suggesting that CRF, ERFA, and PRF-DRG denervation could offer greater pain relief for short-term follow-up than sham surgery, whereas PRF, CRF, ERFA, and RF-FC could offer greater pain relief for long-term follow-up. Conclusion: RF is an effective and safe option for patients diagnosed with facet joint-derived CLBP.

그림 6-4 연구 목적과 결론이 상이한 논문[8]

또한 연구 목적이 특정 질문에 초점을 두고 있음에도 결론이 과도하게 확장되거나 목적에 없는 내용을 포함하는 경우도 문제입니다. 예를 들어 연구 목적이 '특정 약물이 단기 통증 감소에 효과가 있는가?'였다면, 결론 역시 단기적 효과 범위 안에서 제시되어야 합니다. 그럼에도 '해당 약물은 전반적으로 안전하고 효과적인 치료제이다.'와 같이 일반화하여 결론을 내리는 것은 적절하지 않습니다. 마찬가지로 본래의 핵심 질문이 '특정 치료에 따른 사망률 감소 여부'였음에도 분석 과정에서 확인된 2차적 결과(예 특정 치료를 통한 삶의 질 개선)를 근거로 결론을 내리는 경우도 연구자가 사후적으로 연구 질문을 바꾼 것처럼 보이게 합니다. 이러한 결론은 연구의 투명성을 훼손하고 해석의 신뢰도를 떨어뜨립니다.

소그룹 결과를 전체 환자군으로 일반화하는 오류 확인

일부 메타분석에서는 특정 세부 진단군을 대상으로 한 연구 결과를 전체 환자군에 적용하는 과도한 일반화를 범하기도 합니다. 이는 연구자가 원래 연구의 적용 범위를 벗어나 결론을 확대하는 과정에

8 출처 : Han Li et al. Comparative efficacy of radiofrequency denervation in chronic low back pain: A systematic review and network meta-analysis. Front Surg. 2022; 5:9:899538.

서 발생하며, 특정 연령대나 질병의 중증도에 따라 치료 반응이 달라질 수 있다는 점을 간과한 해석입니다. 그 결과 특정 환자군에게는 효과적이지 않은 치료를 전체 환자에게 동일하게 권고하는 잘못된 결론으로 이어질 수 있습니다.

대표적인 사례로, Rind 등의 메타분석 논문[9]은 '대학생 표본'을 대상으로 아동 성적 학대 경험자의 심리적 결과를 분석한 뒤, 아동 성적 학대가 반드시 심각한 심리적 손상을 초래하지는 않는다고 결론지었습니다. 그러나 이러한 결론은 대학생이라는 특수 표본에서 나온 결과로서 아동 성적 학대 피해자 전체를 대표하지 않습니다. 실제로 대학생 표본은 피해자들 중에서도 상대적으로 회복이 잘 되어 대학 진학까지 한 사람들일 가능성이 높습니다. 따라서 이 연구의 결론은 아동 성적 학대의 심각성을 과소평가하는 문제를 야기했습니다.

이처럼 메타분석에서는 포함된 연구의 대상 특성, 표본의 대표성, 이질성을 충분히 고려하여 결론을 도출해야 합니다. 또한 결론에서는 연구 결과가 적용되는 대상의 범위를 명확히 제시해야 합니다. 이를 통해 독자가 해당 결론이 어떤 대상에게 적절하게 적용되는지를 정확히 이해할 수 있도록 해야 합니다.

결과변수 해석의 적절성 확인

생존 자료나 시간-사건 분석에서는 결과변수로 위험비(HR)를 사용하는 것이 적절합니다. HR은 단순히 '위험이 몇 배 높은가'를 나타내는 지표가 아니라, 특정 시간 동안 사건이 발생할 상대적 위험률의 비율을 비교하는 통계량입니다. 그런데 일부 메타분석에서는 HR을 단순한 상대위험도(RR)로 해석하여 '사망 위험이 40% 감소했다.'와 같이 잘못 기술하는 경우가 있습니다. 이는 시간 축을 고려해야 하는 HR의 개념을 무시한 잘못된 해석이며, 논문을 평가하는 독자와 심사자는 이러한 부분을 반드시 점검해야 합니다.

연속형 변수에서는 결과변수로 평균차이(MD) 또는 표준화된 평균차이(SMD)를 사용합니다. 동일한 척도를 사용한 연구들을 비교할 때는 MD가 가장 직관적입니다. 예를 들어 요통 환자의 수술 후 통증 점수를 모두 VAS(0~10점)로 보고했다면, '평균 1.5점 감소'와 같은 형태로 결과를 제시할

9 출처 : B Rind et al. A meta-analytic examination of assumed properties of child sexual abuse using college samples. Psychol Bull. 1998; 124(1):22-53.

수 있습니다. 반면 연구마다 측정 척도가 다르다면(예 Odom criteria(1~4), Prolo scale(1~5) 등), 점수를 표준화하여 SMD로 제시해야 합니다.

[표 6-1]의 Cohen's d는 두 집단의 평균차이(MD)가 얼마나 큰지를 나타내는 표준화된 효과 크기(SMD) 지표로, SMD를 계산하는 대표적인 방법 중 하나입니다. MD는 일차연구에서 사용한 단위를 그대로 이용하면 되므로 해석이 쉽지만, SMD는 단위가 존재하지 않으며 [표 6-1]에 따라 '0.2는 작은 효과, 0.5는 중간 효과, 0.8 이상은 큰 효과'로 해석합니다. 따라서 '0.5는 중간 효과'라는 단순한 서술만으로는 충분하지 않으며 그 값이 임상적으로 어떤 의미를 갖는지, 특정 환자군에서 실제 변화량이 어느 정도인지 등을 함께 제시해야 합니다.

표 6-1 SMD의 효과 크기와 구분

SMD (Cohen's d)	구분	대조군에서의 백분위 수준
0.0	효과 없음	50%
+0.1	작은 효과 크기	약 54%
+0.2		약 58%
+0.3		약 62%
+0.4	중간 효과 크기	약 66%
+0.5		약 69%
+0.6		약 73%
+0.7		약 76%
+0.8	큰 효과 크기	약 79%
+0.9		약 82%
+1.0		약 84%

좋은 메타분석은 이러한 상대적 효과뿐 아니라 절대적 효과까지 제시하거나, 임상 현장에서 바로 활용할 수 있는 지표를 함께 제공하여 해석의 실용성을 높입니다. 이는 독자가 효과 크기뿐 아니라 그 의미와 실제 적용 가능성까지 파악하도록 돕는 중요한 요소입니다.

연구 간 결과의 일관성 및 정밀성 확인

메타분석 논문의 핵심적인 검토 포인트 중 하나는 이질성입니다. 메타분석은 여러 연구의 결과를 통합하여 하나의 추정치를 제시하는 과정이므로, 포함된 연구들의 효과추정치 차이가 얼마나 큰지를 반드시 평가해야 합니다. 문제는 이질성이 높은 상황에서 연구자가 '결과가 일관적이다consistent.'라고 결론을 내리는 경우입니다. 이는 독자를 잘못된 방향으로 이끌 수 있는 심각한 오류입니다. 따라서 숲 그림을 통해 효과의 방향성이 일관적인지 확인하고, Cochrane Q 검정이나 I^2 통계량으로 이질성의 크기를 정량적으로 평가해야 합니다.

예를 들어 포함된 연구들의 효과의 방향이 서로 다르거나 효과 크기의 범위가 매우 넓은데도 단순히 '전반적으로 효과가 있다.'라고 기술하는 것은 사실을 왜곡하는 결론입니다. 이질성이 높을 때는 반드시 결론을 신중하게 해석해야 하며, 단순히 종합 효과 크기 하나를 제시하는 것에 그치지 말고 '왜 연구들 간의 차이가 발생했는지'를 설명해야 합니다. 환자군의 특성, 중재 방식, 추적관찰 기간, 결과 측정 도구 등의 차이가 주요 원인이 될 수 있으며, 이를 탐색하는 데 하위군 분석이나 메타회귀가 활용됩니다. 만약 이질성이 지나치게 크다면 효과를 기계적으로 합산하는 대신 기술적 서술narrative synthesis을 고려해야 합니다.

[그림 6-5(a)]의 숲 그림은 포함된 모든 연구에서 일관되게 좌측이 우월하다(Favors Intervention)는 결과를 보여줍니다. 신뢰구간(가로줄)과 중심선의 겹침 여부에 따라 통계적 유의성이 있는 연구도 있고(Study A, B), 없는 연구도 있습니다(Study C~H). 그러나 이들을 종합한 결과는 통계적으로 유의하여 대조군Control보다 중재군Intervention이 더 우월하다고 판단할 수 있습니다.

반면 [그림 6-5(b)]의 숲 그림에서는 좌측이 우월하다(Favors Intervention)는 연구와 우측이 우월하다(Favors Control)는 연구가 섞여 있어 방향성 자체가 엇갈립니다. 이런 상황에서는 서로 통합해서는 안 되는 연구를 포함한 것은 아닌지 확인해야 하며, 문제가 없다면 그 차이를 설명하기 위한 하위군 분석 또는 메타회귀를 수행해야 합니다. [그림 6-5(b)]를 보면 Study A~D는 결과가 유사하게 나타납니다. 이 경우 소그룹 분석을 진행하여 나머지 연구들과는 다른 이 4편의 연구들의 공통점을 찾는다면 유용한 메타분석이 될 수 있습니다.

Study name	Log rate ratio	Standard error	Lower limit	Upper limit	Z-Value	Relative weight
Study A	-2.900	1.000	-4.860	-0.940	-2.900	16.56
Study B	-1.900	0.700	-3.272	-0.528	-2.714	33.80
Study C	-1.500	1.500	-4.440	1.440	-1.000	7.36
Study D	-1.000	0.800	-2.568	0.568	-1.250	25.88
Study E	-3.000	2.000	-6.920	0.920	-1.500	4.14
Study F	-2.570	2.500	-7.470	2.330	-1.028	2.65
Study G	-1.600	1.600	-4.736	1.536	-1.000	6.47
Study H	-3.200	2.300	-7.708	1.308	-1.391	3.13
Pooled	-1.888	0.407	-2.686	-1.090	-4.639	

(Statistics for each study)

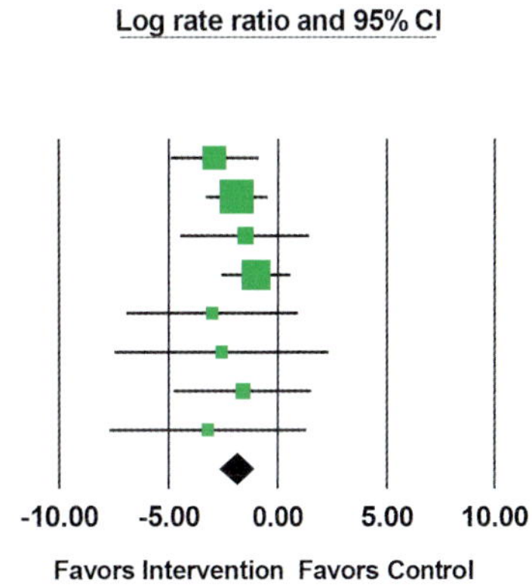

(a) 의미 있는 메타분석 : 일관된 결과, 좁은 신뢰구간

Study name	Log rate ratio	Standard error	Lower limit	Upper limit	Z-Value	Relative weight
Study A	3.200	3.000	-2.680	9.080	1.067	12.23
Study B	3.700	3.800	-3.748	11.148	0.974	10.07
Study C	4.000	3.000	-1.880	9.880	1.333	12.23
Study D	4.500	4.000	-3.340	12.340	1.125	9.58
Study E	-5.000	0.300	-5.588	-4.412	-16.667	18.86
Study F	-1.000	4.000	-8.840	6.840	-0.250	9.58
Study G	-6.000	3.000	-11.880	-0.120	-2.000	12.23
Study H	-8.700	2.000	-12.620	-4.780	-4.350	15.23
Pooled	-1.413	1.760	-4.864	2.037	-0.803	

(Statistics for each study)

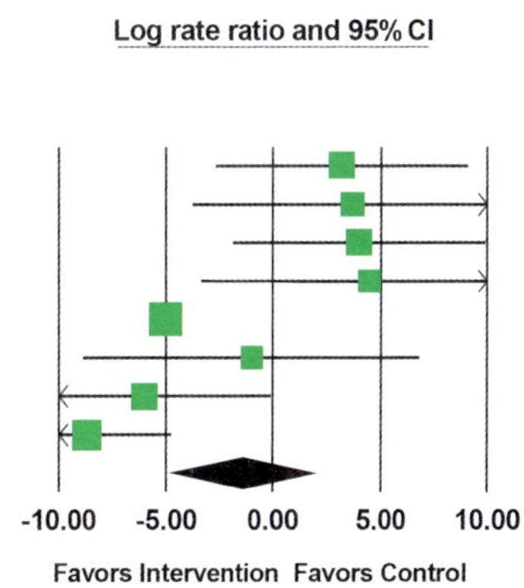

(b) 의미 없는 메타분석 : 일관되지 않은 결과, 매우 넓은 신뢰구간

그림 6-5 개별 연구의 일관성 및 정밀성

또한 메타분석에서 제시된 결과가 얼마나 정밀한지를 판단하는 것도 중요합니다. 정밀성은 각 연구의 신뢰구간(CI)의 폭을 통해 평가합니다. [그림 6-5(a)]의 숲 그림은 개별 연구의 신뢰구간이 좁아 추정치가 비교적 정밀한 반면, [그림 6-5(b)]의 숲 그림은 신뢰구간이 매우 넓어 실제 효과 크기를 정확히 판단하기 어렵습니다. 신뢰구간의 상한과 하한의 차이가 임상적 의사결정을 바꿀 정도

로 크면 그 결과의 신뢰도는 낮아집니다. 따라서 임상적으로 의미 있는 판단이 가능한 정도로 신뢰구간이 충분히 좁은지를 항상 확인해야 합니다.

효과 크기의 임상적 의미와 신뢰구간 기술 확인

메타분석의 핵심 결과는 대부분 숲 그림으로 제시되며, 여기에는 효과 크기와 이를 둘러싼 불확실성이 함께 표현됩니다. 그러나 일부 연구자는 단순히 'p-값이 0.05보다 작았다.'라는 식의 보고에 그치기도 합니다. 이런 방식은 독자에게 실제 효과가 얼마나 큰지, 그리고 그 결과가 얼마나 신뢰할 만한지에 대한 중요한 정보를 제공하지 못합니다.

효과 크기는 치료나 중재가 환자에게 미치는 실질적 영향의 크기를 보여주는 핵심 지표입니다. 예를 들어 어떤 약제가 통증 점수를 평균적으로 0.3점 감소시켜서 통계적으로 유의하다고 하더라도, 이는 환자의 삶의 질이나 기능 개선 측면에서 의미 있다고 보기 어렵습니다. 반대로 p-값이 0.06으로 통계적으로는 유의하지 않더라도, 효과 크기가 임상적으로 중요한 수준이라면 연구자는 그 의미를 독자에게 명확히 설명해야 합니다. 따라서 메타분석 논문을 검토할 때는 연구자가 적절한 효과 크기를 선택했는지, 그리고 신뢰구간을 활용하여 그 효과가 임상적으로 어떤 의미를 갖는지 충분히 제시했는지를 꼼꼼하게 확인해야 합니다.

출판 편향 평가의 정확성 확인

일반적으로 긍정적이거나 통계적으로 유의한 결과를 보고한 연구는 학술지에 게재될 가능성이 높습니다. 반대로 부정적이거나 통계적으로 유의하지 않은 연구는 출판되지 않거나 학위논문, 학회자료에 머무를 가능성이 큽니다. 그리고 소규모 연구임에도 통계적 의미를 가져 출판되는 연구들은 효과 크기가 상대적으로 큰 경우가 많습니다. 이런 경우에는 소규모 연구 효과를 고려해야 합니다. 이처럼 출판 편향이 존재하면 연구 종합 과정에서 긍정적인 효과가 실제보다 과대평가되고, 메타분석의 결론이 왜곡될 위험이 있어 메타분석 논문을 심사하거나 읽을 때는 출판 편향을 가능성을 검토해야 합니다.

일부 연구에서는 출판 편향을 면밀히 검토하지 않고 단순히 '큰 편향은 없었다.'라고 결론짓는 오류를 범하곤 합니다. 실제로 특정 약물의 효과를 평가한 메타분석에서 출판된 논문만 종합했을 때는 뚜렷한 치료 효과가 있는 것처럼 보이지만, 출판되지 않은 임상시험까지 포함해 재분석하면 효과가 매우 미미해지거나 완전히 사라지는 사례도 보고되었습니다.

대표적으로 Turner 등이 발표한 항우울제 임상시험 결과에 대한 메타분석 논문[10]에서는 FDA에 제출된 모든 임상시험 자료와 출판된 논문을 비교했습니다. 그 결과 긍정적인 결과를 보고한 연구는 대부분 학술지에 게재된 반면, 부정적이거나 유효하지 않은 결과를 보인 연구는 상당수가 출판되지 않았다고 보고되었습니다. 이로 인해 출판된 연구만을 기반으로 메타분석을 수행하면 항우울제의 효과가 실제보다 훨씬 크게 보이는 왜곡이 발생합니다. 이처럼 연구자가 출판 편향을 고려하지 않고 결과를 해석하면 메타분석의 임상적 결론이 왜곡될 뿐 아니라, 잘못된 임상지침이나 환자 치료로 이어질 위험이 있습니다. 이에 따라 PRISMA 가이드라인에서도 출판 편향 평가 여부와 평가 결과의 보고를 필수 항목으로 포함하고 있습니다.

연구의 질과 권고 강도의 일치 확인

질이 낮은 연구는 무작위 배정이 불충분하거나, 맹검이 적용되지 않거나, 추적관찰 기간이 짧거나, 표본 수가 적은 경우가 많아 편향 위험이 높습니다. 이러한 연구들은 효과 크기를 과대 또는 과소 추정할 위험이 있습니다. 따라서 메타분석 논문에 포함된 연구의 질과 편향 여부, 일관성에 근거하여 권고 강도를 정했는지 살펴봐야 합니다.

이와 같은 문제를 방지하기 위해 Cochrane Handbook과 GRADE 시스템에서는 연구 결과를 종합할 때 근거수준을 '높음, 중간, 낮음, 매우 낮음'으로 구분하고, 권고 강도(강한 권고 vs 약한(조건부) 권고)를 달리 제시하도록 권장하고 있어, 심사하는 메타분석 논문이 이를 준수하는지 검토해야 합니다. 예를 들어 질이 낮은 연구만 존재하는 상황에서는 "추가적인 대규모 무작위 대조 임상시험이 필요하다."와 같은 약한(조건부) 권고만 가능하며, "사용해야 한다."와 같은 강한 권고는 피해야 합니다. 따라서 메타분석 논문을 평가할 때는 연구 질 평가 도구(ROB 2.0, NOS 등)를 통해 포함된 연구의 신뢰도를 검토하고, 제시된 권고 강도가 근거수준과 일치하는지 확인해야 합니다. 특히 질이 낮은 연구만 모였을 때는 반드시 "근거가 제한적이며 권고 강도는 약하다."라고 기술해야 합니다.

10 출처 : Erick H Turner et al. Selective publication of antidepressant trials and its influence on apparent efficacy. N Engl J Med. 2008; 358(3):252-60.

이미 발표된 논문과 충돌하는 부분 논의

메타분석 논문을 평가할 때 중요한 요소 중 하나는 해당 연구 결과가 기존 문헌과 어떤 관계를 갖는지를 균형 있게 논의했는지 확인하는 것입니다. 연구자는 자신의 분석 결과와 기존 연구들의 일치하는 부분과 상충하는 부분을 명확히 제시하고 그 원인을 근거 기반으로 설명해야 합니다. 만약 기존 근거와 충돌하는 결과를 무시하거나, 자신에게 유리한 방향의 해석만 강조한다면 그 연구는 신뢰하기 어렵습니다.

올바른 메타분석 논문은 기존의 주요 일차연구들과 유사 주제의 메타분석 논문들을 적절히 소개하고, 서로 충돌하는 결과가 보고된 경우에는 연구 설계, 대상 환자군의 특성, 중재 방법, 추적관찰 기간, 분석 방법 등의 차이를 근거로 왜 상이한 결론이 도출되었는지 논의해야 합니다. 또한 최종 결론을 낼 때는 양쪽의 근거를 모두 고려하여 균형 잡힌 해석을 제시해야 합니다. 독자와 심사자는 전지적 시점에서 이를 검토해야 합니다.

산업계 후원을 받은 연구의 메타분석

메타분석은 저자가 객관성을 잃으면 결과가 왜곡되어 독자에게 잘못된 정보를 전달할 수 있습니다. 특정 약물, 기기, 혹은 치료법을 개발한 기업이 후원한 일차연구는 이해상충의 영향을 받을 수 있는 잠재적 취약점을 지니고 있습니다. 일차연구에 비해 메타분석은 객관성이 담보되는 연구지만, 이 점을 고려하지 않은 채 연구들을 통합하면 효과가 과대평가되는 결론이 도출될 위험이 있습니다.

실제로 산업계가 후원한 연구는 긍정적인 결과를 보고할 가능성이 높다는 사실이 다양한 분야에서 반복적으로 확인되었습니다. 예를 들어 Lexchin 등의 논문[11]에서는 제약회사가 후원한 임상시험이 독립 연구보다 유효성에 대해 긍정적인 결론을 낼 오즈비(OR)가 4에 달한다고 보고했습니다. 독자가 일차연구를 검토할 때 연구비 지원 기관이 연구 주제와 관련한 산업계인지 여부는 중요한 판단 요소이며, 이를 감안하여 효과가 과장되었을 가능성을 염두에 두고 평가해야 합니다.

11 출처 : Joel Lexchin et al. Pharmaceutical industry sponsorship and research outcome and quality: systematic review. BMJ. 2003; 326(7400):1167-70.

문제는 중립적으로 올바르게 수행된 연구들과 후원으로 왜곡된 연구들이 메타분석에서 함께 통합되면서 후원 기관의 정보가 은폐될 수 있고, 형식적으로는 객관적인 분석처럼 보이더라도 결과가 특정 후원 기관에 유리하게 왜곡될 우려가 있습니다. 만약 메타분석에서 관찰된 유의한 결과가 대부분 산업계 후원 연구에 의해 나온 것이라면, 이는 균형 잡힌 근거로 보기 어렵습니다. 후원 정보가 명시되지 않으면 독자는 산업계에 의존한 결과인지를 인식하지 못한 채 결론을 과신할 위험이 있습니다.

따라서 올바른 메타분석 논문은 보통 산업계 후원 연구를 제외했을 때 결과가 어떻게 달라지는지 검증하는 민감도 분석을 반드시 포함해야 하며, 그 과정과 결과를 논문에 기재해야 합니다. 특정 약제나 치료, 의료기기의 효과 및 안전성을 다룬 메타분석이라면, 분석에 포함된 일차연구의 후원 여부와 후원받은 연구를 제외한 후 효과를 재평가하는 민감도 분석의 결과를 반드시 포함해야 합니다.

결국 후원 기관 정보를 누락한 메타분석 논문은 단순히 정보가 부족한 것이 아니라 연구의 신뢰도를 심각하게 훼손하는 중대한 오류를 가집니다. 메타분석 논문을 읽거나 심사할 때는 항상 '이 논문에 포함된 일차연구들은 누구의 자금으로 수행되었는가?'에 대한 질문을 던져야 하며, 이러한 맥락을 반영해 결론을 신중하게 해석해야 합니다.

결론의 과장과 진부한 표현 검토

메타분석 논문은 특히 임상 전문가나 정책 결정자가 실제 의사결정에 직접 활용할 가능성이 높으므로, 메타분석 논문의 저자는 결론이 과장되거나 오해가 생길 여지를 최소화해야 합니다. 이를 위해 결론에서는 조건부 표현을 사용하여 독자가 지나친 기대를 갖지 않도록 유도해야 합니다. 예를 들어 "근거수준이 제한적이므로 추가 연구가 필요하다.", "결과는 특정 환자군에만 적용될 수 있다."와 같이 적용 범위와 한계를 기술할 수 있습니다. 독자는 결론을 검토할 때 연구 설계, 연구 방법, 결과 해석, 결론까지의 전 과정에서 저자가 충분한 투명성과 신중함을 갖추었는지 평가해야 합니다.

많은 논문들이 결론 부분에서 습관적으로 "더 많은 연구가 필요하다further studies are needed."라는 문구를 사용합니다. 그러나 이러한 문구만 반복해서는 독자에게 사실상 아무런 구체적 지침을 제공하지 못합니다. 물론 연구의 한계를 언급하며 끝을 맺는 것은 당연히 필요하지만 어떤 측면에서 추가 연구가 필요한지를 구체적으로 제시해야 실질적 의미가 있습니다.

예를 들어 다음과 같은 문구를 사용할 수 있습니다.

- **연구 설계 측면 :** 소규모의 단일기관 중심이므로, 다기관·대규모의 무작위 대조 임상시험(RCT)이 필요합니다.
- **환자군 측면 :** 연구 대상이 특정 연령대 또는 서양인에 국한되어 있으므로, 아시아인을 포함한 다양한 인구집단에서 검증이 필요합니다.
- **중재 측면 :** 대부분 단기간의 추적관찰 연구이므로, 장기적인 효과와 안전성을 평가하는 연구가 요구됩니다.
- **비교 대상 측면 :** 위약placebo 대비 연구는 존재하나, 기존 표준치료와의 직접 비교가 부족하므로 추가 연구가 필요합니다.

이처럼 구체적인 제안은 연구자와 독자 모두에게 향후 연구의 방향을 분명하게 제시합니다. 반대로 근거수준이 낮음에도 불구하고 단순히 "더 많은 연구가 필요하다."라는 문구로 마무리하면 연구자의 비판적 사고가 부족해 보일 뿐만 아니라 논문의 신뢰도도 떨어집니다.

SECTION

6.4 잘못 수행된 메타분석 논문

메타분석에서 '틀린' 논문은 있어도 '다른' 논문은 없어요

일반적인 관찰 연구(예 환자-대조군 연구, 코호트 연구)는 동일한 연구 설계로 수행되더라도 서로 다른 결과가 나올 수 있습니다. 왜냐하면 연구 대상이 되는 환자 집단은 환경, 문화, 치료 접근성 등 다양한 요소로 인해 완전히 동일할 수 없으며, 이러한 이질성은 자연스럽고 불가피하기 때문입니다. 물론 분석 과정에서 통계적 오류를 범했을 수도 있지만, 개별 연구의 원자료는 공개되지 않는 경우가 많아 외부 연구자가 이를 명확하게 반박하기는 어렵습니다.

그러나 메타분석은 다릅니다. 메타분석은 전적으로 이미 출판된 연구를 '재료'로 사용하며, 분석에 필요한 정보가 모두 공개되어 있습니다. 따라서 동일한 주제에 대해 동일한 문헌을 찾아 동일한 분석 원칙을 적용해 메타분석을 수행한다면 결론 역시 일관적이어야 합니다. 그런데 동일한 주제를 다룬 두 메타분석 논문이 상반된 결론을 제시한다면, 이는 단순한 '차이'가 아니라, 어느 한쪽 혹은 양쪽 모두에 '오류'가 존재할 가능성이 높습니다. 이러한 오류는 대부분 다음과 같은 문헌 검색 단계에서 발생합니다.

- 문헌 검색 단계에서 핵심 연구를 누락하는 경우
- 포함·제외 기준을 자의적으로 설정하는 경우
- 개별 연구의 자료를 잘못 인용하는 경우

예를 들어 연구 결과를 표에서 잘못 기입하거나, OR을 RR로 착각하거나, 하위군 결과를 전체 결과로 오해하여 인용하는 등의 실수가 있습니다. 이러한 실수들이 쌓이면 메타분석의 최종 결론이 왜곡되고, 임상적·정책적 의사결정에 혼란을 초래합니다.

따라서 결론이 상충되는 메타분석 논문을 발견했다면, 이는 다음과 같은 학문적 기회가 될 수 있습니다.

- 잘못된 분석을 지적하는 편집인 서신letter to editor을 저널에 제출
- 새로운 메타분석 수행 시, 기존 연구의 오류를 고찰discussion 부분에서 근거 기반으로 비판
- AMSTAR, PRISMA 가이드라인 기준에 따라 기존 논문의 미비점을 체계적으로 지적

이와 같은 방식으로 자신의 분석에 대한 타당성과 신뢰도를 강조할 수 있습니다. 메타분석의 장점인 동시에 무서운 점은, 누구나 검증할 수 있다는 사실입니다. 잘못된 메타분석은 학계에서 매우 빠르게 비판 대상이 되며, 이는 더 정확한 근거로 대체됩니다. 따라서 메타분석을 수행할 때는 그 어느 연구보다 더 정밀하고 책임감 있는 접근이 필요합니다.

메타분석에서 주로 발생하는 오류를 [표 6-2]에 정리했습니다.

표 6-2 메타분석에서 발생하는 주요 오류

구분	오류 유형	예시	결과에 미치는 영향
문헌 검색	핵심 연구 누락	포함해야 할 연구를 누락	전체 효과추정치 왜곡, 결론 편향
포함 기준 정의	자의적 포함·제외 기준	포함/제외 기준이 상이한 연구를 모두 포함	연구 간 이질성 증가, 결과 신뢰도 저하
자료 추출	수치 입력 오류	OR 0.8을 1.2로 잘못 기재	효과 방향성의 반전 가능
분석 방식	부적절한 통계 모형 사용	이질성이 높음에도 고정 효과 모형 사용	신뢰구간이 과도하게 좁아짐, 통계적 결론 왜곡
해석	부분 결과를 전체 결과로 일반화	하위군 분석 결과를 전체 효과로 해석	결론 과장, 임상적·정책적 오용 가능

사과와 오렌지를 섞지 말 것

메타분석의 아주 오래된 원칙 중 하나는 '사과와 오렌지를 섞지 말 것Do not mix apples with oranges'입니다. 이는 임상적·방법론적으로 서로 다른 연구들을 무리하게 하나의 메타분석에 통합하지 말라는 의미입니다. 질환, 중재 방법, 환자 특성, 결과 지표가 서로 다른 연구들을 무리하게 통합하여 결합된 효과 크기를 통계적으로 계산할 수는 있지만 과학적으로는 무의미합니다.

출판된 논문 사례를 하나 살펴봅시다. 이 논문[12]은 경추 추간공 확장술cervical foraminotomy의 방법 중 고전적으로 피부를 절개하는 개방형open 수술과 내시경을 이용하는 최소침습minimally-invasive 수술을 비교했습니다. 이 논문은 'The posterior cervical foraminotomy (PCF) may be performed using an open or minimally invasive ~'라는 문장으로 시작하며, 이 문장에서도 알 수 있듯이 후방 접근 경추 추간공 확장술(PCF)Posterior Cervical Foraminotomy의 방법 중 개방 수술open과 최소침습 수술minimally invasive technique에 관한 연구입니다.

그러나 개방 수술과 최소침습 수술을 직접 비교한 논문은 오직 1편뿐이며, 이 논문에서는 중재군Intervention의 결과와 대조군Control의 결과를 각각 도출한 다음 비교했습니다. 연구 간의 다양한 이질성을 고려했을 때, 이는 올바른 연구 방법이 아닙니다. 또한 중재군에 대한 연구 3편은 상세 수술 방법이 모두 다르고, 대조군에 대한 연구에서는 저자들의 무지로 전방 접근 수술도 포함하는 실수가 있었습니다. 후방 접근과 전방 접근은 수술 기법, 해부학적 경로 등이 모두 다른 완전히 별개의 수술법이므로, 두 연구의 자료를 하나의 메타분석에 통합해서는 안 됩니다. 이와 같은 부적절한 연구의 포함을 비롯하여 여러 방법론적 문제들이 편집인 서신letter to editor[13]에 게재되었습니다.

Summary of studies included in the meta-analysis

Studies	Treatment arms	Outcome evaluating tool (number of grade)
Kang et al.	**Control** : Open posterior foraminotomy	Odom criteria (4)
Lee et al.	**Control** : Anterior transuncal foraminotomy	Odom criteria (4)
Witzmann et al.	**Control** : Open posterior foraminotomy	Prolo scale (5)
Kumar et al.	**Control** : Open posterior foraminotomy	Odom criteria (4)
Tomaras et al.	**Control** : Open posterior foraminotomy	Excellent/good/satisfactory / moderate/poor (5)
Kim et al.	**Control** : Open posterior foraminotomy **Intervention** : Tubular retractor-assisted microscopic foraminotomy	Odom criteria (4)
Adamson	**Intervention** : Tubular retractor-assisted endoscopic foraminotomy	Odom criteria (4)
Ruetten et al.	**Intervention** : Endoscopic foraminotomy	Visual Analog Scale(0~10)

1

그림 6-6 저자의 편집인 서신에 포함된 표

12 출처 : Steven J. McAnany et al. A meta-analysis of cervical foraminotomy: open versus minimally-invasive techniques. Spine J. 2015; 15:849-56.

13 참고문헌 : Chang-Hyun Lee. Letter to the editor: "A meta-analysis of open versus minimally invasive foraminotomy for cervical herniated disc". Spine J. 2015; 15(11):2448-9.

이 연구의 또 다른 문제점은 결과 평가 도구outcome evaluating tool가 서로 다른 척도(예 4단계 점수체계, 5단계 점수체계 등)를 혼용하고 있다는 것입니다. [그림 6-6]의 ❶을 보면 'Kang', 'Lee', 'Kumar', 'Kim', 'Adamson'의 연구는 Odom criteria(Excellent/Good/Fair/Poor)라는 4단계 점수체계를 사용했고, 'Witzmann', 'Tomaras'의 연구는 5단계 점수체계를 사용했으며, 나머지 연구는 다른 척도를 사용했습니다. 이처럼 서로 다른 점수체계를 사용한 경우에는 일반적으로 선형변환을 통해 동일한 척도로 맞추거나, 표준화된 평균차이(SMD)를 이용해 통계적으로 비교 가능하도록 조정해야 합니다. 그러나 이 연구에서는 이러한 절차를 생략하고, 모든 평가 결과를 단순히 성공 또는 실패로 나누어 처리했습니다. 즉 4단계 점수체계에서 상위 두 단계는 성공, 하위 두 단계는 실패로 분류했습니다. 문제는 5단계 점수체계에서 중간인 3단계가 성공인지 실패인지 명확히 규정되지 않는다는 점입니다. 이러한 모호함은 결과 분류 과정에 잠재적 오류를 초래할 수 있으며, 메타분석의 신뢰도에도 영향을 미칩니다. 만약 저자가 이러한 분류 기준에 대해 독자가 납득할 수 있도록 충분히 설명을 제공했거나, 고찰discussion 부분에서 연구의 제한점으로 명시했다면 문제가 완화될 수 있었을 것입니다. 그러나 해당 논문에서는 이러한 논의가 이루어지지 않아 방법론적 타당성에 의문이 남게 되었습니다.

다른 논문 사례도 살펴봅시다. 2020년 3월 세계보건기구(WHO)는 COVID-19를 팬데믹pandemic으로 선언했습니다. 그런데 불과 몇 달 후인 같은 해 7월, COVID-19의 항바이러스제 치료 효과에 대한 메타분석 논문[14]이 출판되었습니다. 신종 바이러스에 대한 연구가 이제 막 시작되던 시점임을 고려하면, 이미 여러 연구를 통합하여 메타분석을 수행했다는 사실 자체가 아이러니합니다.

이 연구에는 몇 가지 중요한 방법론적 문제가 있습니다. 첫 번째 문제는 이질적인 질환을 한데 묶었다는 점입니다. SARS, MERS, 인플루엔자influenza는 병태생리, 감염 경로, 치명률 등에서 COVID-19와 본질적으로 다릅니다. 그럼에도 불구하고 논문의 저자는 이러한 질환들을 단순히 '급성 바이러스성 감염'이라는 범주에 포함시켜 항바이러스제의 효과를 함께 분석했습니다. 이는 임상적 동질성clinical homogeneity이라는 메타분석의 기본 전제를 충족하지 않습니다.

두 번째 문제는 이질적 중재를 하나의 분석으로 묶었다는 점입니다. 즉 항바이러스제뿐만 아니라 인터페론interferon, 항말라리아제·항류마티스제로 분류되는 하이드록시클로로퀸hydroxychloroquine 등까지 모두 포함하면서도, 이를 마치 '항바이러스제 전반의 효과'처럼 기술했습니다. 그러나 이러한 약

14 출처 : Wei Liu et al. Efficacy and safety of antiviral treatment for COVID-19 from evidence in studies of SARS-CoV-2 and other acute viral infections: a systematic review and meta-analysis. CMAJ. 2020; 192(27):E734-E744.

제들은 약리기전이 서로 달라, 약리학적 동질성pharmacological homogeneity 역시 충족하지 않습니다.

세 번째 문제는 포함된 연구 수가 적고 일부는 질적 수준이 낮다는 점입니다. COVID-19 치료제로서 하이드록시클로로퀸을 포함한 연구는 4편, 로피나비어lopinavir/리토나비르ritonavir를 포함한 연구는 2편입니다. 이러한 제한된 근거에 비추어 보면, "현 시점에서 하이드록시클로로퀸의 COVID-19 치료 효과는 불분명하다."라는 결론이 타당할 것입니다. 그러나 저자들은 결론에서 근거가 부족함에도 불구하고, 항바이러스제가 향후 의미 있는 치료법이 될 수 있다는 식의 근거 없는 기대감을 암시하여 해석의 균형성을 잃었습니다.

누락된 논문이 있는 메타분석

메타분석에서 흔히 발생하는 실수 중 하나는 포함해야 할 논문이 누락되는 문제입니다. 아무리 정교한 통계 기법과 고급 그래프를 사용하더라도, 포함해야 할 핵심 논문이 빠지면 전체 결과는 쉽게 왜곡될 수 있습니다.

주요 논문이 누락되는 이유는 다양합니다. 검색 전략이 불완전했거나, 특정 데이터베이스만 이용했거나, 검색어 설정이 지나치게 협소했을 수도 있습니다. 또한 비영어권 논문, 출판되지 않은 연구, 부정적인 결과를 보고한 연구들이 의도적으로 배제되기도 합니다. 이에 따라 출판 편향이나 선택 편향이 발생하게 됩니다. 따라서 메타분석 논문 저자는 포괄적이고 체계적인 검색 전략을 수립하고, 다수의 데이터베이스를 사용하며, 언어와 출판 상태에 관계 없이 관련 문헌을 최대한 포괄적으로 포함하기 위해 노력을 기울여야 합니다. 메타분석 논문을 읽는 독자도 표 1Table 1에 제시된 포함 연구의 제목과 초록을 직접 읽어보고, PRISMA 흐름도를 통해 전체 검색 및 선정 과정과 논문 수가 합리적인지 점검하는 것이 필요합니다.

불완전한 검색 전략을 보여주는 좋은 사례가 있습니다. Guo 등이 작성한 논문[15]과 Kou 등이 작성한 논문[16]은 모두 요추 퇴행성 질환lumbar degenerative disease을 대상으로 endoscopic lumbar

15 출처 : Haiwei Guo et al. Comparison of Clinical Outcomes and Complications Between Endoscopic and Minimally Invasive Transforaminal Lumbar Interbody Fusion for Lumbar Degenerative Diseases: A Systematic Review and Meta-analysis. Global Spine J. 2023; 13(5):1394-1404.

16 출처 : Yuanqiao Kou et al. Endoscopic Lumbar Interbody Fusion and Minimally Invasive Transforaminal Lumbar Interbody Fusion for the Treatment of Lumbar Degenerative Diseases: A Systematic Review and Meta-Analysis. World Neurosurg. 2021; 152:e352-e368.

interbody fusion과 minimally invasive transforaminal lumbar interbody fusion이라는 수술법의 결과를 비교한 메타분석입니다. 투고 시점을 고려하면 두 논문은 비슷한 시기에 투고하여 출판된 것으로 보입니다. [그림 6-7]을 보면 두 논문이 공통으로 포함한 연구는 3편으로 'Ao, 2020', 'Kim, 2021', 'Zhang, 2021'입니다. Guo 등의 메타분석 논문에서는 Kou 등의 메타분석 논문에 있는 'Gatam, 2020', 'Li, 2020', 'Lim, 2020'을 누락한 8편의 연구를 분석했습니다. 또한 Kou 등의 논문에서는 Guo 등의 논문에 있는 'Chang, 2022', 'Kang, 2021', 'Lv, 2022', 'Xue, 2021', 'Zhao, 2021'을 누락한 6편의 연구를 분석했습니다. 즉 두 메타분석 모두 서로 다른 연구를 누락한 채 분석이 이루어졌습니다. 문헌을 모두 포함하여 객관성을 유지하는 메타분석의 원칙을 고려할 때, 이는 불완전한 결과임을 알 수 있습니다. 현존하는 모든 문헌을 포함한 메타분석은 현재까지 존재하지 않으므로, 이 분야에 관심 있는 독자라면 누락된 연구들을 모두 통합해 완전한 최신 메타분석을 시도해보길 추천합니다.

Characteristics of included studies

Study	Country	Study design	Included in 'Guo et al'	Included in 'Kou et al'
Ao et al., 2020	China	Prospective cohort study	O	O
Kim et al., 2021	Korea	Retrospective cohort study	O	O
Zhang et al., 2021	China	Retrospective case-controlled study	O	O
Chang et al., 2022	China	Prospective cohort study	O	누락
Kang et al., 2021	Korea	Retrospective cohort study	O	누락
Lv et al., 2022	China	Randomised controlled trial	O	누락
Xue et al., 2021	China	Retrospective case-controlled study	O	누락
Zhao et al., 2021	China	Retrospective cohort study	O	누락
Gatam et al., 2020	Indonesia	Retrospective cohort study	누락	O
Li et al., 2020	China	Randomised controlled trial	누락	O
Lim et al., 2020	Korea	Retrospective cohort study	누락	O

그림 6-7 누락된 연구가 있는 두 메타분석 논문 'Guo et al'과 'Kou et al'

또 다른 사례로 Kontoyiannis 등의 메타분석 논문[17]을 살펴봅시다. 이 연구는 성인 칸디다혈증 Candidemia에 대해 fluconazole과 amphotericin-B의 치료 효과를 비교한 메타분석으로, 비교적 초기 메타분석 논문입니다. 최신 PRISMA 가이드라인을 기준으로 보면 이 연구는 방법론적 한계가 뚜렷합니다. 문헌 검색을 MEDLINE과 영어 논문으로 제한함으로써, 유럽과 아시아 논문이 배제되어 출판 편향 가능성이 높으며, 검색 결과의 흐름도와 제외 사유를 제시하지 않아 투명성이 부족합니다. 또한 무작위 연구와 비무작위 전향적 코호트 연구를 함께 분석하여 교란 가능성이 존재함에도 불구하고, 위험도 평가를 체계적으로 수행하지 않았습니다. 종합하면 이 메타분석은 당시 기준에서는 의미 있는 근거를 제공했지만, 현대적 체계적 문헌고찰 기준에서는 편향 위험이 중등도 이상으로 평가되어 신중히 해석해야 합니다.

잘못된 수치를 추출하여 분석한 메타분석

메타분석에서는 최종적으로 포함된 연구에서 정확한 수치 자료를 추출하는 과정이 매우 중요합니다. 이 단계에서 오류가 발생하면 그 뒤의 분석이 아무리 정교하더라도 결과는 왜곡될 수 있습니다. 예를 들어 잘못된 수치 추출, 부적절한 통계 모형 사용(예 이질성은 높은데 고정 효과 모형을 사용하는 경우), 자료의 중복 포함, 잘못된 효과 크기 계산 등이 발생하면 효과 크기가 과대 혹은 과소평가되고, 신뢰구간 역시 왜곡되어 잘못된 결론으로 이어질 수 있습니다.

이러한 문제를 보여주는 대표적인 사례가 Mohammed 등의 메타분석 논문[18]입니다. 이 논문은 파킨슨계 질환인 본태성 떨림 치료에서 MR-유도 초음파 융해술(MRgFUS)의 효과와 부작용을 종합한 메타분석을 발표했습니다. 이 논문에서는 총 9편의 연구(환자 160명)를 분석하여 시술 후 떨림 점수(CRST)의 평균 개선율과 합병증 발생률을 보고했습니다. 연구 결과에 따르면 시술 후 떨림 증상이 약 62% 개선되었고, 삶의 질(QUEST) 점수 또한 향상되었으며 현훈vertigo이나 운동실조 등의 부작용도 허용 가능한 수준이라고 결론지었습니다.

17 출처 : Dimitrios P. Kontoyiannis et al. Fluconazole vs. amphotericin B for the management of candidaemia in adults: a meta-analysis. Mycoses. 2001; 44(5):125-35.

18 출처 : Nasser Mohammed et al. A meta-analysis of outcomes and complications of magnetic resonance-guided focused ultrasound in the treatment of essential tremor. Neurosurg Focus. 2018; 44(2):E4.

그러나 이후 편집인 서신을 통해 여러 오류가 지적되었고, 이에 대해 저자들은 오류 수정[19]을 발표했습니다. 정정된 내용은 다음과 같이 매우 기초적인 수치 오류를 포함했습니다.

- 한 연구의 평균 연령을 (71±8.3)세에서 (70.7±8.5)세로 정정
- 시술 중 어지럼증 발생률을 45.5%에서 43.4%로 정정
- Schreglmann 연구의 연구 유형을 후향적 연구에서 전향적 연구로 정정
- 어지럼증 발생 환자 수를 5명에서 4명으로 정정

이외에도 10여 가지의 수치 및 자료 오류를 추가로 정정했고, 오류 수정의 말미에 'We apologize ~'와 같이 사과의 글을 남겼지만, 독자 입장에서는 이미 해당 메타분석 논문의 신뢰도를 의심할 수밖에 없습니다. 메타분석에서 기초 자료의 정확성은 핵심이며, 이와 같은 오류는 최종 결론의 타당성을 크게 떨어뜨리기 때문입니다.

19 출처 : Nasser Mohammed et al. Erratum. A meta-analysis of outcomes and complications of magnetic resonance-guided focused ultrasound in the treatment of essential tremor. Neurosurg Focus. 2018; 45(1):E16.

APPENDIX

부록

CONTENTS

APPENDIX

A1 메타분석의 통계 방법

메타분석은 여러 연구에서 얻은 결과들을 통합하여 전체적인 효과를 추정하는 데 매우 유용합니다. 이때 각 연구의 효과 크기와 정밀도, 연구 간 이질성 정도에 따라 어떤 통계 방법을 선택하는지가 메타분석의 정확성과 신뢰도에 큰 영향을 미칩니다. 여기서는 메타분석에서 가중치를 계산하는 4가지 대표적인 통계 방법인 IV Inverse Variance 방법, MH Mantel-Haenszel 방법, DL DerSimonian-Laird 방법, REML Restricted Maximum Likelihood 방법을 자세히 살펴봅니다. 통계 방법을 올바르게 선택하고 해석하는 것은 메타분석 결과의 신뢰도와 정확도를 높이는 데 필수입니다. 따라서 각 방법의 원리와 적용 조건을 충분히 이해한 후, 자신의 연구 목적에 가장 부합하는 통계 방법을 선택하여 분석에 적용하는 것이 중요합니다.

IV 방법

IV Inverse Variance **방법**은 메타분석에서 가장 범용적으로 사용되는 통계 기법으로, 각 연구에서 제시한 효과추정치의 분산의 역수inverse of variance를 가중치로 사용하여 전체 평균 효과를 계산하고 정밀도가 높은 연구에 더 큰 가중치를 부여합니다. 따라서 이 방법을 이용하려면 각 연구의 효과추정치에 대한 분산 또는 표준오차가 반드시 필요합니다. IV 방법의 장점은 연속형 자료와 이분형 자료 모두에 적용 가능하고, 다양한 효과추정치(평균차이, 표준화된 평균차이, 오즈비 등)에 유연하게 활용할 수 있다는 점입니다.

IV 방법은 고정 효과 모형과 임의 효과 모형 모두에서 사용할 수 있습니다. 그러나 고정 효과 모형에서 적용하면 연구 간 이질성을 반영하지 못하므로, 실제 효과가 연구마다 다를 가능성이 있는 상황에서는 한계가 있습니다. 따라서 분석 결과의 신뢰도를 높이기 위해 DL 방법이나 REML 방법과 같은 임의 효과 모형의 방법과 함께 비교하여 해석하는 것이 바람직합니다.

MH 방법

MH Mantel-Haenszel **방법**은 고전적인 고정 효과 모형에 기반한 통계 기법으로, 주로 이분형 자료에서 사건 수와 표본 크기를 직접 이용해 가중치를 계산합니다. 이 방법은 각 연구에서 계산된 오즈비(OR), 상대위험도(RR) 등을 층화된 접근 방식 stratified approach 으로 통합한다는 특징을 갖습니다.

예를 들어 동일한 주제를 다룬 여러 소규모 연구가 연령대별로 구분되어 있을 때, MH 방법은 각 계층의 효과를 적절히 조정하여 하나의 통합된 효과 크기를 산출할 수 있습니다. MH 방법은 계산이 비교적 단순하여 적용이 쉽고 소규모 연구에서도 안정적인 추정치를 제공한다는 장점이 있습니다. 그러나 연구 간 이질성을 고려하지 못한다는 한계가 있습니다. 따라서 연구 간 이질성이 존재할 가능성이 큰 상황에서는 다른 통계 방법의 사용을 고려해야 합니다.

DL 방법

DL DerSimonian-Laird **방법**은 메타분석에서 가장 널리 사용되는 임의 효과 모형의 대표적인 통계 기법입니다. 이 방법은 연구 간 이질성을 고려해 각 연구에 적절한 가중치를 부여한 뒤, 전체 효과를 추정합니다. DL 방법의 핵심은 각 연구가 제시하는 효과 크기의 분산뿐 아니라 연구 간 분산(τ^2)을 추가로 고려한다는 점입니다. 이를 통해 단순한 고정 효과 모형보다 실제 임상연구의 다양성과 변동성을 더 잘 설명할 수 있습니다. DL 방법의 장점은 다음과 같습니다.

- 계산이 간단하고 구현이 쉽습니다.
- 다양한 소프트웨어에서 기본 설정으로 사용될 만큼 널리 활용됩니다.

하지만 다음과 같은 한계도 존재합니다.

- 연구 수가 적을 때(특히 5개 이하), 연구 간 분산(τ^2) 추정이 불안정해질 수 있습니다.
- 이질성이 큰 경우, 연구 간 분산(τ^2)을 과소추정하는 경향이 있어 전체 효과가 과도하게 정밀해 보일 수 있습니다.

따라서 DL 방법은 편의성과 적용성이 높지만 이질성이 큰 상황이나 소규모 메타분석에서는 주의가 필요하며, 경우에 따라 REML 등의 대안적인 방법을 검토해야 합니다.

REML 방법

REML Restricted Maximum Likelihood **방법**은 DL 방법과 마찬가지로 임의 효과 모형의 통계 기법이지만, DL 방법보다 연구 간 분산을 더 정교하게 추정하는 기법으로 평가됩니다. REML 방법은 평균 효과에 대한 추정을 제거한 상태에서 연구 간 분산(τ^2)만을 추정하는 접근법입니다. 이 방법은 DL 방법에 비해 추정 편향이 적고 연구 수가 적을 때도 상대적으로 안정적인 가중치를 제공한다는 장점이 있습니다. 특히 REML 방법은 메타회귀와 같이 모형이 복잡한 분석을 수행할 때 유리하게 사용됩니다. 다만 계산 과정이 DL 방법보다 복잡하고, 일부 통계 프로그램에서는 기본 옵션으로 제공되지 않아 사용자가 직접 찾아서 선택해야 하는 경우가 많다는 한계가 있습니다. 지금까지 살펴본 가중치 계산 방법의 특징을 [표 A-1]에 정리했습니다.

표 A-1 메타분석의 가중치 계산 방법

항목	IV 방법	MH 방법	DL 방법	REML 방법
모형 유형	고정/임의 효과	고정 효과	임의 효과	임의 효과
자료 유형	연속형, 이분형	이분형	연속형, 이분형	연속형
이질성 고려 여부	조건부 ○	×	○	○
계산 복잡성	중간	낮음	낮음	높음
연구 수가 적은 경우의 안정도	보통	비교적 안정	불안정	비교적 안정
주요 사용 목적	범용적 효과 통합	이분형 자료 통합	임의 효과 통합	메타회귀 포함 통합
사용 예	SMD 분석	층화된 OR 분석	치료 효과 차이 추정	복잡한 모형 분석

APPENDIX

A2 질 평가 도구

질 평가는 개별 연구의 신뢰도를 판단하기 위한 핵심 단계로, 연구 설계와 수행 과정에서 발생할 수 있는 편향 위험을 체계적으로 평가하는 것을 의미합니다. 주요 질 평가 도구는 Cochrane ROB 1.0, Cochrane ROB 2.0, RoBANS 2.0, NOS, QUADAS-2입니다(3.3절 참고).

Cochrane ROB 1.0

Cochrane ROB Risk of Bias **1.0**은 무작위 임상시험을 대상으로 한 대표적인 질 평가 도구입니다. 이 도구는 연구의 설계, 수행, 분석, 보고 등의 과정에서 발생할 수 있는 주요 편향을 7개 영역으로 나누어 편향 위험을 평가하며, 각 영역별로 위험을 '낮음low, 높음high, 불확실unclear'로 판정합니다.

표 A-2 ROB 1.0의 평가 영역[1]

평가 영역	평가 질문	위험 평가	예시 위험 요소
❶ 무작위 배정 순서 생성	[선택 편향selection bias] 연구에서 참가자를 무작위로 배정했나요?	□ 낮음 □ 높음 □ 불확실	난수표 사용, 컴퓨터 생성 난수 여부 등
❷ 배정 순서 은폐	[선택 편향selection bias] 연구자가 참가자를 어떤 군에 넣었는지 몰랐나요?	□ 낮음 □ 높음 □ 불확실	봉인된 봉투, 중앙집중 배정 등

▶ 다음 페이지에 계속

1 출처 1 : Julian P T Higgins et al. The Cochrane Collaboration's tool for assessing risk of bias in randomised trials. BMJ. 2011; 343:d5928.
출처 2 : 김수영 외. 임상진료지침 실무를 위한 핸드북 Version 2.0 임상진료지침 개발 방법론. 한국보건의료연구원. 2022.

평가 영역	평가 질문	위험 평가	예시 위험 요소
❸ 참가자, 연구자에 대한 눈가림	[실행 편향 performance bias] 참가자와 연구자가 어떤 중재를 받았는지 몰랐나요? (눈가림 여부)	□ 낮음 □ 높음 □ 불확실	이중맹검 시행 여부 등
❹ 결과 평가에 대한 눈가림	[확인 편향 detection bias] 결과 평가자가 어떤 중재를 받았는지 몰랐나요?	□ 낮음 □ 높음 □ 불확실	평가자 눈가림 여부 등
❺ 불완전한 결과 자료	[탈락 편향 attrition bias] 불완전한 자료의 특성 또는 자료 누락이 결과에 영향을 미쳤나요?	□ 낮음 □ 높음 □ 불확실	탈락률, 탈락 이유, ITT 분석 여부 등
❻ 선택적 보고	[보고 편향 reporting bias] 사전에 등록한 결과와 실제로 보고한 결과가 일치하나요?	□ 낮음 □ 높음 □ 불확실	미보고된 부차 결과, 선택적 보고 여부 등
❼ 기타 편향	다른 영역에서 평가하지 못한 중요한 편향이 있었나요?	□ 낮음 □ 높음 □ 불확실	산업 후원, 베이스라인 차이 등

2 최소화법minimization은 새로운 환자가 들어올 때마다 어느 군에 넣어야 양쪽의 균형이 깨지지 않을지 계산하여 배정하는 방법입니다. 엄밀히 말해서 무작위로 순서가 배정되는 것이라고 볼 수는 없으나, 적절한 과정에 의해 수행된 최소화법은 제대로 수행된 무작위 배정으로 간주합니다.

표 A-3 ROB 1.0의 평가 영역별 기준

❶ 무작위 배정 순서 생성	무작위 순서의 부적절한 생성에 따른 선택 편향
편향 위험 '낮음' 기준	순서 생성에 무작위 방법을 시행한 경우입니다. [예시] • 난수표를 이용하거나 컴퓨터를 이용해 난수를 생성합니다. • 동전 던지기, 카드나 봉투 섞기(단, 꺼낸 카드는 다시 집어넣어야 함), 주사위 던지기, 심지 뽑기, 최소화법[2] 등을 사용합니다. 그러나 '난수'임이 보장되는 수행 과정을 확인할 수 있어야 적절한 방법으로 볼 수 있습니다. 예를 들어 동전을 던져서 앞면이 나오면 뒷면이 나올 때까지 다시 던지지 않았음을 확인할 수 있어야 합니다(배정 순서 은폐와 연결).
편향 위험 '높음' 기준	순서 생성에 무작위 방법을 시행하지 않았거나 부적절한 방법을 사용한 경우입니다. [예시] • 생년월일, 내원일 등의 규칙을 이용해 배정합니다. • 환자 등록번호 또는 병록번호의 홀수, 짝수 등의 규칙을 이용해 배정합니다. • 임상 전문가의 판단에 따라 배정합니다. • 환자의 선호도에 따라 배정합니다. • 검사 결과에 따라 배정합니다. • 검사 결과 순서 또는 약제가 준비되는 순서 등의 이용 가능한 순서에 따라 배정합니다. • 배정자가 임의로 배정합니다.
편향 위험 '불확실' 기준	무작위 배정 순서 방법에 대한 편향 위험이 '낮음', '높음' 중 어디에 해당되는지 불확실합니다.
❷ 배정 순서 은폐	**배정 순서의 부적절한 은폐에 따른 선택 편향**
편향 위험 '낮음' 기준	적절한 방법에 의해 배정 순서가 은폐됨으로써 연구자가 배정 내용을 알 수 없는 경우입니다. [예시] • 독립적인 중앙 무작위 배정 및 관리(웹 기반, 전화, 제3의 관리기관에 의한 무작위 배정 통제 등)를 합니다. • 무작위 배정 순서에 의해 일련번호가 기록되어 있는 동일한 모양의 봉투를 사용합니다. • 일련번호가 기록된 불투명하고 봉인된 봉투에 배정 순서를 보관하고 개봉합니다.
편향 위험 '높음' 기준	배정 순서가 은폐될 수 있는 방법을 사용하지 않았거나, 부적절한 방법을 사용하여 배정 순서가 은폐되지 않은 경우입니다. [예시] • 밀봉되지 않았거나 투명하거나 일련번호가 없는 등 안전장치가 없는 무작위 배정 봉투를 사용합니다. • 교대 혹은 순환법 등의 순서를 사용합니다. • 순서 배정에 생일, 병록번호 등을 이용합니다.
편향 위험 '불확실' 기준	배정 순서 은폐 방법에 대한 편향 위험이 '낮음', '높음' 중 어디에 해당되는지 불확실합니다(예 봉투를 이용해 배정했다고 했으나 일련번호, 밀봉, 투명 여부에 대한 기술이 없는 경우).

▶ 다음 페이지에 계속

❸ 참가자, 연구자에 대한 눈가림	**참가자, 연구자가 배정된 중재를 알게 됨으로써 발생한 실행 편향**
편향 위험 '낮음' 기준	다음 중 한 가지 이상에 해당되는 경우입니다. • 눈가림을 시행했으며, 참가자와 연구자에 대한 눈가림이 유지될 것이라 확신합니다. • 눈가림을 시행하지 않거나 시행했으나 그 방법이 불완전할 때, 눈가림이 (중재) 결과에 영향을 미치지 않을 것이라 판단합니다.
편향 위험 '높음' 기준	다음 중 한 가지 이상에 해당되는 경우입니다. • 참가자와 연구자에 대한 눈가림을 시도했으나 눈가림이 유지되지 않을 것이라 판단하고, 이로 인해 눈가림이 결과 평가에 영향을 미칠 것이라 판단합니다. • 눈가림이 (중재) 결과에 영향을 미칠 수 있음에도 눈가림을 시행하지 않거나, 눈가림을 시도했으나 그 방법이 부적절합니다.
편향 위험 '불확실' 기준	다음 중 한 가지 이상에 해당되는 경우입니다. • 눈가림에 대한 편향 위험이 '낮음', '높음' 중 어디에 해당되는지 불확실합니다. • 연구에서 해당 결과를 다루지 않습니다.
❹ 결과 평가에 대한 눈가림	**결과 평가자가 배정된 중재를 알게 됨으로써 발생한 결과 확인에 대한 편향**
편향 위험 '낮음' 기준	다음 중 한 가지 이상에 해당되는 경우입니다. • 결과 평가에 대한 눈가림을 채택하여 평가를 적절히 수행하고, 결과 평가자에 대한 눈가림이 유지될 것이라 확신합니다. • 눈가림을 시행하지 않았지만, 눈가림이 결과 평가에 영향을 미치지 않을 것이라 판단합니다.
편향 위험 '높음' 기준	다음 중 한 가지 이상에 해당되는 경우입니다. • 눈가림이 결과 평가에 영향을 미칠 수 있음에도 결과 평가자에 대한 눈가림을 시행하지 않습니다. • 결과 평가자에 대한 눈가림을 시도했으나 눈가림이 유지되지 않았을 것이라 판단하고, 이로 인해 눈가림이 결과 평가에 영향을 미칠 것이라 판단합니다.
편향 위험 '불확실' 기준	다음 중 한 가지 이상에 해당되는 경우입니다. • 눈가림에 대한 편향 위험이 '낮음', '높음' 중 어디에 해당되는지 불확실합니다. • 연구에서 해당 결과를 다루지 않습니다.

▶ 다음 페이지에 계속

❺ 불완전한 결과 자료	불완전한 결과 자료의 특성이나 처리로 인한 탈락 편향
편향 위험 '낮음' 기준	다음 중 한 가지 이상에 해당되는 경우입니다. • 결측치가 없습니다. • 결측치가 존재하더라도 결과에 영향을 미치지 않습니다(예 생존분석에서는 결측치가 절단값으로 다루어집니다). • 결측치가 중재군 간에 유사하게 발생하고, 결측치가 발생한 원인도 유사합니다. • 이분형 변수의 경우, 관찰된 발생 위험을 고려했을 때 결측치의 비율이 중재 효과 추정에 임상적으로 의미 있는 영향을 미치지 않습니다. • 연속형 변수의 경우, 결측치로부터 예측되는 중재 효과의 크기가 관찰된 효과 크기의 추정에 임상적으로 유의한 영향을 미칠 가능성이 낮습니다. • 적절한 통계 방법을 이용해 결측치를 대체합니다.
편향 위험 '높음' 기준	다음 중 한 가지 이상에 해당되는 경우입니다. • 상당수의 결측치가 존재하며, 결측치의 원인이 실제 결과에 영향을 미칠 가능성이 있습니다(예 중재군 간 결측치 수의 불균형 또는 결측 발생 이유 자체가 결과에 편향을 초래할 수 있는 경우). • 이분형 변수의 경우, 관찰된 발생 위험을 고려했을 때 결측치의 비율이 중재 효과 추정에 임상적으로 유의한 영향을 미칠 것으로 판단합니다. • 연속형 변수의 경우, 결측 결과로부터 예견되는 군 간 중재 효과 차이(평균차이 혹은 표준화된 평균차이)가 효과 크기 추정에 임상적으로 유의한 편향을 초래하기에 충분합니다. • 무작위로 배정된 중재를 받지 않은 사람이 상당수임에도 중재받은 대로만 분석을 수행하여per-procotol analysis 결과 자료를 제시합니다. • 부적절한 방법으로 결측치를 대체합니다.
편향 위험 '불확실' 기준	다음 중 한 가지 이상에 해당되는 경우입니다. • 배제/탈락에 대한 보고가 충분하지 않습니다(예 무작위수에 대한 언급이 없는 경우, 결측 이유에 대한 언급이 없는 경우). • 연구에서 해당 결과를 다루지 않습니다.
❻ 선택적 보고	**선택적 결과 보고로 인한 보고 편향**
편향 위험 '낮음' 기준	다음 중 한 가지 이상에 해당되는 경우입니다. • 연구 프로토콜이 존재하여 사전에 정의된 일차 및 이차 (중재) 결과의 정의와 분석 방법이 계획대로 수행·보고되었음을 확인할 수 있습니다. • 프로토콜은 없으나, 사전에 계획된 것을 포함하여 예상되는 모든 결과를 보고합니다.
편향 위험 '높음' 기준	다음 중 한 가지 이상에 해당되는 경우입니다. • 사전에 정해진 (중재) 결과였음에도 보고하지 않은 결과가 있습니다. • 보고된 결과 중 사전에 정한 방법으로 측정하거나 분석하지 않은 결과가 있습니다. • 사전에 정하지 않은 (중재) 결과를 보고합니다. 단, 이와 같은 보고가 이루어진 것에 대한 명백한 이유와 설명이 있는 경우는 예외입니다(예 예상치 못한 부작용 등이 있는 경우는 예외). • 불완전한 결과 보고로 인해 메타분석에 포함할 수 없습니다. • 현 연구에서 당연히 분석되었을 것이라 예상되는 핵심 결과에 대한 보고가 없습니다.

▶ 다음 페이지에 계속

편향 위험 '불확실' 기준	'높음', '낮음'에 대한 판단을 위한 정보가 불충분합니다(대다수의 연구가 이 범주에 포함될 가능성이 있음).
❼ 기타 편향	**다른 영역에서 평가하지 못한 문제점으로 인해 발생한 편향**
편향 위험 '낮음' 기준	기타 편향이 없는 것으로 보입니다.
편향 위험 '높음' 기준	추가 편향 위험이 있는 것으로 판단합니다. [예시] • 특정 연구 설계와 관련한 잠재적 편향 위험이 있습니다. • 연구 수행에 부정이 있었다는 주장이 제기된 바 있습니다. • 기타 다른 문제점이 있습니다.
편향 위험 '불확실' 기준	• 추가 편향 가능성에 대한 여지가 있으나, 편향 위험이 어느 정도인지에 대해 평가할 만한 충분한 정보나 근거가 없습니다.

Cochrane ROB 2.0

Cochrane ROB Risk of Bias **2.0**은 무작위 대조 임상시험(RCT)의 편향 위험을 평가하기 위해 Cochrane Collaboration에서 개발한 최신 질 평가 도구입니다. 이전 버전인 ROB 1.0의 한계를 보완하여, 평가 기준을 보다 구조화하고 판단의 일관성을 높이도록 설계했습니다.

ROB 2.0의 평가 영역은 총 5개이며, 각 평가 영역별로 신호 질문signaling questions에 대해 '예(Y) Yes/아마도 예(PY)Probably Yes/아니오(N)No/아마도 아니오(PN)Probably No/정보 없음(NI)No Information'이라고 응답하도록 구성되어 있습니다. 이러한 응답을 바탕으로 사전에 정의된 알고리즘에 따라 각 영역의 편향 수준이 자동으로 계산됩니다. ROB 2.0을 이용한 질 평가는 다음과 같이 Cochrane에서 제공하는 Excel 템플릿 또는 웹 기반 도구를 활용하여 수행할 수 있습니다.

- **Cochrane 제공 Excel 템플릿 :** https://www.riskofbias.info/welcome/rob-2-0-tool
- **Cochrane ROB 2.0 공식 웹사이트 :** https://www.riskofbias.info

[표 A-4]는 ROB 2.0 가이드에 따른 평가 절차를 보여주는 흐름도입니다. 각 문항에 대해 순차적으로 Y(예), PY(아마도 예), N(아니오), PN(아마도 아니오), NI(정보 없음)의 응답을 하면 최종 편향 평가의 결과를 얻을 수 있습니다.

표 A-4 ROB 2.0의 평가 영역[3]

<table>
<tr><th>평가 영역</th><th colspan="4">평가 질문</th></tr>
<tr><td rowspan="8">❶ 무작위 배정 과정의 편향</td><td colspan="4">무작위 배정 순서, 배정 순서 은폐, 기저상태의 불균형 평가
[1.1] 배정 순서는 무작위인가요?
[1.2] 배정 순서가 은폐되었나요?
[1.3] 기저상태의 불균형이 무작위 과정의 문제를 시사하나요?</td></tr>
<tr><th>문항 [1.2]</th><th>문항 [1.1]</th><th>문항 [1.3]</th><th>결론</th></tr>
<tr><td>N/PN</td><td>–</td><td>–</td><td>높은 위험</td></tr>
<tr><td rowspan="2">NI</td><td rowspan="2">–</td><td>Y/PY</td><td>높은 위험</td></tr>
<tr><td>N/PN/NI</td><td>일부 우려</td></tr>
<tr><td rowspan="3">Y/PY</td><td>N/PN</td><td>–</td><td>일부 우려</td></tr>
<tr><td rowspan="2">Y/PY/NI</td><td>Y/PY</td><td>일부 우려</td></tr>
<tr><td>N/PN/NI</td><td>낮은 위험</td></tr>
</table>

▶ 다음 페이지에 계속

3 출처 1 : https://methods.cochrane.org/bias/resources/rob-2-revised-cochrane-risk-bias-tool-randomized-trials
출처 2 : 김수영 외. 임상진료지침 실무를 위한 핸드북 Version 2.0 임상진료지침 개발 방법론. 한국보건의료연구원. 2022.

평가 영역	평가 질문
❷ 할당된 중재에서의 이탈로 인한 편향 (중재 배정 효과)	참가자의 순응도, 분석 방식(예 ITT 분석) [2.1a] 대상자는 자신이 시험에 참여 중인 사실을 아나요? [2.1b] 대상자는 자신에게 배정된 중재가 무엇인지 아나요? [2.2] 보호자와 제공자는 배정된 중재가 무엇인지 아나요? [2.3] 중재군 간 추가적 상담, 관심 등의 비프로토콜 중재가 유사한가요? [2.4] 이탈이 중재 결과에 영향을 미치나요? [2.5] 할당된 중재에서의 이탈이 두 군에서 유사한가요? [2.6] 중재 배정 효과 추정에 적절한 분석을 했나요? [2.7] 무작위 배정군에 따라 연구 대상자를 분석하지 못한 것이 결과에 상당한 영향을 미칠 가능성이 있나요?

· PART 01 : 문항 [2.1]~[2.5]

문항 [2.1]	문항 [2.2]	문항 [2.3]	문항 [2.4]	문항 [2.5]	결론
두 문항 모두 N/PN		–	–	–	낮은 위험
두 문항 중 하나는 Y/PY/NI		N/PN	–	–	낮은 위험
		NI	–	–	일부 우려
		Y/PY	N/PN	–	일부 우려
			Y/PY/NI	Y/PY	일부 우려
				N/PN/NI	높은 위험

· PART 02 : 문항 [2.6]~[2.7]

문항 [2.6]	문항 [2.7]	결론
Y/PY	-	낮은 위험
N/PN/NI	N/PN	일부 우려
	Y/PY/NI	높은 위험

PART 01과 PART 02 모두에서 낮은 위험	→	낮은 위험
'PART 01 혹은 PART 02에서 일부 우려'이고 '모든 PART에서 높은 위험이 아님'	→	일부 우려
PART 01과 PART 02 모두에서 높은 위험	→	높은 위험

▶ 다음 페이지에 계속

평가 영역	평가 질문

❸ 결측치로 인한 편향

결측치 손실의 비율과 처리 방식

[3.1] 현재 중재 결과에 대해 (거의) 모든 참가자의 자료를 이용할 수 있나요?

[3.2] 결측치로 인한 연구 결과의 편향이 없다는 근거가 있나요?

[3.3] 중재 결과의 결측 여부가 참값에 의존할 가능성이 있나요?

[3.4] 그 가능성이 실제로 높나요?

<table>
<tr><th>문항 [3.1]</th><th>문항 [3.2]</th><th>문항 [3.3]</th><th>문항 [3.4]</th><th>결론</th></tr>
<tr><td>Y/PY</td><td>–</td><td>–</td><td>–</td><td>낮은 위험</td></tr>
<tr><td rowspan="4">N/PN/NI</td><td>Y/PY</td><td>–</td><td>–</td><td>낮은 위험</td></tr>
<tr><td rowspan="3">N/PN/NI</td><td>N/PN</td><td>–</td><td>낮은 위험</td></tr>
<tr><td rowspan="2">Y/PY/NI</td><td>N/PN</td><td>일부 우려</td></tr>
<tr><td>Y/PY/NI</td><td>높은 위험</td></tr>
</table>

❹ 결과 측정의 편향

측정의 객관성, 평가자의 눈가림 여부

[4.1] 중재 결과의 측정 방법이 부적절한가요?

[4.2] 중재 결과 측정 혹은 결과 확인 방법이 중재군별로 다른가요?

[4.3] 중재 결과 평가자는 연구 대상자가 받은 중재를 알고 있나요?

[4.4] 중재 정보를 알았기 때문에 결과 평가가 영향을 받았을 가능성이 있나요?

[4.5] 그 가능성이 실제로 높나요?

<table>
<tr><th>문항 [4.1]</th><th>문항 [4.2]</th><th>문항 [4.3]</th><th>문항 [4.4]</th><th>문항 [4.5]</th><th>결론</th></tr>
<tr><td>Y/PY</td><td>–</td><td>–</td><td>–</td><td>–</td><td>높은 위험</td></tr>
<tr><td rowspan="9">N/PN/NI</td><td>Y/PY</td><td>–</td><td>–</td><td>–</td><td>높은 위험</td></tr>
<tr><td rowspan="4">N/PN</td><td>N/PN</td><td>–</td><td>–</td><td>낮은 위험</td></tr>
<tr><td rowspan="3">Y/PY/NI</td><td>N/PN</td><td>–</td><td>낮은 위험</td></tr>
<tr><td rowspan="2">Y/PY/NI</td><td>N/PN</td><td>일부 우려</td></tr>
<tr><td>Y/PY/NI</td><td>높은 위험</td></tr>
<tr><td rowspan="4">NI</td><td>N/PN</td><td>–</td><td>–</td><td>일부 우려</td></tr>
<tr><td rowspan="3">Y/PY/NI</td><td>N/PN</td><td>–</td><td>일부 우려</td></tr>
<tr><td rowspan="2">Y/PY/NI</td><td>N/PN</td><td>일부 우려</td></tr>
<tr><td>Y/PY/NI</td><td>높은 위험</td></tr>
</table>

▶ 다음 페이지에 계속

<table>
<tr><th>평가 영역</th><th>평가 질문</th></tr>
<tr><td rowspan="2">❺ 보고된 결과 선택의 편향</td><td>사전 계획과 실제 보고 간 일치 여부
[5.1] 사전에 지정된 분석 계획에 따라 자료를 분석했나요?
[5.2] 여러 가능한 결과변수 중 유리한 것만 선택했을 가능성이 있나요?
[5.3] 여러 분석 방식 중 일부만 선택 보고했을 가능성이 있나요?</td></tr>
<tr><td>
<table>
<tr><th>문항 [5.2]</th><th>문항 [5.3]</th><th>문항 [5.1]</th><th>결론</th></tr>
<tr><td colspan="2">두 문항 중 하나의 응답이 Y/PY</td><td>–</td><td>높은 위험</td></tr>
<tr><td colspan="2">두 문항 중 하나는 NI이고, 나머지는 Y/PY가 아님</td><td>–</td><td>일부 우려</td></tr>
<tr><td colspan="2" rowspan="2">두 문항 모두 N/PN</td><td>N/PN/NI</td><td>일부 우려</td></tr>
<tr><td>Y/PY</td><td>낮은 위험</td></tr>
</table>
</td></tr>
</table>

RoBANS 2.0

RoBANS Risk of Bias Assessment tool for Non-randomized Studies **2.0**은 비무작위 중재 연구(NRSI) Non-Randomized Studies of Interventions의 편향 위험을 평가하는 데 사용되는 질 평가 도구로, 한국보건의료연구원에서 개발했으며 2023년에 2.0버전이 발표되었습니다. RoBANS 2.0은 총 8개 영역에서 편향 위험을 평가하며, 각 영역별로 위험을 '낮음low, 높음high, 불확실unclear'로 판정합니다.

표 A-5 RoBANS 2.0의 평가 영역[4]

평가 영역	설명	위험 평가
❶ 연구 대상의 비교 가능성	비교하기 부적절한 연구 대상의 선정으로 인해 발생한 선택 편향	□ 낮음 □ 높음 □ 불확실
❷ 연구 대상의 선정 방식	부적절한 중재 또는 노출군 또는 환자군의 선정으로 인해 발생한 선택 편향	□ 낮음 □ 높음 □ 불확실
❸ 교란변수의 통제	교란변수의 확인 및 고려가 부적절하여 발생한 선택 편향	□ 낮음 □ 높음 □ 불확실
❹ 중재(노출) 측정의 신뢰도	부적절한 중재 또는 노출 측정으로 인해 발생한 실행 편향	□ 낮음 □ 높음 □ 불확실

▶ 다음 페이지에 계속

4 출처 : Hyun-Ju Seo et al. RoBANS 2: A Revised Risk of Bias Assessment Tool for Nonrandomized Studies of Interventions. Korean J Fam Med. 2023; 44(5):249-260.

평가 영역	설명	위험 평가
❺ 평가자 눈가림	평가자의 눈가림이 적절하지 않아 발생한 확인 편향	□낮음 □높음 □불확실
❻ 결과 평가의 신뢰도	부적절한 결과 평가 방법으로 인해 발생한 확인 편향	□낮음 □높음 □불확실
❼ 불완전한 결과 자료 처리	불완전한 결과 자료를 부적절하게 처리하여 발생한 탈락 편향	□낮음 □높음 □불확실
❽ 선택적 결과 보고	선택적 결과 보고로 인해 발생한 보고 편향	□낮음 □높음 □불확실

표 A-6 RoBANS 2.0의 평가 영역별 기준

❶ 연구 대상의 비교 가능성	비교하기 부적절한 연구 대상의 선정으로 인해 발생한 선택 편향
편향 위험 '낮음' 기준	▪ **코호트 연구** • 중재에 대한 노출군과 비교군이 적응증, 질병 중증도 등에 차이가 없어 비교할 만한 인구집단입니다. ▪ **단면 연구**cross-sectional study • 비교하려는 두 군이 적응증과 질병 중등도 등에 차이가 없어 비교할 만한 인구집단입니다. ▪ **환자-대조군 연구** • 환자군과 대조군이 중재에 대한 노출의 가능성에 차이가 없어 비교할 만한 인구집단입니다. ▪ **전후 연구** • 중재에 대한 노출 전후의 인구집단이 동일합니다.
편향 위험 '높음' 기준	▪ **코호트 연구** • 중재에 대한 노출군과 비교군이 적응증, 질병 중증도 등에서 차이가 있어 비교할 만한 인구집단이 아닙니다. ▪ **단면 연구** • 비교하려는 군 간 질병 중등도 및 적응증에 차이가 있어 비교할 만한 인구집단이 아닙니다. ▪ **환자-대조군 연구** • 환자군과 대조군이 중재에 대한 노출 가능성에 차이가 있어 비교할 만한 인구집단이 아닙니다. ▪ **전후 연구** • 중재에 대한 노출 전후의 인구집단이 동일하지 않습니다.
편향 위험 '불확실' 기준	연구 대상의 비교 가능성에 대한 편향 위험이 '낮음', '높음' 중 어디에 해당되는지 불확실합니다.

▶ 다음 페이지에 계속

<table>
<tr><th>❷ 연구 대상의 선정 방식</th><th>부적절한 중재 또는 노출군 또는 환자군의 선정으로 인해 발생한 선택 편향</th></tr>
<tr><td>편향 위험
'낮음' 기준</td><td>연구 대상 선정에 대해 해당 연구 설계별로 각각 아래 두 가지 조건을 모두 만족하는 경우입니다.

▪ 코호트 연구
• 연구 참여 시점에 연구 대상자에 대한 결과가 없음을 확인합니다.
• 참가자 모집전략(포함/배제 기준, 선정 방법)이 연구 대상 모두에 대해 동일합니다.

▪ 단면 연구
• 연구 참여 시점의 결과 발생 여부가 연구 대상 선정에 영향을 미치지 않았음을 확인합니다.
• 참가자 모집전략(포함/배제 기준, 선정 방법)이 연구 대상 모두에 대해 동일합니다.

▪ 환자-대조군 연구
• 대조군은 질병이 없다는 사실을 확인합니다.
• 일반 인구집단에서 표본을 추출합니다.

▪ 전후 연구
• 연구 대상은 연속적으로 모집합니다.
• 자료를 전향적으로 수집합니다.</td></tr>
<tr><td>편향 위험
'높음' 기준</td><td>해당 연구 설계별로 각각 아래 두 가지 조건 중 한 가지 이상에 해당되는 경우입니다.

▪ 코호트 연구
• 연구 참여 시점에 연구 대상에 대한 결과가 없음을 확인할 수 없습니다.
• 참가자 모집전략(포함/배제 기준, 선정 방법)이 연구 대상에 따라 다릅니다.

▪ 단면 연구
• 연구 참여 시점에 연구 대상자에 대해 발생한 결과가 연구 대상 선정에 영향을 주지 않았는지 확인할 수 없습니다.
• 참가자 모집전략(포함/배제 기준, 선정 방법)이 연구 대상에 따라 다릅니다.

▪ 환자-대조군 연구
• 일반 인구집단에서 표본을 추출할 수 없습니다.
• 대조군은 질병이 없음을 확인할 수 없습니다.

▪ 전후 연구
• 연구 대상을 연속적으로 모집하지 않습니다.
• 자료를 후향적으로 수집합니다.</td></tr>
<tr><td>편향 위험
'불확실' 기준</td><td>연구 대상 선정에 대한 편향 위험이 '낮음', '높음' 중 어디에 해당되는지 불확실합니다.</td></tr>
</table>

▶ 다음 페이지에 계속

❸ 교란변수의 통제	교란변수의 확인 및 고려가 부적절하여 발생한 선택 편향
편향 위험 '낮음' 기준	다음 중 한 가지 이상에 해당되는 경우입니다. ▪ **전후 연구 이외의 연구** • 주요 교란변수를 확인하고, 이를 설계 단계(짝짓기, 참여 제한 등)에서 적절히 고려합니다. • 주요 교란변수를 확인하고, 이를 분석 단계(층화stratification, 성향점수propensity score, 통계적 보정(회귀분석 등))에서 적절하게 보정합니다. ▪ **전후 연구** • 질병, 중재 등의 특성상 시간 경과에 다른 전후 차이(자연 경과)를 배제할 수 있습니다. • 배제할 수는 없는 경우에는 분석 단계(회귀분석 등)에서 보정합니다.
편향 위험 '높음' 기준	다음 중 한 가지 이상에 해당되는 경우입니다. ▪ **전후 연구 이외의 비무작위 연구** • 주요 교란변수를 설계 단계나 분석 단계에서 다루지 않습니다. • 주요 교란변수를 확인했지만, 이를 설계 단계나 분석 단계에서 적절히 고려하지 않습니다. ▪ **전후 연구** • 질병, 중재 등의 특성을 고려할 때 시간 경과에 따른 전후 차이(자연 경과)가 주요 결과에 영향을 미칠 가능성을 배제할 수 없는데, 이를 분석 단계에서 고려하지 않습니다.
편향 위험 '불확실' 기준	교란변수에 대한 편향 위험이 '낮음', '높음' 중 어디에 해당되는지 불확실합니다.
❹ 중재(노출) 측정의 신뢰도	**부적절한 중재 또는 노출 측정으로 인해 발생한 실행 편향**
편향 위험 '낮음' 기준	다음 두 가지를 모두 만족하는 경우입니다. • 의무기록, 구조화된 인터뷰 등의 신뢰할 수 있는 출처에서 중재나 노출을 확인합니다. • 2회 이상 측정, 다수의 연구자가 독립적으로 측정, 노출 측정의 표준화 등과 같이 중재(노출) 측정을 객관화·표준화합니다.
편향 위험 '높음' 기준	다음 중 한 가지 이상에 해당되는 경우입니다. • 단순한 자가 응답으로 중재(노출)를 측정합니다. • 비구조화된 인터뷰 등으로 중재(노출)를 측정합니다. • 회상 편향recall bias이 비교적 명백합니다. • 2회 이상 측정, 다수의 연구자가 독립적으로 측정, 노출 측정의 표준화 등과 같이 중재(노출) 측정의 객관화·표준화를 위한 노력을 하지 않았거나 그 방법이 적절하지 않습니다.
편향 위험 '불확실' 기준	노출 측정에 대한 편향 위험이 '낮음', '높음' 중 어디에 해당되는지 불확실합니다.

▶ 다음 페이지에 계속

❺ 평가자의 눈가림	평가자의 눈가림이 적절하지 않아 발생한 확인 편향
편향 위험 '낮음' 기준	다음 중 한 가지 이상에 해당되는 경우입니다. ▪ **환자-대조군 연구 이외의 비무작위 연구** • 결과 평가자의 눈가림이 적절히 시행되었으며 눈가림이 유지될 것이라 판단합니다. • 결과 평가자의 눈가림은 없지만, 눈가림 여부가 결과 측정에 영향을 미치지 않을 것이라 판단합니다. ▪ **환자-대조군 연구** • 노출 평가자의 눈가림이 적절하게 시행되었으며, 눈가림이 유지될 것이라 판단합니다. • 노출 평가자의 눈가림은 없지만, 눈가림 여부가 노출 측정에 영향을 미치지 않을 것이라 판단합니다.
편향 위험 '높음' 기준	다음 중 한 가지 이상에 해당되는 경우입니다. ▪ **환자-대조군 연구 이외의 비무작위 연구** • 결과 평가자의 눈가림이 시행되지 않습니다. • 결과 평가자의 눈가림이 시행되었지만 눈가림이 유지되지 않을 가능성이 있으며, 눈가림 여부가 결과 측정에 영향을 미칠 것이라 판단합니다. ▪ **환자-대조군 연구** • 노출 평가자의 눈가림이 시행되지 않습니다. • 노출 평가자의 눈가림이 시행되었지만, 눈가림이 유지되지 않을 가능성이 있으며, 눈가림 여부가 노출 측정에 영향을 미칠 것이라 판단합니다.
편향 위험 '불확실' 기준	평가자의 눈가림에 대한 편향 위험이 '낮음', '높음' 중 어디에 해당되는지 불확실합니다.
❻ 결과 평가의 신뢰도	**부적절한 결과 평가 방법으로 인해 발생한 확인 편향**
편향 위험 '낮음' 기준	다음 중 한 가지 이상에 해당되는 경우입니다. • 신뢰도와 타당도가 입증된 도구를 사용하여 환자 보고 결과patient reported outcome를 평가합니다. • 검사 결과, 혈압 등 측정을 통해 얻은 결과인 경우, 측정 장비의 정확성 인증을 시행합니다. • 사망이나 질환 발생 등의 결과인 경우, 의무기록이나 신뢰할 수 있는 자료원에서 확인합니다. • 기타 결과에 대해 타당도가 검증된 도구 또는 객관적인 평가 방법을 사용하여 결과 평가를 신뢰할 수 있다고 판단합니다.

▶ 다음 페이지에 계속

편향 위험 '높음' 기준	다음 중 한 가지 이상에 해당되는 경우입니다. • 단순한 자가 보고만으로 환자 보고 결과를 평가합니다. • 검사 결과, 혈압 등 측정을 통해 얻은 결과에 대해 측정 장비의 정확성 인증을 시행하지 않았습니다. • 사망이나 질환 발생 등의 결과가 의무기록이나 신뢰할 수 있는 자료원에서 확인되지 않았습니다. • 기타 결과에 대해 타당도가 검증된 도구 또는 객관적인 평가 방법을 사용하지 않아 결과 평가가 신뢰성 있게 이루어지지 않았다고 판단합니다.
편향 위험 '불확실' 기준	결과 평가에 대한 편향 위험이 '낮음', '높음' 중 어디에 해당되는지 불확실합니다.
⑦ 불완전한 결과 자료 처리	**불완전한 결과 자료를 부적절하게 처리하여 발생한 탈락 편향**
편향 위험 '낮음' 기준	다음 중 한 가지 이상에 해당되는 경우입니다. ▪ **전후 연구 이외의 비무작위 연구** • 결측치가 없습니다. • 결측치가 생긴 이유가 결과에 미치는 영향이 없을 것이라 판단합니다. • 결측치가 중재군(노출군)과 대조군 간에 유사하게 발생하며, 결측치가 생긴 이유도 유사합니다. ▪ **전후 연구** • 연구의 중도 탈락자와 참여 완료자의 기저상태에 차이가 없습니다.
편향 위험 '높음' 기준	다음 중 한 가지 이상에 해당되는 경우입니다. ▪ **전후 연구 이외의 비무작위 연구** • 두 군 간 불완전한 자료의 비율 혹은 발생 이유에 차이가 있어, 결측치 발생이 결과 추정에 영향을 미칠 것이라 판단합니다. ▪ **전후 연구** • 중도 탈락자와 참여 완료자의 기저상태에 차이가 있습니다.
편향 위험 '불확실' 기준	불완전한 자료에 대한 편향 위험이 '낮음', '높음' 중 어디에 해당되는지 불확실합니다.

▶ 다음 페이지에 계속

❽ 선택적 결과 보고	선택적 결과 보고로 인해 발생한 보고 편향
편향 위험 '낮음' 기준	다음 중 한 가지 이상에 해당되는 경우입니다. • 연구 프로토콜이 존재하며, 사전에 정의된 일차 및 이차 결과가 계획대로 기술되어 있습니다. • 프로토콜은 없으나, 예상되는 거의 모든 주요 결과를 포함합니다.
편향 위험 '높음' 기준	다음 중 한 가지 이상에 해당되는 경우입니다. • 사전에 정의된 일차 및 이차 결과 중 보고되지 않은 것이 있습니다. • 정해지지 않은 방법으로 결과 보고가 이루어졌습니다. • 사전에 정의되지 않은 결과가 보고되었습니다(단, 이와 같은 보고가 이루어진 것에 대한 명백한 이유와 설명이 있는 경우는 예외). • 해당 분야 연구에서 보고될 것이라 예상되는 주요 결과에 대한 보고가 없습니다.
편향 위험 '불확실' 기준	선택적 결과 보고에 대한 편향 위험이 '낮음', '높음' 중 어디에 해당되는지 불확실합니다.

NOS : 코호트 연구

NOS Newcastle-Ottawa Scale은 관찰 연구 중에서도 특히 코호트 연구와 환자-대조군 연구의 편향 위험을 평가하기 위해 개발된 질 평가 도구입니다. NOS의 평가 영역은 크게 선정selection, 비교 가능성comparability, 결과outcome의 3가지로 구분되며, 이 영역은 다시 9개의 세부항목으로 나누어집니다. 이때 각 세부 항목에서 연구가 사전에 정의된 방법론적 기준을 충족하는 경우 별점(★)을 부여하는 방식으로 편향 위험을 평가합니다. 각 항목에서는 별점을 1점만 부여할 수 있으며, 항목별로 기준을 충족하면 별점을 부여하고 충족하지 않으면 부여하지 않으므로 총점은 최대 9점입니다. 일반적으로 별점의 총합에 대해 다음과 같이 편향 위험과 연구의 질을 평가합니다.

- 7~9점 : 낮은 편향 위험, 연구의 질이 우수함
- 4~6점 : 중등도 편향 위험, 연구의 질이 보통
- 0~3점 : 높은 편향 위험, 연구의 질이 낮음

[표 A-7]은 코호트 연구에 대한 NOS의 평가 영역을 보여줍니다. 표의 별점 부여 기준에서 별점을 부여하는 경우는 ★로, 부여하지 않는 경우는 ☆로 나타냈습니다.

표 A-7 코호트 연구에 대한 NOS의 평가 영역[5]

평가 영역	세부 항목	평가 질문	별점 부여 기준
❶ 선정 최대 4점 (★★★★)	[1-1] 노출 집단의 대표성	노출군(예 흡연자)이 대상 질병 위험군을 대표하나요?	★ 대표성 있는 지역사회 기반 표본(예 일반인 대상 모집) ☆ 병원 기반 또는 특수 집단
	[1-2] 비노출 집단의 선정	비교군(예 비흡연자)이 동일한 모집단에서 선정되었나요?	★ 동일한 모집단에서 선정 ☆ 다른 출처인 경우
	[1-3] 노출의 확인	중재 또는 노출(예 흡연 여부)을 어떻게 확인했나요?	★ 객관적 자료(의무기록, 혈액검사 등) 또는 구조화된 면담 사용 ☆ 단순한 자가 보고
	[1-4] 결과가 없는 상태로 시작	추적관찰 시작 시점에 결과(예 질병)가 없는 상태였나요?	★ 결과가 없는 상태에서 시작된 것으로 확인 ☆ 불명확하거나 결과가 이미 존재하는 경우
❷ 비교 가능성[6] 최대 2점 (★★)	[2-1] 주요 교란변수의 통제	주요 교란변수(예 연령, 성별)를 통제했나요?	★ 연구 계획이나 분석 단계에서 주요 교란변수를 통제(예 다변량 분석, 매칭 등) ☆ 주요 교란변수를 통제하지 않음
	[2-2] 추가 교란변수의 통제	다른 교란변수(예 사회·경제적 상태, 기저질환)도 통제했나요?	★ 추가 교란변수까지 통제 ☆ 통제하지 않았거나 단순 기술
❸ 결과 최대 3점 (★★★)	[3-1] 결과의 평가	결과(예 질병 발생)를 어떻게 평가했나요?	★ 독립적인 평가자, 의무기록 등 객관적인 방법 ☆ 자가 보고 또는 결과가 불명확한 경우
	[3-2] 추적관찰 기간	대상 질병의 발병을 확인할 만큼 충분한 추적관찰 기간이 있었나요?	★ 질병 특성에 따라 충분한 시간(예 암cancer은 5년 이상) ☆ 추적관찰 기간이 짧거나 불명확한 경우
	[3-3] 추적관찰의 완전성	추적관찰이 중도탈락 없이 잘 관리되었나요?	★ 80% 이상 추적 또는 손실에 대한 분석 제시 ☆ 손실률이 높거나 손실 이유 미제시

5 출처 : http://www.ohri.ca/programs/clinical_epidemiology/oxford.asp

6 참고로 원문에서는 '❷ 비교 가능성'에 대한 항목의 번호를 [2-1a], [2-1b]로 설정했습니다.

NOS : 환자-대조군 연구

환자-대조군 연구에 대한 NOS는 코호트 연구의 경우와 기본 구조는 동일하나, [표 A-8]에서 볼 수 있듯이 약간의 차이가 있습니다. 우선 환자-대조군 연구에 대한 NOS의 평가 영역은 선정, 비교 가능성, 노출exposure의 3가지로 크게 구분됩니다. 총점은 마찬가지로 최대 9점입니다.

표 A-8 환자-대조군 연구에 대한 NOS의 평가 영역[7]

평가 영역	세부 항목	평가 질문	별점 부여 기준
❶ 선정 최대 4점 (★★★★)	[1-1] 사례 정의의 적절성	사례(질병 환자)의 정의가 명확하고 타당한가요?	★ 독립적인 기준 또는 명확한 진단 기준에 근거한 경우 ☆ 자가 보고, 불명확한 정의
	[1-2] 사례의 대표성	선택된 사례가 일반적인 사례를 대표하나요?	★ 대표성 있는 환자군 ☆ 특수 병원이나 중증 환자군
	[1-3] 대조군의 선택	대조군이 적절하게 모집되었나요?	★ 지역사회 또는 동일한 병원에서 선정 ☆ 편의표집, 환자 가족 등
	[1-4] 대조군의 정의	대조군이 질병이 없다는 점이 명확히 정의되었나요?	★ 명확히 질병이 없음을 확인 ☆ 질병 여부가 불명확함
❷ 비교 가능성[8] 최대 2점 (★★)	[2-1] 주요 교란변수의 통제	주요 교란변수를 통제했나요?	★ 연구 계획이나 분석 단계에서 주요 교란변수를 적절히 통제 ☆ 주요 교란변수를 통제하지 않았거나 단순 기술
	[2-2] 추가 교란변수의 통제	다른 교란변수도 통제했나요?	★ 다변량 분석 등으로 추가 교란변수까지 통제 ☆ 교란변수를 통제하지 않았거나 단순 기술

▶ 다음 페이지에 계속

7 출처 : http://www.ohri.ca/programs/clinical_epidemiology/oxford.asp

8 참고로 원문에서는 '❷ 비교 가능성'에 대한 항목의 번호를 [2-1a], [2-1b]로 설정했습니다.

평가 영역	세부 항목	평가 질문	별점 부여 기준
❸ 노출 최대 3점 (★★★)	[3-1] 노출의 확인 방법	노출이 어떻게 확인되었나요?	★ 블라인드 면담, 의무기록 등 객관적인 자료 사용 ☆ 기억에 의존 또는 단순 자가 보고
	[3-2] 동일한 노출 측정 방법 사용	환자군과 대조군에 대해 동일한 방법으로 노출을 측정했나요?	★ 동일한 방법으로 측정 ☆ 서로 다른 방법 사용
	[3-3] 비응답률	비응답률이 낮고, 군 간 차이가 작나요?	★ 비응답률이 낮고 두 군 간 유사 ☆ 비응답률이 높거나 군 간 차이가 큼

QUADAS-2

QUADAS-2 Revised tool for the Quality Assessment of Diagnostic Accuracy Studies는 진단 정확도 연구의 방법론적 질을 평가하기 위한 도구입니다. 이 도구는 환자 선정patient selection, 중재 검사index test, 참고 표준 검사reference standard, 두 검사의 시기와 수행 여부flow and timing의 4개 영역에서 편향 위험을 평가하고 적용 가능성을 판단합니다.

표 A-9 QUADAS-2의 평가 영역[9]

[영역 1] 환자 선정	평가		
편향 위험			
❶ 연속적 표본 또는 무작위 표본이 등록되었나요?	□ 예	□ 아니오	□ 불확실
❷ 환자-대조군 설계를 피했나요?	□ 예	□ 아니오	□ 불확실
❸ 부적절한 대상의 제외는 없었나요?	□ 예	□ 아니오	□ 불확실
종합 평가 : 환자군 선택에서 편향이 발생할 수 있나요?	□ 낮음	□ 높음	□ 불확실
적용 가능성			
포함된 환자군이 문헌 고찰의 핵심 질문에 적합하지 않을 우려가 있나요?	□ 낮음	□ 높음	□ 불확실

▶ 다음 페이지에 계속

9 출처 : https://www.bristol.ac.uk/population-health-sciences/projects/quadas/history/quadas-2

[영역 2] 중재 검사	평가		
편향 위험			
❶ 중재 검사 결과는 참고 표준 검사 결과에 대한 정보 없이 해석되었나요?	□ 예	□ 아니오	□ 불확실
❷ 중재 검사의 임곗값threshold이 사전에 정의되었나요?	□ 예	□ 아니오	□ 불확실
종합 평가 : 중재 검사의 수행 또는 결과 해석이 편향을 초래할 수 있나요?	□ 낮음	□ 높음	□ 불확실
적용 가능성			
중재 검사의 수행 및 결과 해석이 문헌 고찰의 핵심 질문에 적합하지 않을 우려가 있나요?	□ 낮음	□ 높음	□ 불확실

[영역 3] 참고 표준 검사	평가		
편향 위험			
❶ 참고 표준 검사가 대상 질환을 정확히 구분할 수 있나요?	□ 예	□ 아니오	□ 불확실
❷ 참고 표준 검사의 결과는 중재 검사 결과에 대한 정보 없이 해석되었나요?	□ 예	□ 아니오	□ 불확실
종합 평가 : 참고 표준 검사의 수행 또는 결과 해석이 편향을 초래할 수 있나요?	□ 낮음	□ 높음	□ 불확실
적용 가능성			
참고 표준 검사에 의해 정의된 대상 질환이 문헌 고찰의 핵심 질문에 적합하지 않을 우려가 있나요?	□ 낮음	□ 높음	□ 불확실

[영역 4] 두 검사의 시기와 수행 여부	평가		
편향 위험			
❶ 중재 검사와 참고 표준 검사 사이에 적절한 시간 간격이 있었나요?	□ 예	□ 아니오	□ 불확실
❷ 연구에 포함된 모든 환자가 참고 표준 검사를 받았나요?	□ 예	□ 아니오	□ 불확실
❸ 연구에 포함된 모든 환자에게 동일한 참고 표준 검사를 적용했나요?	□ 예	□ 아니오	□ 불확실
❹ 모든 환자가 분석에 포함되었나요?	□ 예	□ 아니오	□ 불확실
종합 평가 : 두 검사의 시기와 수행 여부가 편향을 초래할 수 있나요?	□ 낮음	□ 높음	□ 불확실

APPENDIX

A3 근거의 확신도 평가 도구

근거의 확신도 결과와 숲 그림 결과의 차이

간단히 말하면 숲 그림은 '효과가 있는가'를 보여주는 도구이고, 근거의 확신도는 '그 효과를 얼마나 신뢰할 수 있는가'를 판단하는 도구입니다.

메타분석 결과를 읽을 때 가장 먼저 눈에 들어오는 시각적 자료는 숲 그림입니다. 숲 그림은 각 연구의 효과 크기, 95% 신뢰구간, 통합 효과를 한눈에 보여주어 통계적 유의성과 효과의 방향을 직관적으로 이해하게 합니다. 그러나 통계적으로 유의한 결과가 곧 임상적으로 신뢰할 수 있는 결론을 의미하는 것은 아닙니다. 이 간극을 메워주는 도구가 바로 근거의 확신도 평가이며, GRADE와 같은 체계를 이용해 근거의 확신도를 구조적으로 평가합니다. [표 A-10]은 숲 그림과 근거의 확신도의 차이를 비교해 정리한 것입니다.

표 A-10 숲 그림과 근거의 확신도의 비교

구분	숲 그림	근거의 확신도
평가 목적	통계적 효과의 방향과 유의성 확인	결과에 대한 근거의 신뢰도(확신도) 평가
주요 질문	효과가 있나요?	이 효과를 얼마나 신뢰할 수 있나요?
출력 형식	효과 크기와 95% 신뢰구간을 시각화(점과 막대)	등급화된 평가(높음high/중등도moderate/낮음low/매우 낮음very low)
적용 시점	메타분석의 통계 결과 제시 단계	메타분석의 결과 해석 및 임상 권고 단계
결과 해석	효과의 크기와 방향 확인	효과 크기에 대한 신뢰도 판단
임상적 의미	단독으로는 해석에 한계가 있음	숲 그림과 함께 제시될 때 임상적 해석 가능

예를 들어 소규모 후향적 연구 3편에 대해 메타분석을 수행했더니, 숲 그림에서 A 치료법이 B 치료법보다 완치율이 높다는 통계적으로 유의미한 결과가 나왔다고 가정해봅시다. 소규모 연구 3편을 근거로 B 치료법이 아니라 A 치료법을 권고해야 한다고 주장할 수 있을까요? 'A 치료법이 B 치료법보다 우수하다.'라는 통계적 결과 자체를 부정할 수는 없지만, 연구 수가 적고 표본 규모가 작으며 후향적 연구임을 고려하면 A 치료법이 더 우수하다는 결론을 100% 확신하기는 어렵습니다. 이런 상황에서 근거의 확신도를 '낮음'으로 함께 제시함으로써 독자가 연구 결과의 의미와 한계를 정확히 이해하도록 돕는 것이 중요합니다.

근거의 확신도 평가와 질 평가의 차이

질 평가는 근거 평가의 출발점입니다. 질 평가를 할 때 연구자들은 포함된 각 연구가 제대로 무작위 배정되었는지, 눈가림이 시행되었는지, 자료 누락이나 선택적 보고가 없는지 등을 점검해야 합니다. 즉 질 평가란 개별 연구의 방법론적 타당성에 대한 평가입니다. 반면에 근거의 확신도 평가는 종합적인 판단입니다. 개별 연구의 질 평가 결과를 바탕으로 연구들 간 결과의 일관성, 임상 질문과의 직접성, 추정치의 정밀성 등을 함께 고려하여 '이 결론을 얼마나 확실하게 신뢰할 수 있는가'를 평가합니다. GRADE 체계에서는 이러한 판단을 '높음', '중등도', '낮음', '매우 낮음'의 등급으로 제시합니다.

두 개념은 평가 대상과 목적이 다르지만, 모두 근거 해석과 관련이 있어 혼동하기 쉽습니다. 이러한 혼란을 줄이기 위해 GRADE 그룹은 과거에 사용하던 근거의 질quality of evidence이라는 용어를 근거의 확신도certainty of evidence로 변경했으며, 이는 질 평가와 근거의 확신도 평가를 명확히 구분하려는 의도를 반영한 것입니다.

근거의 확신도 평가의 대표적 도구 : GRADE

GRADE는 Grading of Recommendations, Assessment, Development and Evaluation의 약자로, 연구 결과의 근거수준을 체계적으로 평가하고, 이를 바탕으로 권고 등급을 결정하는 국제적 표준 평가 체계입니다. WHO, Cochrane, 미국질병통제예방센터(CDC) 등 주요 보건의료 기관들이 임상진료지침 개발에 GRADE를 활용하고 있으며, 최근에는 메타분석 논문에서도 그 사용 빈도가 점차 증가하고 있습니다.

■ GRADE 평가 과정

GRADE 평가 과정은 다음과 같이 크게 3가지 단계로 구성됩니다.

- [1단계] 임상 질문을 명확히 정의하고 관련 근거를 수집합니다.
- [2단계] 수집된 근거에 대해 근거의 확신도를 평가합니다.
- [3단계] 평가된 근거를 바탕으로 권고의 등급과 방향을 결정합니다.

이 중 [1단계]는 메타분석 수행 과정과 동일합니다. 메타분석 논문에서는 일반적으로 [2단계]인 근거의 확신도를 평가 결과까지 포함하여 제시합니다. 권고 등급은 메타분석 결과만으로 결정되지 않고, 전문가 집단의 합의 과정(예 Delphi 등)을 거쳐 결정되어 임상진료지침 개발에 활용됩니다.

■ 근거의 확신도 결정

GRADE는 연구 설계에 따라 근거의 확신도를 우선적으로 결정합니다. 무작위 대조 임상시험(RCT)은 '높음high'에서 시작하며, 관찰 연구는 '낮음low'에서 시작합니다. 이후 아래에 제시된 각 요인에 따라 근거수준이 하향 또는 상향 조정될 수 있습니다.

- 근거수준의 하향 요인

  ① **편향 위험**risk of bias : 연구 설계의 문제, 무작위 배정 실패, 눈가림 미흡 등

  ② **비일관성**inconsistency : 연구 간 효과 크기가 서로 다르고 이질성이 높은 경우

  ③ **간접성**indirectness : 연구 대상, 중재군, 대조군, 결과가 실제 임상 질문과 다른 경우

  ④ **부정확성**imprecision : 연구의 표본 수가 적고, 신뢰구간이 넓은 경우

  ⑤ **출판 편향**publication bias : 부정적 결과가 출판되지 않을 가능성이 있는 경우

- 근거수준의 상향 요인(관찰 연구에 한함)

  ① **매우 큰 효과 크기** : RR>2 또는 RR<0.5

  ② **용량-반응 관계 존재** : 약 용량 증가에 따라 효과 증가

  ③ **교란변수 존재 시에도 일관된 결과** : 교란변수가 존재해도 효과의 방향과 크기가 일관되게 유지

지금까지 살펴본 내용을 [표 A-11]에 정리했습니다.

표 A-11 GRADE 근거수준의 상향 및 하향 조정에 대한 평가

<table>
<tr><th>영역</th><th>연구 설계</th><th>초기 근거의 확신도</th><th>등급 하향</th><th>등급 상향</th></tr>
<tr><td rowspan="2">치료(중재)</td><td>무작위 연구, 비무작위 연구</td><td>높음</td><td rowspan="5">아래 3가지 기준으로 심각도를 평가하여 등급 조정
• 심각 : −1,
• 매우 심각 : −2
• 극단적 심각 : −3
❶ 편향 위험 : 최대 −3
❷ 비일관성 : 최대 −2
❸ 간접성 : 최대 −2
❹ 부정확성 : 최대 −3
❺ 출판 편향 : 강하게 의심 시 −1</td><td rowspan="5">❶ 효과 크기 :
• 큼 : +1
• 매우 큼 : +2
❷ 용량-반응 관계 :
• 존재 : +1
❸ 교란변수 :
• 잠재적 교란변수가 효과 크기를 감소시키면 +1</td></tr>
<tr><td>관찰 연구</td><td>낮음</td></tr>
<tr><td>예후</td><td>관찰 연구(코호트 연구, 레지스트리registry, 데이터베이스database 등)</td><td>높음</td></tr>
<tr><td>진단</td><td>무작위 연구, 단면 코호트 연구</td><td>높음</td></tr>
</table>

■ 근거의 확신도 등급 해석

근거의 확신도의 각 등급에 대한 자세한 내용은 4장 [표 4-3]에서 확인할 수 있습니다. 여기서는 근거의 확신도 등급의 주요 의미와 해석 예시를 살펴보며 정리하겠습니다.

표 A-12 GRADE 근거의 확신도 해석

등급	의미	해석 예시
⊕⊕⊕⊕ 높음high	추가 연구가 결론을 바꿀 가능성이 거의 없음	강한 신뢰 가능, 임상진료지침에 직접 반영하기에 적합
⊕⊕⊕○ 중간moderate	추가 연구로 결론이 바뀔 수 있음	임상 적용 시 주의가 필요함
⊕⊕○○ 낮음low	추가 연구로 결론이 바뀔 가능성이 높음	참고 자료로는 활용 가능하나, 권고로 사용하기에는 주의가 필요함
⊕○○○ 매우 낮음very low	결론을 거의 확신할 수 없음	임상적 결론 도출이나 권고에 사용하기에 부적합

GRADEpro GDT

GRADE 체계를 실제로 적용할 때 가장 널리 사용되는 도구는 GRADEpro GDT입니다. 이는 GRADE Working Group이 제공하는 온라인 기반의 무료 소프트웨어[10]로, 근거의 확신도 평가 과정을 표준화된 형식으로 수행할 수 있도록 지원합니다. GRADEpro GDT를 통해 연구자는 다음과 같은 작업을 체계적으로 수행할 수 있습니다.

- 체계적 문헌고찰의 결과 입력
- 각 결과변수별로 근거수준을 평가(편향 위험, 비일관성, 간접성, 부정확성, 출판 편향 등)
- 결과요약(SoF) Summary of Findings 표 자동 생성

GRADE는 본래 임상진료지침 개발 과정에서 연구 결과를 얼마나 강하게 신뢰할 수 있는지를 평가하는 데 주로 사용되어 왔습니다. 그러나 최근 개정된 PRISMA 가이드라인에서는 체계적 문헌고찰과 메타분석에서도 근거의 확신도 평가를 포함할 것을 권고하고 있습니다. 이에 따라 체계적 문헌고찰이나 메타분석 논문을 읽거나 작성할 때도 GRADE 평가 항목과 근거수준의 의미를 이해하는 것이 점차 중요해지고 있습니다.

10 GRADEpro GDT의 웹사이트는 https://gradepro.org입니다.

APPENDIX

A4 메타분석 논문의 질 평가 도구

AMSTAR 2

AMSTARA MeaSurement Tool to Assess systematic Reviews **2**는 메타분석에 포함된 개별 연구의 질을 평가하는 도구가 아니라, 체계적 문헌고찰과 메타분석의 방법론적 질을 평가하기 위해 개발된 도구입니다. 이 도구는 기존 AMSTAR(2007)을 개정한 버전으로, 무작위 대조 임상시험(RCT)뿐 아니라 비무작위 중재 연구(NRSI)를 포함한 리뷰까지 평가할 수 있도록 확장되었습니다.[11]

AMSTAR 2는 총 16가지 평가 항목으로 구성되어 있으며, 이 중 7가지는 핵심 항목으로 분류됩니다. 각 항목은 '예yes, 부분적 예partial yes, 아니오no' 중 하나로 평가되며, 핵심 항목과 그 외 항목에서의 평가 결과를 종합하여 체계적 문헌고찰 및 메타분석의 전반적인 신뢰도를 [표 A-13]과 같이 판단합니다. [표 A-13]에 기술한 것처럼 핵심 항목에 하나라도 결함이 있다면 신뢰도는 '낮음' 또는 '매우 낮음'입니다.

표 A-13 AMSTAR 2의 신뢰도 판단 기준

전반적인 신뢰도	결함에 따른 신뢰도 판단 기준
높음high	핵심 항목에 결함이 없으며, 그 외 항목에 결함이 없거나 최대 1개 존재
중등도moderate	핵심 항목에 결함이 없으며, 그 외 항목에 2개 이상의 결함 존재
낮음low	핵심 항목에 1개의 결함 존재
매우 낮음critically low	핵심 항목에 2개 이상의 결함 존재

11 출처 : Shea BJ et al. AMSTAR 2: a critical appraisal tool for systematic reviews that include randomised or non-randomised studies of healthcare interventions, or both. BMJ. 2017; 358:j4008.

AMSTAR 2의 16가지 전체 평가 항목에 대한 자세한 내용은 [표 A-14]와 같습니다. 항목별로 '예, 아니오'로만 평가되는 경우도 있고, '예, 부분적 예, 아니오'로 평가되는 경우도 있습니다. 앞서 언급한 7가지 핵심 항목은 [표 A-15]에 정리했습니다.

표 A-14 AMSTAR 2의 16가지 전체 평가 항목

1. 연구 질문과 포함 기준에 PICO 요소가 포함되어 있나요?		
'예'가 되기 위한 조건(다음 조건을 모두 충족)	**선택사항**	
☑ 대상 인구 ☑ 중재 ☑ 비교군 ☑ 결과	☑ 추적관찰 기간	☐ 예
2. 연구 방법이 문헌고찰을 시행하기 전에 설정되었다고 명시적으로 진술했으며, 프로토콜에서의 주요 변경사항을 정당화했나요?		
'부분적 예'가 되기 위한 조건 (다음 조건을 모두 충족)	**'예'가 되기 위한 조건 ('부분적 예'의 조건과 다음 조건을 모두 충족)**	
☑ 연구 질문 ☑ 검색 전략 ☑ 포함/제외 기준 ☑ 편향 위험 평가	☑ 메타분석 계획(가능하면 통합 계획) ☑ 이질성 원인 조사 계획 ☑ 프로토콜 변경에 대한 정당화	☐ 예 ☐ 부분적 예 ☐ 아니오
3. 저자가 포함할 연구 설계의 선택에 대한 이유를 설명했나요?		
'예'가 되기 위한 조건(다음 조건 중 하나를 충족)		
☑ RCT만 포함한 이유 설명 ☑ NRSI만 포함한 이유 설명 ☑ RCT와 NRSI를 모두 포함한 이유 설명		☐ 예 ☐ 아니오
4. 저자가 포괄적인 문헌 검색 전략을 사용했나요?		
'부분적 예'가 되기 위한 조건 (다음 조건을 모두 충족)	**'예'가 되기 위한 조건 ('부분적 예'의 조건과 다음 조건을 모두 충족)**	
☑ 관련 데이터베이스 2개 이상 검색 ☑ 키워드/검색 전략 제공 ☑ 출판 제한(언어 등)에 대한 근거 제시	☑ 포함된 연구의 참고문헌 검색 ☑ 시험/연구 등록 검색 ☑ 분야 전문가 자문 ☑ 관련 회색문헌 검색 ☑ 리뷰 완료 후 24개월 이내 검색 수행	☐ 예 ☐ 부분적 예 ☐ 아니오

▶ 다음 페이지에 계속

5. 연구 선택을 두 명 이상이 독립적으로 수행했나요?	
'예'가 되기 위한 조건(다음 조건 중 하나를 충족)	
☑ 두 명의 검토자가 독립적으로 선정하고 합의 ☑ 두 명의 검토자가 표본을 평가하여 80% 이상 일치한 경우에 한하여, 나머지 연구는 1명이 선정	☐ 예 ☐ 아니오

6. 자료 추출을 두 명 이상이 독립적으로 수행했나요?	
'예'가 되기 위한 조건(다음 조건 중 하나를 충족)	
☑ 두 명의 검토자가 독립적으로 추출하고 합의 ☑ 두 명의 검토자가 표본을 평가하여 80% 이상 일치한 경우에 한하여, 나머지 자료는 1명이 선정	☐ 예 ☐ 아니오

7. 저자가 제외된 연구 목록을 제공하고 그 이유를 정당화했나요?		
'부분적 예'가 되기 위한 조건 (다음 조건을 모두 충족)	**'예'가 되기 위한 조건 ('부분적 예'의 조건과 다음 조건을 모두 충족)**	
☑ 제외된 전체 본문 연구 목록 제공	☑ 각 연구의 제외 이유에 대한 정당화 포함	☐ 예 ☐ 부분적 예 ☐ 아니오

8. 저자가 포함된 연구를 상세히 설명했나요?		
'부분적 예'가 되기 위한 조건 (다음 조건을 모두 충족)	**'예'가 되기 위한 조건 ('부분적 예'의 조건과 다음 조건을 모두 충족)**	
☑ 인구 ☑ 중재 ☑ 비교군 ☑ 결과 ☑ 연구 설계	☑ 인구의 상세 설명 ☑ 중재 및 비교군의 상세 설명(용량 등 포함) ☑ 연구 수행 환경 ☑ 추적관찰 기간	☐ 예 ☐ 부분적 예 ☐ 아니오

9. 저자가 포함된 개별 연구의 편향 위험을 평가하기 위해 적절한 기법을 사용했나요?		
'부분적 예'가 되기 위한 조건 (다음 조건을 모두 충족)	**'예'가 되기 위한 조건 ('부분적 예'의 조건과 다음 조건을 모두 충족)**	
RCT인 경우		
☑ 배정 순서가 은폐되지 않음 ☑ 환자 및 평가자의 눈가림 없음	☑ 무작위 배정의 적절성 ☑ 여러 결과 중 보고된 결과 선택	☐ 예 ☐ 부분적 예 ☐ 아니오 ☐ NRSI만 포함

▶ 다음 페이지에 계속

NRSI인 경우		
☑ 교란변수로 인한 편향 ☑ 선택 편향	☑ 노출 및 결과 측정 방법 ☑ 여러 결과 중 보고된 결과 선택	☐ 예 ☐ 부분적 예 ☐ 아니오 ☐ RCT만 포함

10. 저자가 포함된 개별 연구의 자금 출처를 보고했나요?	
'예'가 되기 위한 조건	
☑ 분석에 포함된 각 연구의 자금 출처를 보고함	☐ 예 ☐ 아니오

11. 메타분석이 수행되었다면, 저자가 적절한 통계적 결합 방법을 사용했나요?	
'예'가 되기 위한 조건(다음 조건을 모두 충족)	
RCT인 경우	
☑ 메타분석 수행에 대한 정당화 ☑ 적절한 가중치 방식 결합 및 이질성 조정 ☑ 이질성의 원인 평가	☐ 예 ☐ 아니오 ☐ 분석 안 함
NRSI인 경우	
☑ 메타분석 수행에 대한 정당화 ☑ 적절한 가중치 방식 결합 및 이질성 조정 ☑ 교란변수를 보정한 효과추정치 결합, 만약 불가능하면 정당한 이유 제시 ☑ RCT와 NRSI의 결과는 각각 별도 보고	☐ 예 ☐ 아니오 ☐ 분석 안 함

12. 메타분석이 수행되었다면, 개별 연구의 편향 위험이 메타분석 결과에 미치는 영향을 평가했나요?	
'예'가 되기 위한 조건(다음 조건 중 하나를 충족)	
☑ 낮은 편향 위험의 RCT만 포함 ☑ 다양한 편향 위험의 연구 포함 시, 편향 위험의 영향 분석 수행	☐ 예 ☐ 아니오 ☐ 분석 안 함

13. 결과를 해석, 논의할 때, 개별 연구의 편향 위험을 고려했나요?	
'예'가 되기 위한 조건(다음 조건 중 하나를 충족)	
☑ 낮은 편향 위험의 RCT만 포함 ☑ 중간 또는 높은 편향 위험의 RCT 혹은 NRSI 포함 시, 편향 위험의 영향을 논의	☐ 예 ☐ 아니오

▶ 다음 페이지에 계속

14. 결과에서 관찰된 이질성에 대해 충분히 설명하고 논의했나요?

'예'가 되기 위한 조건(다음 조건 중 하나를 충족)

☑ 이질성 없음 ☑ 이질성 존재 시 원인 분석 및 결과에 대한 영향 논의	□ 예 □ 아니오

15. 정량적 통합을 수행한 경우, 출판 편향(소규모 연구 효과)을 충분히 조사하고 그 영향에 대해 논의했나요?

'예'가 되기 위한 조건

☑ 그래프 또는 통계 테스트 수행, 출판 편향 가능성과 영향의 크기 논의	□ 예 □ 아니오 □ 분석 안 함

16. 리뷰 저자들이 이해 상충 가능성(예 자금 지원 포함)을 보고했나요?

'예'가 되기 위한 조건(다음 조건 중 하나를 충족)

☑ 이해 상충 없음을 보고 ☑ 자금 출처와 관리 방식 설명	□ 예 □ 아니오

표 A-15 AMSTAR 2의 핵심 항목

번호	항목 이름	설명
2	프로토콜 사전 등록	체계적 문헌고찰이 시작되기 전에 해당 연구가 프로토콜에 사전 등록되었는지 평가합니다.
4	포괄적 문헌 검색 수행	다양한 검색 데이터베이스를 대상으로 포괄적이고 체계적인 검색이 이루어졌는지 평가합니다.
7	제외 기준의 명확성	전체 검토 과정에서 제외된 연구 목록과 그 기준을 명확히 보고했는지 평가합니다.
9	개별 연구의 편향 위험 평가	RCT 및 비무작위 중재 연구(NRSI)에서 발생할 수 있는 다양한 편향 요소를 체계적으로 평가했는지 확인합니다.
11	메타분석 방법의 적절성 평가	적절한 통계 방법(예 적절한 가중 기법 선택, 교란변수 보정 효과추정치 사용 등)을 사용했는지 확인합니다.
13	결과 해석 및 논의에서 개별 연구의 편향 위험 고려	결과 해석과 결론 도출 과정에서 포함된 연구들의 편향이 어떤 영향을 미쳤는지 살펴봅니다.
15	출판 편향 평가	소규모 연구 효과나 결과의 선택 보고 등으로 인해 발생할 수 있는 출판 편향을 평가하고, 그 영향을 논의했는지 확인합니다.

APPENDIX

A5 PRISMA 체크리스트

표 A-16 PRISMA 체크리스트[12]

TITLE		
Title	1	Identify the report as a systematic review.
ABSTRACT		
Abstract	2	See the PRISMA 2020 for Abstracts checklist.
INTRODUCTION		
Rationale	3	Describe the rationale for the review in the context of existing knowledge.
Objectives	4	Provide an explicit statement of the objective(s) or question(s) the review addresses.
METHODS		
Eligibility criteria	5	Specify the inclusion and exclusion criteria for the review and how studies were grouped for the syntheses.
Information sources	6	Specify all databases, registers, websites, organisations, reference lists and other sources searched or consulted to identify studies. Specify the date when each source was last searched or consulted.
Search strategy	7	Present the full search strategies for all databases, registers and websites, including any filters and limits used.

▶ 다음 페이지에 계속

12 출처 : Matthew J Page et al. The PRISMA 2020 statement: an updated guideline for reporting systematic reviews. BMJ. 2021;372:n71. doi: 10.1136/bmj.n71.

Selection process	8	Specify the methods used to decide whether a study met the inclusion criteria of the review, including how many reviewers screened each record and each report retrieved, whether they worked independently, and if applicable, details of automation tools used in the process.
Data collection process	9	Specify the methods used to collect data from reports, including how many reviewers collected data from each report, whether they worked independently, any processes for obtaining or confirming data from study investigators, and if applicable, details of automation tools used in the process.
Data items	10a	List and define all outcomes for which data were sought. Specify whether all results that were compatible with each outcome domain in each study were sought (e.g. for all measures, time points, analyses), and if not, the methods used to decide which results to collect.
	10b	List and define all other variables for which data were sought (e.g. participant and intervention characteristics, funding sources). Describe any assumptions made about any missing or unclear information.
Study risk of bias assessment	11	Specify the methods used to assess risk of bias in the included studies, including details of the tool(s) used, how many reviewers assessed each study and whether they worked independently, and if applicable, details of automation tools used in the process.
Effect measures	12	Specify for each outcome the effect measure(s) (e.g. risk ratio, mean difference) used in the synthesis or presentation of results.
Synthesis methods	13a	Describe the processes used to decide which studies were eligible for each synthesis (e.g. tabulating the study intervention characteristics and comparing against the planned groups for each synthesis (item #5)).
	13b	Describe any methods required to prepare the data for presentation or synthesis, such as handling of missing summary statistics, or data conversions.
	13c	Describe any methods used to tabulate or visually display results of individual studies and syntheses.
	13d	Describe any methods used to synthesize results and provide a rationale for the choice(s). If meta-analysis was performed, describe the model(s), method(s) to identify the presence and extent of statistical heterogeneity, and software package(s) used.

▶ 다음 페이지에 계속

	13e	Describe any methods used to explore possible causes of heterogeneity among study results (e.g. subgroup analysis, meta-regression).
	13f	Describe any sensitivity analyses conducted to assess robustness of the synthesized results.
Reporting bias assessment	14	Describe any methods used to assess risk of bias due to missing results in a synthesis (arising from reporting biases).
Certainty assessment	15	Describe any methods used to assess certainty (or confidence) in the body of evidence for an outcome.
RESULTS		
Study selection	16a	Describe the results of the search and selection process, from the number of records identified in the search to the number of studies included in the review, ideally using a flow diagram.
	16b	Cite studies that might appear to meet the inclusion criteria, but which were excluded, and explain why they were excluded.
Study characteristics	17	Cite each included study and present its characteristics.
Risk of bias in studies	18	Present assessments of risk of bias for each included study.
Results of individual studies	19	For all outcomes, present, for each study: (a) summary statistics for each group (where appropriate) and (b) an effect estimate and its precision (e.g. confidence/credible interval), ideally using structured tables or plots.
Results of syntheses	20a	For all outcomes, present, for each study: (a) summary statistics for each group (where appropriate) and (b) an effect estimate and its precision (e.g. confidence/credible interval), ideally using structured tables or plots.
	20b	Present results of all statistical syntheses conducted. If meta-analysis was done, present for each the summary estimate and its precision (e.g. confidence/credible interval) and measures of statistical heterogeneity. If comparing groups, describe the direction of the effect.
	20c	Present results of all investigations of possible causes of heterogeneity among study results.
	20d	Present results of all sensitivity analyses conducted to assess the robustness of the synthesized results.

▶ 다음 페이지에 계속

Reporting biases	21	Present assessments of risk of bias due to missing results (arising from reporting biases) for each synthesis assessed.
Certainty of evidence	22	Present assessments of certainty (or confidence) in the body of evidence for each outcome assessed.
DISCUSSION		
Discussion	23a	Provide a general interpretation of the results in the context of other evidence.
	23b	Discuss any limitations of the evidence included in the review.
	23c	Discuss any limitations of the review processes used.
	23d	Discuss implications of the results for practice, policy, and future research.
OTHER INFORMATION		
Registration and protocol	24a	Provide registration information for the review, including register name and registration number, or state that the review was not registered.
	24b	Indicate where the review protocol can be accessed, or state that a protocol was not prepared.
	24c	Describe and explain any amendments to information provided at registration or in the protocol.
Support	25	Describe sources of financial or non-financial support for the review, and the role of the funders or sponsors in the review.
Competing interests	26	Declare any competing interests of review authors.
Availability of data, code and other materials	27	Report which of the following are publicly available and where they can be found: template data collection forms; data extracted from included studies; data used for all analyses; analytic code; any other materials used in the review.

APPENDIX

A6 참고 웹사이트

논문 작성에 필요한 자료

- **PRISMA 체크리스트**

  https://www.prisma-statement.org/prisma-2020-checklist

- **PRISMA 흐름도** flow diagram

  https://www.prisma-statement.org/prisma-2020-flow-diagram

메타분석 학습

- **Cochrane Interactive Learning**

  체계적 문헌고찰의 전 과정을 다루는 온라인 학습 플랫폼으로, 초보자와 전문가 모두에게 유용합니다.

  https://training.cochrane.org/interactivelearning

- **Coursera : Introduction to Systematic Review and Meta-Analysis**

  존스홉킨스대학교에서 제공하는 무료 강의로, 체계적 문헌고찰과 메타분석의 기초 개념을 학습할 수 있습니다.

  https://www.coursera.org/learn/systematic-review

- **Meta-Analysis Academy**

  의료인을 대상으로 메타분석 방법론, 통계 분석, 논문 작성 등을 교육하는 프로그램입니다.

  https://lp.metaanalysis.academy

- **CMU Open Learning Initiative : Systematic Reviews and Meta-Analysis**

  캠벨 협력단과 카네기멜런대학교가 공동 개발한 것으로, 체계적 문헌고찰과 메타분석의 무료 온라인 강의입니다.

  https://oli.cmu.edu/courses/systematic-reviews-and-meta-analysis-o-f

메타분석의 통계 소프트웨어 및 도구

- **CMA** Comprehensive Meta-Analysis

  사용이 간편한 상용 메타분석 소프트웨어로, 다양한 기능을 제공합니다.

  https://www.meta-analysis.com

- **RevMan** Review Manager

  Cochrane에서 제공하는 메타분석 및 체계적 문헌고찰의 작성 도구로 유료입니다.

  https://training.cochrane.org/online-learning/core-software-cochrane-reviews/revman

- **R-project**

  통계 계산 및 그래픽을 위한 R 소프트웨어 관련 자료를 제공합니다.

  https://www.r-project.org

- **OpenMetaAnalyst**

  고급 메타분석 기능을 지원하는 무료 오픈소스 소프트웨입니다.

  https://effectivehealthcare.ahrq.gov/products/open-meta-analyst/abstract

- **JASP**

  직관적인 인터페이스를 가진 무료 통계 소프트웨어로, 메타분석 기능도 포함합니다.

  https://jasp-stats.org/meta-analysis-jasp

- **MetaAnalysisOnline**

  웹 기반의 메타분석 도구로, 설치 없이 바로 사용할 수 있습니다.

  https://metaanalysisonline.com

질 평가 도구

- **ROB 2.0**

  무작위 대조 임상시험의 편향 위험을 평가하는 도구입니다.

  https://www.riskofbias.info/welcome/rob-2-0-tool

- **RoBANS 2.0**

  비무작위 중재 연구의 편향 위험을 평가하는 도구입니다.

  https://pubmed.ncbi.nlm.nih.gov/37423253

- **AMSTAR 2**

  체계적 문헌고찰의 질을 평가하는 도구입니다.

  https://amstar.ca/Amstar-2.php

- **QUADAS-2**

  진단 정확도 연구의 질을 평가하는 도구입니다.

  https://www.bristol.ac.uk/media-library/sites/quadas/migrated/documents/quadas2.pdf

- **CASP** Critical Appraisal Skills Programme

  다양한 연구 설계에 대한 비판적 평가 체크리스트를 제공합니다.

  https://casp-uk.net/casp-tools-checklists

찾아보기

ㅇ

ㅈ

ㅊ

ㅋ

찾아보기

찾아보기

찾아보기

기타